Hans-Ulrich Grimm

Vom Verzehr wird abgeraten

Wie uns die Industrie mit
Gesundheitsnahrung krank macht

Droemer

Besuchen Sie uns im Internet:
www.droemer.de

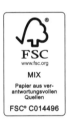

© 2012 Droemer Verlag
Ein Unternehmen der Droemerschen Verlagsanstalt
Th. Knaur Nachf. GmbH & Co. KG, München
Alle Rechte vorbehalten. Das Werk darf – auch teilweise – nur mit
Genehmigung des Verlags wiedergegeben werden.
Satz: Adobe InDesign im Verlag
Druck und Bindung: GGP Media GmbH, Pößneck
Printed in Germany
ISBN 978-3-426-27556-6

2 4 5 3 1

Inhalt

1. Weißes Licht 11
Gesunde Ernährung kann Ihr Leben verkürzen

Im Supermarkt wird aufgerüstet / Cholesterin gesenkt, Herz kaputt: Essen Sie »Becel«? / Die elegante Dame lebt jetzt allein in ihrem großen Haus / Lieber Mr. Alford: Das Warnschreiben der Regierung an den Chef von Nestlé / Vom Verzehr wird abgeraten – doch die Werbung geht weiter / Zu Risiken und Nebenwirkungen fragen Sie die Kassiererin / Und was ist mit der Hühnersuppe?

2. Auf die Zunge 35
Die Propheten des schöneren Lebens und ihre teuren Rezepte

Die Schönheitsärzte treffen sich zum Lunch am Pool / Gesundheit ist Kult: Der Mensch will jetzt Schöpfer sein / Der Traum vom Leben in immerwährender Jugend / Elf Freunde: Die besten Gemüse der Welt / Herzschutz in Geschmacksrichtung Mandarine / Schluck und schlank: ein Wohlfühlfaktor aus der Ampulle / Achtung Gesundheitspolizei: Lebst du so, dass du gesund bleibst? / Auch der Anti-Aging-Papst hat seine Sorgen

3. Schwebende Hecke 56
Warum Versicherungen die Gesundheitsnahrung als neues Risiko sehen

Atomkraft, Erdbeben und jetzt auch noch Vitaminpillen: Wie der Risikoingenieur die Welt sieht / Hallo Giftnotruf: Die neuen Notfälle der Gesundheitsbewussten / Herzinfarkt durch Kalzium, Nierensteine dank Vitamin C / Fehlbildungen bei

Babys wegen Vitamin A: Ein Professor sieht das ganz gelassen / Die Vitamintoten kommen nicht in den Abendnachrichten / Wer ist eigentlich für die Kontrollen zuständig?

4. Lustige Brotgesichter 82
Die seltsamen Tipps der Ernährungsberater

Ist ein Marmeladenbrot Teufelszeug? / Wie ein König einmal die Gefahren des Kaffees beweisen wollte / Salat macht das Gehirn leer, sagt Hildegard von Bingen / Eisenmangel durch Vollkornbrot? / Nestlé in deutschen Schulen – eine super Idee, lobt die Professorin / Was hilft gehen die Hirnwut? / Krankhafte Angst vor Pommes frites / Der beste Ratschlag: Keine Ernährungsratschläge befolgen

5. Kleistrige Struktur 109
Der bizarre Streit um die Frage, wie gesund Bio-Nahrung ist

Warten auf die Fledermäuse / Grobporiger Schaum: Vernichtende Kritik am Instant-Cappuccino / Bio ist gesünder – bis zum Fabriktor / Endlich gibt es Bio von Maggi! / Wo wächst eigentlich Hefeextrakt? / Wenn der Brei im Gläschen älter ist als das Baby / Die geheimen Abwehrtricks der Pflanzen / Aspirin-Wirkstoff in Bio-Suppe: Spektakuläre Erkenntnisse über ein Universalmittel der Natur

6. Joghurt gegen Joghurt 134
Hightech oder Natur:
Der Kampf zweier Geschäftsmodelle um die Zukunft

Ein Ort, zwei Welten, inmitten der schönsten Landschaft / Die Gärtnerei ist sehr offen, die Fabrik eher nicht / Der neue Job der grünen Mikroalge / Auch Monsterbacke hat jetzt einen

Inhalt 7

Anwalt / Tolle Patente: BASF kann jetzt Vitamine aus Müll machen / Analysten happy, Investoren im Glück / Je dicker die Bäuche, desto dicker das Geschäft / Ganz am Rande blüht die Pflanze der Unsterblichkeit

7. Im Jubelpark 157
Die Selbstentmachtung des Staates als neues Gesundheitsrisiko

Überraschende Begegnung: Der Präsident ist in doppelter Mission unterwegs / Lobbyismus in Vollendung: Der Steuerzahler finanziert die Truppen der Industrie / Leukämie und Lungenkrebs: Kein Grund zur Besorgnis / Die Macht der unbekannten Einflüsterer / Die Regierung will nicht wissen, wie viel Chemie die Menschen schlucken / Kapitulation vor Sauce bolognese: Die unerforschten Qualitäten des echten Essens

8. Einfach toll 185
Das Magermilch-Syndrom: Die Gesundheitsfolgen der fettarmen Ernährung

Salat ohne Dressing und ein mageres Steak: Der weltweite Siegeszug einer Kampagne / Leben wie die Made im Speck: Heute leider verboten / Fettarm und freudlos: Trübe Stimmung durch Ernährungstipps / Der US-Professor fordert eine psychiatrische Landwirtschaft / »Du darfst« versteht die Frauen / Schlank: Was raten Profis? / Niedrige Cholesterinwerte und der Tod durch äußere Einwirkung / Die vielen Vorteile der echten Fette

9. Ins Auge 208
Wenn Vorbeugung krank macht:
Wie viele Vitamine braucht das Kind?

An Weihnachten waren die Kinder im Krankenhaus / Vitamine ab Geburt: Im Einzelfall kann das tödlich sein / Warum hat die Muttermilch so wenig Vitamin D? / Voll auf die Mütter: Wie eine Vitaminkampagne gemacht wird / Die Professoren wollen jetzt umdenken / Der »Fruchtzwerg« läuft stolz mit seinem Gütesiegel herum / Erstaunliche Wissenslücken beim Sonnenvitamin / Der echte Brei fürs Baby geht ganz einfach

10. Ein bisschen Spucke 231
Ganz persönlich:
Die beunruhigenden Perspektiven der Gen-Ernährung

Faszinierendes Wissen mit Gruselfaktor 100 Prozent / Mit dem Gen-Chip in die Kantine / Die Genjäger spürten Phantomen nach / Fütterungsversuche an Armen: Wie wirkt eigentlich der Goldene Gen-Reis? / Dem Enkel vom Hamster wuchsen plötzlich Haare im Maul / Was passiert mit den Genen, wenn ich ein Butterbrot esse? / Krankheitsrisiken, Intelligenz, Suchtgefahr: Soll das Genprofil jetzt bei Facebook rein? / Sicher für alle Gentypen gut: Risotto

11. Der große Schnitt 259
Mit der Steinzeiternährung aus der
Industrialisierungsfalle?

Kinder auf Diät-Zeitreise: Manche werden schon vom Arzt geschickt / Auf der Suche nach der artgerechten Ernährung / Cola oder Kokosnuss: Die neue Nahrung auf Eroberungstour / Mit den Food-Konzernen kommen die Krankheiten /

Inhalt

Leben im Gläschen: Wenn der Pfirsich zwei Jahre halten muss / Wie viel Chemie verträgt der Mensch? / Die Mädchen hatten nur noch braune Zahnstummel im Mund / Designerstoffe im Müsli: Und das soll gesund sein?

12. Reife Früchte 280
Essen ist nicht alles:
Die Rolle der Ernährung im Leben

Der Meister spricht mit seltsamem Akzent / Mehr als Moleküle: Die Qualität von Mangos, Quark und Feldsalat / Man gräbt sich sein Grab mit den Zähnen, sagen die Franzosen / Typgerechte Ernährung: Für wen die Sahne gut ist / So ein Reinfall: Eine erstklassige Runde, und keiner hebt die Hand für das neue Herzschutz-Produkt / Die Lehren der Hundertjährigen / Essen für das Hier und Jetzt

13. Literatur 305

14. Register 311

1. Weißes Licht

Gesunde Ernährung kann Ihr Leben verkürzen

Im Supermarkt wird aufgerüstet / Cholesterin gesenkt, Herz kaputt: Essen Sie »Becel«? / Die elegante Dame lebt jetzt allein in ihrem großen Haus / Lieber Mr. Alford: Das Warnschreiben der Regierung an den Chef von Nestlé / Vom Verzehr wird abgeraten – doch die Werbung geht weiter / Zu Risiken und Nebenwirkungen fragen Sie die Kassiererin / Und was ist mit der Hühnersuppe?

Eigentlich hatten sie alles richtig gemacht. Sie lebten ein perfektes Leben nach den offiziellen Empfehlungen der Ernährungsexperten und hatten tiefes Vertrauen in die Versprechungen der Werbung. Vielleicht gibt es weltweit niemanden, der sich so punktgenau gesund ernährt hat. Er war auch immer gesund. Doch schon in jungen Jahren, so um die 30, hatte er Angst um sein Herz. Mit der Ernährung wollten sie eigentlich vorbeugen.

Jetzt lebt sie allein in dem großen Haus. Das Mercedes-Cabrio hat sie gerade verkauft, für sie allein ist der alte BMW gut genug. »Mein Mann ist ja von heute auf morgen gestorben. Aus dem vollen Leben ist er rausgegangen.« Christa Friedrich ist eine gepflegte Dame, schlank, blond, sie trägt eine schwarze Hose, eine schwarz-weiß gestreifte Bluse, Perlenkette, Ringe, Armreif. Sie lebt komfortabel in ihrem 360-Quadratmeter-Haus am Waldrand, mit einem kleinen Garten, begrenzt von einer weißen Mauer, davor rote Rosen, kleine Buchsbaumpflanzen, akkurat geschnitten.

Am Schluss war es sehr schnell gegangen. »Wir haben nicht damit gerechnet. Alles, was man tun konnte, um gesund zu leben, haben wir gemacht. Ab und zu einen Wein getrunken, aber in Maßen. Wir haben keinen Schweinebraten gegessen, nur einmal im Jahr, und dann mit schlechtem Gewissen. Wir haben fast immer Fisch gegessen. Weniger Fleisch. Margarine seit Jahren. Viel Quark und Käse. Aber immer den fettreduzierten Käse. Keine Innereien, keine Leber, war alles tabu wegen Cholesterin. Viel Obst. Viel Salat. Wenig Kuchen, wenig Süßes. Mein Mann hat normales Gewicht gehabt. Kein Übergewicht. Früher hatte er mal 100 Kilo gewogen. Hat er alles abgenommen. Er hat keine Krankheit gehabt. Er hat auch keinen hohen Blutdruck gehabt. Er ist zum Doktor gegangen, damit es ihm gutgeht. Cholesterin, Zucker, das mit dem Herzen.« Seine inneren Werte waren daher auch tadellos: »Ich hab Werte wie ein Neugeborenes«, hatte er noch wenige Monate vor seinem Tod gesagt: LDL, HDL: »Traumwerte«.

Viele Menschen versuchen wie Klaus Friedrich und seine Frau, gesund zu leben. Gesunde Ernährung ist ein Megathema. Schließlich sind die meisten Zivilisationserkrankungen ernährungsbedingt. Da ist es logisch und konsequent, diese Krankheiten nicht nur zu behandeln, sondern ihre Ursachen zu beseitigen. Schließlich steigen die Gesundheitsausgaben stetig, in manchen Ländern sind die Sozialversicherungssysteme vom Kollaps bedroht. Und für die gesunde Ernährung gibt es immer neue Angebote.

Früher waren für die Nahrungszubereitung die Köche zuständig, die Hausfrauen, Mütter und Großmütter, überall auf der Welt. Ihre Erfahrung, über Generationen hinweg, entschied, ob etwas als gesund galt oder nicht. Sie verwendeten traditionelle Rohstoffe aus der Natur. Artischocken, Knoblauch, Ingwer. Sie arbeiteten mit überlieferten Techniken. Sie bereiteten daraus ihre Gerichte. Bekömmlich und wohlschmeckend. Und die Ärzte waren für die Gesundheitsfragen zuständig.

Die Gesundheitsprodukte aus dem Supermarkt kommen aus einer anderen Welt. Die Nahrungsmittel werden in Fabriken hergestellt. Es agieren multinationale Konzerne und ihre Forschungsabteilungen. Ihre Rohstoffe sind isolierte Chemikalien, Wirkstoffe aus Labors, synthetisiert, in großtechnischem Stil hergestellt in glänzenden Produktionshallen, weltweit vermarktet.

Seit sich die globalisierte Nahrungsindustrie des Themas angenommen hat und immer mehr Produkte mit angeblichem »Gesundheitsnutzen« anbietet, werden just diese zum Risiko. Die Versicherungen sehen es mit Sorge, denn wenn die Menschen wie Klaus Friedrich, die eigentlich nie Beschwerden hatten, sich sozusagen mit gesunden Produkten krankenhausreif essen, dann kann das teuer werden.

Gesunde Ernährung kann das Leben verkürzen. Die neue, angeblich gesunde Nahrung hat Risiken und Nebenwirkungen. Und es sind viele betroffen. Denn viele Menschen folgen den Versprechungen.

Es ist ein global aktiver Wirtschaftszweig, der sich der »gesunden Ernährung« verschrieben hat, nicht nur die Nahrungsindustrie, auch die Pharmaindustrie, die Agroindustrie, die die Rohstoffe jetzt chemisch umrüsten lässt. Ganz neue Berufsgruppen bestimmen, was gesund ist, Anwälte beispielsweise und Unternehmensberater, und Lobbyisten sorgen im Hintergrund dafür, dass die Gesetze stimmen.

Der weltgrößte Food-Multi Nestlé hat schon seinen ganzen Konzern auf die neuen Ziele ausgerichtet. Die Lenker des Konzerns melden sich in der Wirtschaftspresse mit verheißungsvollen Ankündigungen.

Nestlé-Verwaltungsratschef Peter Brabeck will den Konzern zu einer »Health, Nutrition und Well-Being Company« machen. Nestlé soll zum Pionier »einer ganz neuen Industrie zwischen Nahrung und Pharma« werden. »Diese Produkte«, sagt Nestlé-Vorstandschef Paul Bulcke, »sind ein ungeheurer Wachstumsmarkt.« Auch der einstige Deutschland-Chef Patrice Bula kündigte schon vor Jahren an: »Wir wollen uns vom respektierten Lebensmittelunternehmen zu einem Anbieter von Ernährung, Gesundheit und Wohlbefinden entwickeln.«

»Die Chancen sind groß. Die Risiken sind groß. Und die Belohnung ist groß«, sagte der gebürtige Spanier Luis Cantarell, Chef der Nestlé Health Science S.A. Nestlé-Verwaltungsratschef Peter Brabeck sieht dringenden Bedarf: »Die hohen Staatsschulden machen die Finanzierung der Alters- und Gesundheitsvorsorge immer problematischer. Entsprechend wichtiger wird es daher, chronischen Erkrankungen mit Gesundheitsprodukten vorzubeugen.« Da will Nestlé natürlich gern helfen.

Konzernchef Paul Bulcke möchte mit der Gesundheitsnahrung Wege finden, um »akuten und chronischen Krankheiten des 21. Jahrhunderts vorzubeugen und sie zu behandeln«. Es geht um Diabetes, Herz-Kreislauf-Leiden, Alzheimer und vor allem um Übergewicht.

Die Geschäfte sind schon heute voll mit den neuen Produkten. Im Supermarkt wird aufgerüstet, mit zusätzlichen Vitaminen, extra Bakterien, mit weniger Fett, mit modernen Hightech-Zusätzen.

Gleich beim Frühstück geht's los. Vitamine am Morgen, schon in den Cornflakes wie »Kellogg's müslix vital«, »Nestlé Fitness Knusprige Flakes mit Vollkornweizen« oder »Dr. Oetkers Vitalis Früchte Müsli mit Vitamin C«. Fast droht schon beim Frühstück der Overkill, wenn dann noch »Nesquik plus Vitamine und Traubenzucker« dazukommen oder Multivitaminsaft von Hohes C oder von Rewe, aus der Großmolkerei die »Müller Frucht Buttermilch Multivitamin plus 10 Vitamine«.

Dazu ein paar Bakterien, wahlweise von Nestlé, im Joghurt »LC1« (»Befreit in den Tag starten«), von Yakult oder von Danone, ein Becher »Activia« oder »Actimel« (»Actimel activiert Abwehrkräfte«). Dazu ein Brötchen mit verstärkter Margarine, »Becel« oder »Becel pro.activ«. Am besten alles halbfett oder noch besser: mit 0,1 Prozent Fett. Mittags dann eine Vitaminsuppe, etwa »Knorrs Grüne Nudel Suppe mit Käse und drei Vitaminen«. Wenn der kleine Hunger kommt, ein Vitaminbonbon oder gleich zwei: »Nimm 2« »mit wertvollen Vitaminen«.

Für die Kleinen ist alles durchvitaminisiert, der »Alete Getreidebrei mit Vollkorn und Jod« oder das ultramoderne »Hipp Bio Combiotik«, das aussieht wie Astronautennahrung für den Säugling. Auch die ganzen Milchgetränke sind vitaminisiert, »Nestlé Beba Kleinkind-Milch für die Wachstumsphase«, »Milupino Kindermilch«, auch »Kaba«, »Nesquik«. Im Drogeriemarkt gibt's noch die »Vitamin Sticks mit 13 Vitaminen sowie Lecithin für Kinder und Erwachsene«. »Mit prickelndem Kirschgeschmack«. Oder an der Kasse: »Das Gesunde Plus Multi-Vitamine für Kinder – 20 leckere Bärchen zum Lutschen oder Kauen«.

Der Mensch lebt aber nicht vom Vitamin allein, es gibt auch Fischöl, Fettkapseln, Coenzym Q10, Magnesium und vieles andere mehr. Sie sollen das Herz schützen, das Immunsystem stärken, Kinder klüger machen, beim Abnehmen helfen und gegen Verstopfung, für verbesserte Sehkraft sorgen. Manches soll Blähungen vermeiden.

Und alles natürlich weltweit: Das Milchpulver »Heinz Golden Sleep« soll in China Babys besser schlafen lassen. Falls ein Sack Reis umfällt. Am perfektesten sind natürlich amerikanische Kinder versorgt. Dort gibt es »komplette ausgewogene Ernährung« in einer einzigen Plastikdrinkserie namens »Pedia Sure« in diversen Geschmacksrichtungen. Alles drin: 23 Vitamine und Mineralstoffe! Proteine und Ballaststoffe! Exzellente Quelle von DHA Omega-3! Prebiotika und Antioxidantien! Hilft beim Wachsen! Verspricht der US-Pharmakonzern Abbott.

Das Ziel ist klar: »Höhere Profitmargen«, so das Kunstnahrungsfachblatt »International Food Ingredients« (IFI). Fragt sich nur, ob es wirklich nützt. Ob es gesünder ist. Oder womöglich sogar schadet, den Großen und den Kleinen.

Mehrere internationale Studien kamen zu dem Schluss, dass weder Betacarotin-Pillen noch die Vitamine A, C und E, als Pulver oder Pillen genommen, vor Krebs und Herzinfarkt schützen. Eine Studie mit 15 000 Ärzten hat gezeigt, dass die Doktoren, die zehn Jahre lang Vitamine E und C genommen hatten, weder weniger Herzkrankheiten hatten noch seltener Krebs als die Kollegen, die wirkstofflose Tabletten genommen hatten.

Eine Studie mit 35 000 Männern hatte die Illusion zerstört, dass Vitamin E und Selen das Risiko für Prostatakrebs senken könnten. Und Knochenbrüche gab es unter den 72 000 älteren Krankenschwestern, die US-Forscher befragt hatten, genauso oft bei jenen, die viel Sport trieben, weniger rauchten, mehr Kalzium und Vitamin A einnahmen, wie bei den anderen mit weniger gesundem Lebensstil.

Das deutsche Bundesinstitut für Risikobewertung (BfR) hat sich auch schon mit diesen Extras beschäftigt und meint: »Der behauptete gesundheitsförderliche Nutzen von zusätzlichen Betacarotingaben hat sich in kontrollierten Studien als nicht haltbar herausgestellt.«

Die US-Lebensmittelbehörde FDA verschickte in einer Abmahnaktion schon 17 Warnbriefe an Nahrungshersteller. Sie warf den Herstellern vor, ihre Gesundheitsbehauptungen »aufzublasen« oder ungesunde Inhaltsstoffe wie etwa bestimmte Fette zu »maskieren«.

Ein solches Schreiben war gerichtet an den US-Chef des weltgrößten Nahrungskonzerns Nestlé:

Brad Alford, Chairman and CEO
Nestlé U.S.A.
800 North Brand Boulevard
Glendale, CA 91203

und überschrieben mit

WARNBRIEF

»Lieber Mr. Alford,

die Food and Drug Administration (FDA) hat die Kennzeichnung für verschiedene Nestlé-Produkte überprüft: Juicy Juice Brain Development Fruit Juice Beverage (Apple), Juicy Juice All-Natural 100 % Juice Orange Tangerine und Juicy Juice All-Natural 100 % Juice Grape. Auf der Basis unserer Untersuchungen haben wir festgestellt, dass diese Produkte vorschriftswidrig gekennzeichnet sind.«

Insbesondere enthielten sie unzulässige Angaben zum Zuckergehalt. Außerdem seien Behauptungen wie »Hilft, die Gehirnentwicklung zu unterstützen« bei Kindern unter zwei Jahren verboten.

Auch Danone wurde gerügt wegen irreführender Aussagen. In den USA musste der Konzern eine Strafe von 21 Millionen Dollar (15 Millionen Euro) bezahlen wegen irreführender Werbung, etwa für den angeblich besonders gesundheitsfördernden Joghurt »Activia«. Und in Österreich ging es um die süßen »Fruchtzwerge«, deren

Süße jetzt viel gesünder sei, wie die Firma in ihrer Werbung behauptete: »›Fruchtzwerge‹ sind das einzige Kindermilchprodukt, das Zucker durch die Süße aus Früchten ersetzt.« Das Oberlandesgericht Wien verurteilte Danone aufgrund dieser Behauptung wegen Verbrauchertäuschung. Die Firma soll es »unterlassen«, in ihrer Werbung für Kindermilchprodukte, insbesondere »Fruchtzwerge«, den unrichtigen Eindruck zu erwecken, die beworbenen Kindermilchprodukte seien ernährungsphysiologisch besonders wertvoll, weil sie nicht mit Kristallzucker gesüßt seien.

Die britische Werbe-Aufsichtsbehörde Advertising Standards Authority (ASA) beanstandete ein Kellogg-Reklameposter für »Coco Pops«. Sie enthielten 34 Gramm Zucker pro 100 Gramm – und die Kellogg-Werbung hatte die Kinder auch noch dazu aufgerufen, diese »Coco-Pops« als Mittagessen einzunehmen: »Schon mal dran gedacht, ›Coco Pops‹ nach der Schule zu essen?«

Die ASA hatte auch schon einen »Actimel«-Fernsehspot von Danone in Großbritannien beanstandet. Die Behauptungen des Konzerns, Actimel habe positive Auswirkungen auf die Gesundheit von Kindern, seien nicht bewiesen. In den Spots kamen spielende Kinder vor, eine Stimme aus dem Off behauptete, dass Kinder »Actimel« »lieben« und das Getränk gut für sie sei. Und es sei wissenschaftlich belegt, dass »Actimel« die natürlichen Abwehrkräfte von Kindern stärke. Die Wörter »wissenschaftlich belegt« waren auf dem Bildschirm eingeblendet. Die »wissenschaftlichen Belege«, monierte die ASA, waren offenbar sehr kühn ausgewählt: So seien in einer Studie schwer durchfallkranke Kinder in indischen Krankenhäusern untersucht worden – nicht zu vergleichen mit den Verhältnissen in Großbritannien, so die Werbekontrolleure.

Als die Europäische Lebensmittelbehörde Efsa die Werbesprüche (Health Claims) überprüfte, hat sie gleich mal 75 Prozent jener abgelehnt, die sich mit der Verbesserung von Intelligenz und Geistesleistung beschäftigten. Grund: »Ungenügende Nachweise« für die behaupteten Effekte.

Die Europäische Union hatte festgelegt, dass die Werbesprüche erst einmal überprüft werden, von der Europäischen Behörde für Lebensmittelsicherheit Efsa (European Food Safety Authority) in der italienischen 190 000-Einwohner-Stadt Parma, eineinhalb Autostunden südöstlich von Mailand. Eine Flut von Anträgen schwappte daraufhin über die Behörde herein, darunter auch für Produkte, die seit Jahren in gigantischen Werbekampagnen mit großartigen Versprechungen angepriesen worden sind, wie etwa »Actimel« von Danone (»Actimel activiert Abwehrkräfte«). Es ging um 4637 Behauptungen über gesundheitliche Wirkungen, und weil sie in verschiedenen Sprachen vorlagen, waren es insgesamt 44 000 Werbesprüche.

Zur großen Überraschung aller Beteiligten lehnte die Behörde unter anderem einen Danone-Claim ab, es ging um Babynahrung. Das Produkt »Immunofortis« sollte angeblich gegen Hauterkrankungen und Allergien helfen. Danone reagierte wie unter Schock. Die Firma zog die Anträge für ihre anderen Blockbuster gleich freiwillig zurück, »Activia« und »Actimel« – um weiteren Ablehnungen zuvorzukommen. Auch Kellogg zog daraufhin einen Antrag zurück, für Frühstücksflocken mit angeblichem Abspeck-Effekt, von dem sie behaupteten: »Kann helfen, das Gewicht zu reduzieren, kann helfen, das Körperfett zu reduzieren, kann helfen, den Bauchumfang zu reduzieren.«

Dabei gilt die Einrichtung in Parma eigentlich als industrienah. Im Verwaltungsrat sitzt sogar der Chef-Lobbyist der deutschen Food-Industrie, Matthias Horst, Hauptgeschäftsführer des Bundes für Lebensmittelrecht und Lebensmittelkunde e.V. (BLL) und der Bundesvereinigung der Deutschen Ernährungsindustrie (BVE). Zahlreiche Efsa-Wissenschaftler sind schon als Berater von Food-Firmen hervorgetreten. Und sogar die Prüfungsprozeduren waren von einer Lobbytruppe der Industrie ausgearbeitet worden, dem International Life Sciences Institut mit europäischem Sitz in Brüssel (Ilsi).

Umso überraschter waren Kritiker wie auch Industrie über die Ablehnungsserie. Die Gesundheitsversprechen der Konzerne wurden zurückgewiesen, weil es nach Efsa-Expertenmeinung keine überzeugenden wissenschaftlichen Beweise für die Reklamesprüche gibt.

Die Branche schäumte, organisierte ihre Lobbygruppen, formierte sich zum Kampf gegen die ungeliebten Werbeaufseher in Parma. Die Europäische Lebensmittelbehörde wurde so etwas wie das Hassobjekt der Nahrungsindustrie und zur primären Zielscheibe hochdotierter Anwälte und Lobbyisten.

Plötzlich standen Milliardeninvestitionen auf dem Spiel. Nur weil Wissenschaftler finden, dass die Werbesprüche nicht stimmen. Dabei ist genau auf diese Phrasen das ganze Geschäft aufgebaut. Genau wegen dieser Versprechungen sollen die Leute ja im Supermarkt die teuren Produkte kaufen. Und genau deswegen wurden die Sprüche ja so vollmundig formuliert und mit riesigen Werbeetats unters Volk gebracht.

Und sie wirken ja auch, wie das Beispiel Klaus Friedrich zeigt.

Klaus Friedrich hatte immer Angst um sein Herz. Er hatte viel Stress in jungen Jahren, als er seine Firma aufbaute. Er sei wahnsinnig fleißig gewesen, sagt seine Frau. An der Kasse im Kaufhof, Frankfurt Hauptwache, hatten sie sich kennengelernt. Sechs Wochen später waren sie verheiratet, hatten gleich ein Haus gekauft in St. Ingbert, im Saarland, wegen der Nähe zu Antwerpen, dem Diamantenzentrum Europas. Friedrich war Schmuckhändler, hat ein erfolgreiches Geschäft betrieben, jahrelang, dann irgendwann aufgehört, nachdem er überfallen worden war.

Klaus Friedrich hatte sich regelmäßig untersuchen lassen, rein zur Vorsorge, obwohl er immer gesund war. »Da war immer nichts. Alles dem Alter entsprechend okay.« Vor allem ums Herz machte er sich Sorgen. Zweimal im Jahr ging er zur kardiologischen Prophylaxe und Kneippkur nach Bad Wörishofen. Und die Ernährung war natürlich auch darauf ausgerichtet, streng nach den Empfehlungen zur Vorbeugung. Zusätzlich hat er noch cholesterinsenkende Mittel genommen.

Und dann kam dieser erste Vorfall, schon vor ein paar Jahren. Als er noch lebte, hat Klaus Friedrich davon erzählt. Es war das Herz, ausgerechnet. »Wenn ich einen kleinen Berg hoch ging, ging mir die Puste aus. Luftnot. Atemnot. Ich ging dann zum Arzt, der schickte mich ins

Krankenhaus. Dort sagte der Professor: Moment, Moment. Sie sind wahrscheinlich lebensbedrohlich erkrankt. Sie müssen am nächsten Morgen kommen. Zwei Herzkranzgefäße sind total verkalkt. Sie müssen operiert werden. Wenn die Verkalkung fortschreitet, sind Sie tot. Mir ist das Herz in die Hose gefallen. Aber der Professor hat gesagt: Herr Friedrich, Sie dürfen keine Angst haben, ich bin der Beste. Wenn ich Sie operiere, dann werden Sie überleben. Dann kam die Operation. Ich hab mich liegend gesehen auf einer Marmorplatte. Mein Leib war geöffnet, mein Brustkorb. Ein gleißendes weißes Licht. Ich war über mir. Da war ich auf dem Weg in eine vermeintlich bessere Welt. Dann rief Dr. Weingärtner an: Ob wir Margarine gegen das Cholesterin essen? ›Becel pro.activ‹ haben wir gegessen. Da haben wir die pro.activ in den Mülleimer geschmissen. Ob ich an einer Studie teilnehmen wolle, hat er noch gefragt.«

Dr. Oliver Weingärtner ist Kardiologe, ein junger Herzspezialist. Er hat schon zahlreiche Aufsätze in wichtigen internationalen Fachzeitschriften publiziert. Er forscht in jener Einrichtung, an der Klaus Friedrich operiert wurde, dem Universitätsklinikum oberhalb des saarländischen Städtchens Homburg, eine halbe Autostunde nordöstlich von Saarbrücken. Es ist ein riesiger medizinischer Komplex, eine eigene kleine Stadt im Wald mit etwa hundert Gebäuden, 5500 Beschäftigten, Kliniken und Forschungszentren, diversen Schulen, unter anderem für Krankenpflege und Geburtshilfe, einem weitläufigen Park, dazu Wohngebäude, Post, Bank, Gaststätte, sogar eine Kirche. Eine Buslinie führt durch das ganze Quartier.

Gebäude 56, erstes Obergeschoss: Die Herzstation.

Herzchirurgie, rechts die Intensivstation, gleich im ersten Zimmer daneben lag Klaus Friedrich. Weingärtner forscht ein paar Häuser weiter, in Gebäude 40, Zimmer U 28. »Kardiologische Forschung« steht auf dem Türschild. Er beschäftigte sich damals mit bestimmten Nahrungszusätzen und ihrer Wirkung auf das Herz. Auf dem Flur eine ganze Reihe von Labors mit Computern, komplizierten chemischen Apparaturen, einem Gerät mit vier Glaskolben. Damit hatte Weingärtner seine ersten Versuche gemacht.

Schon länger bestand der Verdacht, dass die Zusätze in der Margarine, die Millionen von Menschen auf der Welt nehmen, um ihr Herz zu schützen, womöglich genau das Gegenteil bewirken – und dem Herz schaden. Der junge Kardiologe Weingärtner erhielt von seinem Chef, dem Herzspezialisten Professor Michael Böhm, den Auftrag, diesem Verdacht nachzugehen.

Weingärtner macht sich an die Arbeit. Er entwirft die Studiendesigns und macht sich auf die Suche nach Mitstreitern innerhalb und außerhalb der Klinik. Er setzt sich mit Ulrich Laufs zusammen, dem Professor für Klinisch-Experimentelle Medizin, der für das Labor zuständig ist, um mit ihm die Abläufe zu klären. Er fragt beim Herzchirurgen Professor Hans-Joachim Schäfers an, ob er bei Patienten, die wegen lebensbedrohlicher Herzschwäche operiert werden müssen, die Herzklappe untersuchen dürfe. »Ich wollte wissen, ob der ›Becel‹-Wirkstoff im Herzen ist«, sagt Weingärtner.

Dann ruft er noch die Fachleute für Schlaganfälle in der Charité in Berlin an und den Biochemiker und Pharmakologen Professor Dieter Lütjohann von der Universität Bonn, ein ausgewiesener Experte für die sogenannten Sterole, zu denen der ›Becel‹-Wirkstoff gehört. Zugleich macht sich Weingärtner auf die Suche nach Geldgebern. Die Universität des Saarlandes schließlich finanziert das Projekt. Es dauert zwei Jahre.

Weingärtner untersucht als Erstes die Blutadern von Mäusen, im Labor an dem Apparat mit den vier Glaskolben. Man kann die Ader einer Maus aufspannen, in verschiedene Flüssigkeiten eintauchen und so die »Endothel-Funktion bestimmen«, wie Weingärtner sagt. Endothel, das ist sozusagen die innere Beschichtung der Blutadern. Wenn diese Flächen zum Beispiel verkrustet sind, dann leidet natürlich die Funktion, das Blut kann nicht mehr richtig fließen. Nachdem sie die Mäuse mit Nahrungszusatz von »Becel pro.activ« gefüttert hatten, geschah Unerwartetes, sagt Weingärtner. »Die Arterien wurden steifer.« In den Adern der Tiere hatten sich starke Ablagerungen gebildet. Weingärtner ließ auch noch die Herzen der Mäuse im Labor untersuchen. »Wir wollten sehen, ob sich diese Phytosterine im Herzgewebe ablagern. Ob sie sich in den Herzkranzgefäßen ablagern.«

Und tatsächlich: Die Mäuse, die mit diesen Zusätzen gefüttert wurden, hatten die meisten Ablagerungen im Blut und an den Herzklappen. »Phytosterine« oder »Phytosterole« heißen diese Partikel, nach dem englischen »Phytosterols«, im Deutschen werden sie auch als »Pflanzensterine« bezeichnet. »Dass die Phytosterole in so hohem Maße im Gewebe eingelagert werden, hat uns überrascht«, sagt Weingärtner.

Die Entdeckung war eine beängstigende Sensation. Denn Millionen von Menschen essen genau diese Stoffe, um ihr Herz zu schützen. So wie Klaus Friedrich. Phytosterine sind in »Becel pro.activ« als Wirkstoff enthalten und in vielen anderen Produkten, die den Cholesterinspiegel senken sollen. Phytosterine sind der Hit im Vorbeugungsgeschäft. Weltweit. Auch die großen Pharmafirmen haben solche Stoffe im Angebot. Amerikanische Agrokonzerne produzieren sie, Chemiekonzerne wie BASF, und Firmen wie Unilever und Danone mischen sie in ihre Produkte und werben mit dem Versprechen, damit sei das Herz zu schützen.

Und womöglich gefährden es Millionen von Menschen auf der Welt gerade dadurch erst recht. Jedenfalls nach den Ergebnissen der Mäusestudie.

Noch aber war nicht nachgewiesen, dass der »Becel«-Wirkstoff sich auch im Herzen von Menschen ablagert. Dafür ließ Weingärtner bei 82 Patienten, die am Herzen operiert werden mussten, nach den Margarinezusätzen suchen. Und tatsächlich: Bei zehn von ihnen, die allesamt jahrelang »Becel pro.activ« gegessen hatten, hatten sich die angeblich gesunden Zusätze festgesetzt.

Der junge Kardiologe und seine Kollegen veröffentlichten ihre Erkenntnisse in bedeutenden internationalen wissenschaftlichen Journalen, dem »European Heart Journal«, dem »Journal of the American College of Cardiology«. »Wir waren die Ersten«, sagt Weingärtner.

Aber Weingärtner war nicht der Einzige, der sich mit dem Thema beschäftigte. Er wurde häufig zitiert, andere Wissenschaftler lieferten ähnliche Ergebnisse. Eine Studie von Professor Gerd Assmann an der Universität Münster ergab, dass durch diese Nahrungszusätze das Risiko für Herzinfarkt sich verdreifacht – jedenfalls bei infarktgefährdeten Männern, also genau jenen, bei denen eine solche Margarine eigentlich vorbeugend schützen sollte. So diese Untersuchung, die in der Fachwelt als »PROCAM-Studie« bekannt ist (Prospective Cardiovascular Münster). Auch in Finnland, Kanada und Polen wurden die Erkenntnisse bestätigt.

Der Leipziger Professor Daniel Teupser warnt sogar aufgrund eigener Forschungsergebnisse zum Zusammenhang zwischen Margarine-Zusätzen und erhöhtem Risiko für Herzinfarkt: »Nach den Ergebnissen unserer Studie raten wir davon ab, vorbeugend ungezielt Lebensmittel zu konsumieren, die mit Zusatzstoffen wie pflanzlichen Sterolen angereichert sind.«

Sogar die oberste deutsche Behörde, die die Menschen vor Gesundheitsgefahren durch Nahrungsmittel schützen soll, warnt vor Produkten wie »Becel pro.activ«, die sogenannte Pflanzensterine enthalten. Das Berliner Bundesinstitut für Risikobewertung (BfR) sagt: »Menschen mit normalen Cholesterinwerten sollten auf den Verzehr von Lebensmitteln mit zugesetzten Pflanzensterinen verzichten.« Sie könnten »möglicherweise negative Auswirkungen auf die Gesundheit haben«. Den Namen »Becel pro.activ« nennt die Behörde nicht. Auch nicht die Namen anderer Produkte, die die Menschen kaufen, um ihr Herz zu schützen.

Auch die Europäische Union weiß, dass Produkte wie »Becel pro.activ« schaden können, und schrieb deshalb Warnhinweise vor. Die einschlägige EU-Verordnung (Nr. 608/2004) sagt: »In jedem Fall sollte die Zusammensetzung und die Kennzeichnung von Erzeugnissen den Verbrauchern ermöglichen, ihren Verzehr an Phytosterinen / Phytostanolen auf drei Gramm zu beschränken.« Und: »Es muss darauf hingewiesen werden, dass Patienten, die Arzneimittel zur Senkung des Cholesterinspiegels einnehmen, das Erzeugnis nur unter ärztlicher Aufsicht zu sich nehmen sollten.« Und schließlich: »Es muss gut sicht- und lesbar der Hinweis angebracht werden, dass das Erzeugnis möglicherweise für schwangere und stillende Frauen sowie Kinder unter fünf Jahren nicht geeignet ist.«

Die Warnungen wurden angebracht, aber: »Sie werden leider nicht gelesen«, sagt Birgit Niemann vom Bundesinstitut für Risikobewertung (BfR). Das könnte damit zusammenhängen, dass sie auch kaum leserlich sind, sehr klein, oft am Packungsboden. Am »Becel«-Regal bei Edeka steht ja kein großer Warnhinweis. Und auch in den Anzeigen, etwa im »Stern«, steht nichts von irgendwelchen Warnungen oder Einschränkungen.

Für viele Käufer sind nach BfR-Erkenntnissen cholesterinsenkende Produkte wie »Becel pro.activ« deshalb ein Gesundheitsrisiko. Nur knapp die Hälfte der befragten Käufer hatte nach einer BfR-Studie erhöhte Cholesterinwerte. Bei 36 Prozent aß auch der Partner davon. Und in 29 Prozent der Haushalte durften sogar die Kinder davon essen. Nur 55 Prozent kauften das Produkt wegen des Cholesterins. Andere ganz allgemein, um ihren ungesunden Lebensstil auszugleichen. Wieder andere wegen des Geschmacks oder wegen der Werbung.

Eigentlich weiß das BfR also, dass auch Leute »Becel pro.activ« und ähnliche Erzeugnisse konsumieren, denen solche Produkte schaden können. Dass Millionen von Menschen weltweit gefährdet sind, jeden Tag. Durch

Einkauf in Supermärkten wie Rewe, Edeka, Lidl. »Die Ergebnisse der Studie sind brisant«, sagt die oberste staatliche Risikobehörde der Bundesrepublik Deutschland.

Gerade gesundheitsbewusste Menschen setzen sich also nach Erkenntnissen der obersten staatlichen Risikoschutzbehörde der Gefahr aus, durch Verzehr vermeintlich herzschützender Margarine und ähnlicher Produkte lebensbedrohlich zu erkranken – am Herz. Leider stand auch in dieser Studie nicht drin, dass sie von »Becel pro.activ« und vergleichbaren Erzeugnissen handelt. Es wurden auch keine anderen Markennamen genannt. So wussten die Menschen in Deutschland gar nicht, wovor ihre oberste Risikobehörde warnte. Und setzten sich weiter dem Risiko durch Produkte wie die Herzschutzmargarine aus.

Das scheint also ein eigenständiges Gesundheitsrisiko zu sein: die eingeschränkten Handlungsmöglichkeiten der staatlichen Risikowächter. Die Behörden beschäftigen sich sorgfältig mit wissenschaftlichen Erkenntnissen über Risiken und Nebenwirkungen der Produkte. Doch ihre Erkenntnisse können sie nur mit sehr eingeschränkten Mitteln unters Volk bringen. Selbst wenn es um lebensbedrohliche Risiken durch angeblich gesunde Produkte geht, dürfen sie die Namen der Produkte nicht nennen.

So herrscht ein gewisses Ungleichgewicht.

Denn die Hersteller nennen natürlich die Namen ihrer Produkte, wenn sie die angeblich herzschützenden Wirkungen etwa von »Becel« hinausposaunen in die Welt. Und sie haben auch die nötigen Mittel.

Die großen Food-Konzerne haben Werbeetats in Millionenhöhe. Allein die Werbeausgaben von Unilever in Deutschland sind mehr als doppelt so hoch wie der Gesamtetat des obersten deutschen Instituts für Risikobewertung mit seinen 750 Mitarbeitern. Speziell für die Zielgruppen beschäftigt Unilever mehrere PR-Agenturen, die die Redaktionen der »Freundin«, der »Brigitte« und des »Ärzteblatts« mit Firmeninformationen füttern.

Das Risikoinstitut der Regierung ist da vergleichsweise schwach ausgestattet. »Wir haben keine PR-Agentur. Wir dürfen auch keine Werbung machen«, sagt Pressechefin Suzan Fiack: Neun Leute arbeiten in der Pressestelle, davon vier Teilzeitkräfte. Für Publikationen stehen jährlich 200 000 Euro zur Verfügung. So ist es den Leuten, die am Regal im Supermarkt stehen, leider nicht bewusst, dass die oberste staatliche Risikobehörde von den Produkten eigentlich abrät, zu denen sie gerade greifen. Eigentlich findet das BfR, es sollten keine weiteren cholesterinsenkenden Nahrungsmittel mit diesen riskanten Zusätzen auf den Markt kommen. Doch die Lawine ist schon im Rollen, und es scheint schwer für eine deutsche Risikobehörde, gegen das globale Geschäftsmodell anzukommen.

Schon gibt es eine Fülle von angereicherten Streichfetten, Salatdressings, Milch- und Sojagetränken, Käsen, Saucen, Broten und Joghurts. Bei der europäischen Lebensmittelbehörde Efsa wurden 70 Anträge auf Zulassung gestellt, darunter ein Sterin-Fruchtsaft von Coca-Cola.

Es steht zu befürchten, dass es bald mehr Menschen ergeht wie Klaus Friedrich. Damals, nach der Herz-OP, war ihr Mann ganz schnell wieder zu Hause, sagt seine

Witwe. »Keine Kur und nichts. Er hat sich sehr gut gefühlt. Keine Schmerzen hat er mehr gehabt beim Laufen. Die ganzen letzten Jahre.« Doch der Körper war zu schwer geschädigt. Das wusste er auch selbst. Noch wenige Monate vor seinem Tod hatte Klaus Friedrich gesagt: »Ich hab immer noch Angst. Die Gefahr, dass ich wieder verkalke, ist da.«

Am Schluss ging es dann sehr schnell. Es war ein Sonntagabend. Sie haben noch ferngesehen. Doch dann merkte Frau Friedrich, dass mit ihrem Mann etwas nicht stimmt. »Abends, wir gingen zusammen aus dem Bad, da merke ich, dass mein Mann nicht mehr richtig sprechen kann. Nur noch lallt. Hab sofort den Hausarzt angerufen. Zehn Minuten später war der da. Hat gleich erkannt, dass mein Mann einen Schlaganfall hatte. Er kam sofort ins Krankenhaus. Ganz schwerer Schlaganfall. Wenn er überlebt hätte, wäre er pflegebedürftig gewesen. Am Montagabend um 23 Uhr ist mein Mann gestorben.«

Die genaue Todesursache war unklar. »Man weiß nicht, wieso und weshalb, es besteht die Möglichkeit, dass es mit der Herzklappe etwas zu tun hatte, sagte der Hausarzt.« Wenn jemand so eine künstliche Herzklappe erhält, dann steigt in den Folgejahren die Wahrscheinlichkeit für einen Schlaganfall. Die Herzklappe musste ersetzt werden, weil sich Ablagerungen an ihr festgesetzt hatten – und zwar von Zusätzen wie jenen aus »Becel pro.activ«. Es steht also der Verdacht im Raum, dass der Schlaganfall, dass der Tod von Klaus Friedrich eine Spätfolge seines Konsums von »Becel pro.activ« gewesen sind.

Es ist allerdings nur ein Verdacht. »Es gibt dafür keinen Beweis«, sagt Dr. Weingärtner. Logisch, denn der Schlaganfall, Jahre später, kann auch ganz andere Gründe gehabt haben. Und der Zusammenhang mit der Herzklappe und damit den Inhaltsstoffen von »Becel pro.activ« ist nur ein statistischer. »Eine Kausalität ist nicht nachgewiesen«, sagt Dr. Weingärtner.

Es wird sich nie klären lassen, ob Klaus Friedrich ein Opfer des »Becel«-Konsums geworden ist. Es ist aber sicher, dass sich »Becel pro.activ«-Zusätze am Herz ablagern können.

Unilever vertritt gleichwohl die Auffassung: »›Becel pro.activ‹-Produkte sind nachweislich sicher«, verweist auf die Daten, die für die EU-Zulassung eingereicht wurden und die »keine nennenswerten Nebenwirkungen« zeigten, und zitiert Studien, wonach durch diese Zusätze »kein Risiko« für die Konsumenten zu erwarten sei.

Der Tod von Klaus Friedrich zeigt, dass sich in jüngster Zeit offenbar ein neues Risiko-Ensemble aufbaut, dem gesunde Menschen zum Opfer fallen können. Es muss dabei nicht in jedem Fall zum Äußersten kommen. Doch viele der neuen, angeblich besonders gesunden Nahrungsmittel, die Pillen, Pulver, Kapseln, können dazu führen, dass völlig gesunde Menschen krank werden. Nur weil sie sich gesund ernähren wollten.

Die Liste der Nebenwirkungen durch die angeblich gesunden Produkte ist lang und eindrucksvoll, darunter Herzinfarkte und Schlaganfälle, Übergewicht und die damit einhergehenden Folgeerkrankungen, Knochenbrüche, Einschränkungen der Sexualfunktionen bis hin zu Impotenz und Unfruchtbarkeit, Entwicklungsstörungen bei Kindern, Depressionen, auch Aggressionen gegen sich und andere.

Der Kardiologe Weingärtner kritisiert die unzureichende Gesetzeslage, die die Kunden nicht angemessen schützt. »Die Nebenwirkungen werden nicht dokumentiert. Es gibt kein System, riskante Nahrungsmittel vom Markt zu nehmen. Die Wirkungen werden auch nicht am Menschen überprüft. Ich finde es nicht in Ordnung, dass für die Nahrungsindustrie ein anderes Recht gilt als für die Pharmaindustrie. Klarheit könnten hier nur Wirksamkeitsstudien bringen, Endpunktstudien am Menschen, wie bei Arzneimitteln.«

Problematisch sind dabei nicht nur die neuartigen Zusätze, mit denen die Menschheit kaum Erfahrungen hat, sondern auch die Gefahr, dass bewährte Rezepte, die in der Menschheitsgeschichte lange erprobt sind und den Körper tatsächlich stärken können, in Vergessenheit geraten. Denn der Markt für die neuen Produkte weitet sich aus, die Werbung wird lauter und lauter. So wächst die Gefahr, dass Menschen ihre Gesundheit auch noch dadurch aufs Spiel setzen, indem sie die bewährten Potenziale zur Vorbeugung nicht nutzen.

Eines der wenigen weltweit erprobten klassischen Gesundheitsgerichte ist die Hühnersuppe. Die Rezepte sind natürlich in allen Weltgegenden verschieden. Ganz einfach geht es so:

Man nehme ein Suppenhuhn, ganz oder zerteilt, brate es in wenig Öl an, gieße es mit Wasser auf, bis es gut bedeckt ist. Dann aufkochen, den sich bildenden Schmodder mit einem Schaumlöffel entfernen. Eine halbe Handvoll Ingwer und Knoblauch grob zerhackt zufügen und zwei, drei Stunden leicht köcheln. Eine halbe Stunde vor

Schluss noch ein paar Frühlingszwiebeln hinzufügen. Durch ein Sieb gießen. Fertig.

So eine Hühnersuppe hat natürlich im globalen Business mit der Gesundheitsnahrung ganz schlechte Karten. Wenn sich Wissenschaftler einmal so eine Suppe vornehmen, dann stellen sie tatsächlich positive Effekte fest. Zum Beispiel, wie schon die Großmutter, bei Erkältungen. Die Wissenschaftler suchen dann nach den Wirkstoffen in der Suppe. Japanische Forscher haben jüngst zwei Peptide (sie heißen, kein Witz, MNVKHWPWMK und VTVNPYKWLP) dingfest gemacht, die für die Gesundheitswirkungen verantwortlich sein sollen. Und chinesische Wissenschaftler haben sogar Nanoteilchen ausgespäht.

Und dann besteht natürlich die Gefahr, dass sie diese isolieren, künstlich herstellen, einem Konzern zur Vermarktung überlassen, und das Huhn wird transformiert.

Diese Verschiebung von den bewährten und an die genetische Ausstattung der Menschen angepassten Gesundheitsrezepten zu neuartigen Konzernprodukten wird zu einer Bedrohung für die Volksgesundheit. Das Ausmaß der Bedrohung steigt auch, weil die ganze Macht der Werbung und der PR den neuen Produkten gilt und Menschen massenhaft den Verheißungen glauben.

Eine ganz besonders verführerische Macht entfalten jene Spezialisten, die ein langes Leben in ewiger Schönheit versprechen.

2. Auf die Zunge

Die Propheten des schöneren Lebens und ihre teuren Rezepte

Die Schönheitsärzte treffen sich zum Lunch am Pool / Gesundheit ist Kult: Der Mensch will jetzt Schöpfer sein / Der Traum vom Leben in immerwährender Jugend / Elf Freunde: Die besten Gemüse der Welt / Herzschutz in Geschmacksrichtung Mandarine / Schluck und schlank: ein Wohlfühlfaktor aus der Ampulle / Achtung Gesundheitspolizei: Lebst du so, dass du gesund bleibst? / Auch der Anti-Aging-Papst hat seine Sorgen

Es ist ein angenehmer Ort, um sich fortzubilden, ein Luxushotel direkt am Strand: das Hotel Relais Sant' Emiliano in der 4300-Einwohner-Gemeinde Padenghe am Gardasee, eineinhalb Autostunden östlich von Mailand. Vier Sterne, eine kleine Anlage mit niedrigen Häuschen, ziegelgedeckt, alles sehr geschmackvoll. Das Frühstück gibt es auf der Terrasse, mit Blick auf Pool und See. Jetzt, früh am Morgen, hängen Wolken über dem See, es nieselt.

Sie sind aus allen Teilen Deutschlands angereist. Auf dem Parkplatz vor dem Hotel stehen diverse Porsche, ein Jaguar Cabrio, ein Mercedes SLS Coupé. Die Damen sind schlank, eine vielleicht sogar noch ein bisschen schlanker, eine sieht fast aus wie Victoria Beckham. Alle sind im Freizeitlook da, mit Bermudas, Chinos, Röcken, Polohemden. Einer der jungen Doktoren trägt eine coole Cargohose, ein T-Shirt in Leinenoptik, lässig einen Schal um den Hals gelegt. Die Kollegin in Blau stellt ihr Louis-Vuitton-Täschchen vor sich hin. Erst auf den Frühstückstisch, später auf den Workshoptisch im Untergeschoss.

Sie sind Mediziner, doch ihre Patienten sind gesund. Vielleicht ein bisschen unzufrieden mit sich und ihrem Leben und den weiteren Aussichten. Und da wollen die Doktoren gern behilflich sein.

Sie wollen hier über Schönheit und ein langes Leben reden und was man dafür tun kann. Sie sind alle Spezialisten in diesen Dingen. Es ist ein Workshop der Deutschen Gesellschaft für Prävention und Anti-Aging-Medizin (GSAAM), und sie sind gekommen, um das Neueste in Sachen Schönheitsmedizin zu erfahren. Die Schönheitsmediziner sind vielleicht die Pioniere einer neuen Medizin, von der später ER sprechen wird und die in der Zukunft an Bedeutung und Einfluss gewinnen wird. Zunächst spricht der Präsident. Groß, graue Haare, die wohl einmal blond waren. Auch er trägt ein Freizeithemd, eine lässige Hose: Professor Dr. Bernd Kleine-Gunk redet über Falten. Kaum zu glauben, wie viele Sorten es gibt. Die Nasolabialfalten rechts und links zwischen Nase und Mund. Die Glabellafalte, auch Zornesfalte genannt, Wangenfalten, Marionettenfalten und viele andere mehr. Und das Gute ist: Man kann was dagegen tun.

Kleine-Gunk spricht über die Methoden der Faltenbehandlung. Über Botox, das Gift, das die entsprechenden Stellen zuverlässig glättet. Über Filler, das sind Füllungen, die eingespritzt werden. Und über die Antifaltencremes. Er spricht über Hormone, für die nur ein echter Arzt ein Rezept ausstellen kann und nicht jede Kosmetikerin: »Wir dürfen die rezeptieren. Damit ist es was, wo wir einen exklusiven Markt haben.« Und er spricht natürlich über die geschäftlichen Aussichten: »Der Markt ist groß.« Allein bei den Hautcremes liege er bei zwölf Milliarden Euro. Kleine-Gunk spricht über die neuen Möglichkeiten, die riesig seien. Er hat ein gemeinsames Geschäft aufgezogen mit IHM, der später noch kommen wird und der offenbar ein Pionier dieses Geschäftszweiges ist: »Am Anfang dieses Weges steht Professor Huber«, sagt Kleine-Gunk. Und: »Was ich sehr schön finde: Der Professor Huber kommt.«

Sie teilen schon mal Broschüren aus. Kleine-Gunk räumt auch ein, dass es da wohl auch Risiken gibt: »Wir haben auch Anwälte dabei, die sagen: Bloß nicht.« Die Hormone sind ja auch heikel. Östrogene, Testosteron: Da kann ganz schnell mal »die Potenz downreguliert« werden, wie der Präsident sagt. Die Anwälte sind ganz wichtig in diesem Geschäft, in dem die Ärzte sehr wirksame Substanzen einsetzen, bei Menschen, die eigentlich gesund sind.

Die Doktoren im Freizeitdress sind so etwas wie die Schokoladenseite der Medizin. Wenn man aus ihren Praxen tritt, ist man schöner als beim Hineingehen. So jedenfalls klingen die Versprechungen. Sie bilden die Wünsch-dir-was-Ecke, wer zu ihnen kommt, kommt nicht gezwungenermaßen. Sondern, weil das Leben noch schöner sein könnte. Und länger dauern möge. Sie flüstern den Leuten Bedürfnisse ein, die sie sonst nie gehabt hätten. Sie sind die Pioniere der Prävention, der Vorbeugung gegen Krankheiten. Die Anti-Aging-Ärzte liefern auch die Vorlagen für die Versprechungen der neuen Gesundheitsnahrung.

Sie sind sozusagen die Akquisiteure neuer Wirtschaftssektoren. Sie erschließen der Nahrungsindustrie, den Pharmafirmen, der ganze Branche, die sich der Verschönerung und Lebensverlängerung und der Optimierung des Daseins verschrieben hat, neue Ertragsquellen.

Die Anti-Aging-Ärzte bereiten den Boden, sie bahnen den Weg für neue Versprechungen, und sie verbreiten auch ein bisschen die Illusion der Risikolosigkeit, wodurch sich dann Millionen von Menschen sorglos auf die neuen Verheißungen einlassen. Es ist ja auch zu verführerisch: für immer jung, ein Leben in immerwährender Schönheit.

Schönheit, das klingt zwar etwas nach Äußerlichkeit, aber die Schönheitsärzte verweisen gern darauf, dass Schönheit und Gesundheit natürlich eng zusammenhingen und dass die wahre Schönheit bekanntlich von innen komme. Schon der Kirchenvater Augustinus (354–430 n. Chr.) sah das so: Gesundheit sei »die geschickteste Schönheitskünstlerin«. Die Gesundheit verschönere den Körper sozusagen von innen. Und schon Augustinus sah die Bedeutung der Ernährung: »Besonders förderlich für eine natürliche Schönheit ist das richtige Maß von Trank und Speise. Denn dies bewirkt nicht nur Gesundheit des Leibes, sondern lässt auch seine Schönheit hervorleuchten.« Natürlich nur in den Grenzen »der von Gott gegebenen Gestalt«.

Das wollen die Kämpfer von der Anti-Aging-Front freilich nicht akzeptieren. Wer will sich heute schon noch

Die Propheten des schöneren Lebens

abfinden mit der »von Gott gegebenen Gestalt«? Die Anti-Aging-Kunden hätten, sagt Kleine-Gunk, die Chance, einzugreifen ins Schicksal. Sie könnten sich sagen: »Ich bin nicht nur Geschöpf, ich bin auch Schöpfer.« Mithin Teil einer höheren Ordnung.

Früher war Gesundheit Schicksal, eingebettet in einen Kosmos unbeeinflussbarer Gegebenheiten. Je nach spiritueller Orientierung, Epoche oder Weltgegend regelten übergeordnete Mächte die Dinge auf Erden, schickten Heil oder Unheil über die Menschen. Früher waren es die Götter, die ihr Spiel mit den Menschen trieben, bei den Griechen angeführt von Göttervater Zeus. Auch im alten Ägypten galt Gesundheit als Gottesgeschenk, Krankheiten kamen von außen, als Strafen der Götter, von bösen Geistern, magischen Handlungen oder Würmern. Bei Christen und Juden ist es Gott, bei den Moslems Allah, bei Hindus das Karma. Früher waren die Götter zu schelten, Gott zu klagen, wenn eine Krankheit kam. Schließlich blieben die Gene, die über Gesundheit und Lebensdauer entschieden. Wie das Leben verläuft, ob einer krank wird, Gebrechen kommen, wie lange das Leben währt, das wissen die Götter. Sagte man bisher. Oder: Mein Leben liegt in Gottes Hand. Gott war die Hauptsache, Gesundheit von ihm abhängig.

Heute ist die Gesundheit zur Ersatzreligion geworden. Es ist ein neuer Kult: Schönheit, Wellness, Forever Young. Es klingt ein bisschen nach Weihrauch, Kerzen und Ewigem Leben, zumindest ein bisschen längerem Leben, und schöner, bitte. Die Anti-Aging-Ärzte sind die Hohepriester eines neuen Kultes, bei dem es um den eigenen Körper als höchstes Heiligtum geht. Sie selbst reden, im

Untergeschoss des Luxushotels am Gardasee, von Bischöfen und Kardinälen des Anti-Aging, und ER ist, das sagen sie selbst, ihr »Papst«.

Sie selbst wählen das Bild des antiken Tempels, um ihre Disziplin, die Anti-Aging-Medizin, zu beschreiben. Ein Tempel, der auf sieben Säulen ruht. Dazu zählen Lebensstil, ausgewogene Ernährung, Bewegung und »mentale Balance«, wohl so etwas wie Ausgeglichenheit. Und dann natürlich die härteren Waffen: »Supplementierung«, also Vitamine und dergleichen, »Hormonersatztherapie« und schließlich das Messer und die Spritze, als »Ästhetisches Anti-Aging«.

Es gebe so etwas wie das Recht auf Schönheit. Es sei ein »moralisches Gut«, eine »handlungsfähige Person« zu sein, sagt Marcus Düwell, Direktor des Ethik-Instituts der holländischen Universität Utrecht. Wenn also ein Mensch sein Erscheinungsbild als sozial stigmatisierend erlebe, soll sein Begehren auf Veränderung nicht abgewiesen werden.

Die Medizin hat sich in neue Sphären vorgewagt. Bisher hat sie, mit einigem Erfolg, an der Heilung von Krankheiten verdient. Jetzt hat sie neue Geschäftsfelder erschlossen. Optimieren statt reparieren. Es geht nicht mehr nur um Vorbeugung, es geht nun auch um die Realisierung einer eigenen Vorstellung vom Leben, um Lebens-Design. Matthias Kettner, Professor für praktische Philosophie an der Universität Witten-Herdecke hat den Begriff der »wunscherfüllenden Medizin« geprägt. Die »kurative Medizin« war früher, deren »Kerngeschäft sei die Krankenversorgung unter der regulativen Idee der Heilung«. Die »wunscherfüllende Medizin hingegen setzt medizinisches Wissen und Können für individualisierte Zwecke ein – jenseits des objektiven Zwecks der Krankenversorgung. Sie konzentriert sich auf die Gesundheit von Gesunden.«

Medizin als Wunschkonzert, das eröffnet ungeahnte Möglichkeiten. Die Anti-Aging-Ärzte bauen die Druckkulisse auf, mit allen Verlockungen von Schönheit und Lebensverlängerung, treiben die Kundschaft in die Arme der Optimierungsindustrien, die schon bereitstehen, auf diese Wünsche einzugehen. Auf Messen in aller Welt präsentieren diese Industrien ihre Produkte. Dort verkünden sie ihre Vision von einem schöneren Menschen mit einem besseren Leben, in Frankfurt, Madrid, São Paulo oder Shanghai.

Oder hier in Genf, auf dem Palexpo-Messegelände, direkt am Flughafen, neben der Autobahn. Riesige Hallen, riesige Tore: Hier findet sonst auch der Automobilsalon statt. Und jetzt versammelt eine Messe die Ideen der Medizin- und Pharmaindustrie vom besseren Leben. Große Ausstellungsstände, von Strahlern in gleißendes Licht getaucht. Prospekte, Fotowände und Videos zeigen die Verheißungen eines Lebens in Hochglanz. Lachende Mütter, lachende Väter, kluge Kinder, die auch noch klarsichtig und herzgesund sind, gesunde Menschen mit gesunden Knochen, Kinder unterm Regenschirm, immunstark wie die lachenden Alten im Ski-Overall. Glückliche Grauhaarige, Mann und Frau. Schlanke Asiaten werben fürs Abnehmen mit Pille, Vater und zwei Söhne: Schließlich ist der Markt ein globaler. Überall sollen die Menschen glauben, dass das Leben besser wird und schöner und glücklicher und vor allem auch länger dauern wird dank dieser Zusätze, die die Nahrung verbessern. Die Zusätze sind es, die eine Neue Welt möglich machen, so verkünden es die Produzenten von Phytosterinen, Vitaminen, Fischöl, die Lieferanten der lebenden Bakterien. Der Aromakonzern Symrise ist da, mit Zusätzen, die klug machen sollen (Actiplants® Cognitive Rhodiola). Ajinomoto ist da, der japanische Glutamat-Gigant, der auch den Süßstoff Aspartam produziert. Der dänische Zusatzstoffkonzern Danisco hat einen riesigen Stand. Er offeriert Schlankmacherzusätze, die gesunden Bakterien für die Darmoptimierung. Und: »Wir bringen Herzgesundheit in Ihr tägliches Leben.« Auch Danisco hat Phytosterine im Angebot.

Phytosterine verkauft auch BASF, der weltgrößte Chemiekonzern, der jetzt ganz stark in gesunder Ernährung unterwegs ist, mit wunderbaren Innovationen. Massimo Armada, er ist Leiter der »Globalen Geschäftseinheit Human Nutrition«, sagt, BASF könne jetzt »Lösungen« liefern, die Produkte der Nahrungsindustrie um einen »Wohlfühlfaktor« zu ergänzen. Der größte Chemiekonzern der Welt hat die gesunde Ernährung neu erfunden und sich ein ganz tolles Wortspiel als Marke schützen lassen: »Newtrition TM«, zusammengesetzt aus den englischen Wörtern für »Neu« und »Ernährung«, New und Nutrition. Werbespruch: »Eat.Feel.Live.«.

Der Chemiekonzern beliefert nicht nur die Food-Industrie mit Rohstoffen, sondern produziert jetzt auch Fertigware für die gesundheitsbewussten, aktiven, dynamischen Menschen. »BASF Nutrition – die gesunde Entscheidung«. BASF hat die gesunde Ernährung auch im Tempo den modernen Zeiten angepasst: unter anderem mit seinen »Shape Up«-Ampullen zum schnellen Schlankwerden. Schluck und schlank. Das ist »ideal für Vielbeschäftigte, die nach einer praktischen und wohlschmeckenden Möglichkeit suchen, etwas für ihre Gesundheit zu tun«, so die BASF-Texter.

Auch sehr praktisch sind die »Stick-Packs«, ein »intelligentes Konzept, das dem Verbraucher eine praktische Darreichungsform für seine Nahrungsergänzungsmittel bietet: ein handliches Pulversachet für gesundheitsfördernde Wirkstoffe«. Sachet ist französisch und bedeutet Säckchen. Aus dem gibt es Vitamine und Omega-3-Fettsäuren »direkt auf die Zunge«. Aus den Säckchen kommt auch der Herzschutz: »Wellness@heart«. »Wer seine Cholesterinwerte im Blut senken möchte, wird diese Portion pflanzlicher Sterolester der Marke Vegapure mögen, die im Sachet angeboten wird und nach Mandarine schmeckt.« Nach Mandarine. Superlecker. Aus dem Säckchen.

Es ist schon verführerisch. Einfach so ein Säckchen öffnen und dann direkt auf die Zunge damit. Und damit gesund bleiben. Wenn Vorbeugen gegen Krankheit so einfach geht, dann ist ja wirklich jeder selbst schuld, der krank wird. Und muss sich rechtfertigen, wenn die Gesundheitspolizei kommt. Denn die überprüft den Stand der Vorbeugung. Ob jeder auch genug getan hat für seine Gesundheit. Wer sich verweigert, macht sich schuldig. Schuldig wegen Nicht-Vorbeugung. Schuldig an der eigenen Gesundheit und sogar an der Gesellschaft, ist mithin auch ein bisschen schuld, wenn die Versicherungsbeiträge steigen.

Eigentlich gibt es ja die Gesundheitspolizei nicht.

Noch nicht. Sie war lange nur eine Idee, ursprünglich eine Idee der Aufklärung. Zum Beispiel von Gottfried Wilhelm Leibniz (1646–1716), der als der letzte Universalgelehrte gilt. Leibniz sagte: »Jeder Mensch besitzt Fähigkeiten zur vernünftigen Lebensführung.« Leibniz, geboren in Leipzig, war sozusagen europaweit aktiv. Die Gesundheitspolizei zur Perfektionierung der Krankheitsvorbeugung war nur eine seiner vielen Ideen. »Beim Erwachen hatte ich schon so viele Einfälle, dass der Tag nicht ausreiche, um sie niederzuschreiben«, pflegte er zu sagen.

Leibniz war ein berühmter Philosoph und Wissenschaftler, er hat eine Rechenmaschine ersonnen, ein Gerät zur Bestimmung der Windgeschwindigkeit, hatte Pläne für ein Unterseeboot und zur Verbesserung von Türschlössern. Außerdem hat er die Endloskette zur Erzförderung im Bergbau entwickelt. In die Mathematikgeschichte ging er ein als Entdecker eines Kriteriums zur Konvergenz alternierender Reihen (Leibniz-Kriterium) sowie der Leibniz-Reihe. Er riet den Ärzten zu regelmäßigem Fiebermessen, hat eine Witwen- und Waisenkasse gegründet. Und er war Doktor des weltlichen und des Kirchenrechts. Seine Pläne für die Krankheitsvorbeugung scheinen damit zusammenzuhängen. Gesundheit war für ihn »das kostbarste aller irdischen Güter«. Sie zu erhalten war die Aufgabe der Vorsorge: »Ohne Schwierigkeiten könnte in vielen Fällen unseren Leiden abgeholfen werden, wenn nur erst einmal eine Medizin von sozusagen vorsorgender Art begründet ist.«

Gottfried Wilhelm Leibniz war der Erfinder der »Gesundheitsbeichte«. Abzulegen wäre sie vor dem Arzt. Der

Die Propheten des schöneren Lebens

Arzt ist die Zentralgestalt der Gesundheitspolizei, verantwortlich für die gesamte Lebensführung des Menschen, für einen diätetisch ausgerichteten Lebensstil. Ihm wollte Leibniz auch die Lebensmittelaufsicht unterstellen. Die ärztlichen Erfahrungen sollten in einem Archiv festgehalten werden, registriert werden sollten auch alle wissenschaftlichen Experimente. Er forderte schließlich regelmäßige Vorsorgeuntersuchungen der Gesamtbevölkerung, ja sogar »Generalbeichten« der Bevölkerung.

Die Gesundheitspolizei wurde aber auch von anderen propagiert. So etwa von dem deutschen Arzt Johann Peter Frank (»System einer vollständigen medicinischen Polizey«, sechs Bände, 1779–1819). Und neuerdings vom ZDF. Das Zweite Deutsche Fernsehen hat für die Sendung »Die Gesundheitspolizei« auch die Idee der Gesundheitsbeichte wiederbelebt. Die ZDF-Pressemitteilung fasst den Sendungsablauf zusammen: »Die Angst, vorzeitig sichtbar zu altern, ist groß.« Die »Gesundheitspolizei« (GP) bietet hier ihre Hilfe an. Sie kommt überraschend vorbei und stellt unangenehme Fragen: »Lebst du rundherum so, dass du gesund bleibst und alt wirst? Worauf kommt es an, wenn du dein Leben ändern willst? Wie schaffst du das, und wie gelingt dir das auch langfristig?« Das sind die Grundfragen der Gesundheitsbeichte. Die Führung der Gesundheitspolizei (GP) obliegt wie bei Leibniz dem Arzt, besser gesagt einer Ärztin, die allerdings gleich mit einem ganzen Einsatzkommando erscheint. Sie kommt »überraschend vorbei und überprüft mit ihrem mobilen Labor den Gesundheitszustand der Teilnehmer direkt vor Ort«. Eine Inspektion mit Folgen: Die Kandidaten müssen Besserung geloben und ihr Leben nach den Vorgaben der Gesundheitspolizei ändern. Sie stehen dabei während 100 Tagen unter gesundheitspolizeilicher Aufsicht. »Am Ende stehen Erfolg oder Versagen einander klar gegenüber.«

Erfolg oder Versagen. Früher war es einfacher, als es das Schicksal noch gab und nicht jeder selbst für alles verantwortlich war. »Krankheit ist kein Schicksal.« So heißt es heute. Und es klingt ja schön. Doch je mehr Möglichkeiten es gibt, den Krankheiten, den Alterungserscheinungen vorzubeugen, desto mehr steigt der Druck, es auch zu tun.

Für die Anti-Aging-Ärzte ist das natürlich wunderbar. Sie stehen bereit. Zur Mittagszeit am Gardasee verkündet einer der Verantwortlichen, dass ER jetzt eingetroffen sei. Morgens lagen noch Wolken über dem Land. Regen tröpfelte. Jetzt, zur Mittagszeit, liegt der Pool strahlend blau da. Eine reizvolle Szenerie: Palmen, Pinien, blaue Sonnenschirme und blauer Himmel. Jetzt sind auch die Berge zu sehen. Motoryachten kreuzen auf dem See. Eine leichte Brise weht. Zwei Buben planschen im Wasser. Die Mutter liegt im Bikini am Beckenrand und passt auf. Am Rande ranken Rosenpflanzen. Droben auf der Terrasse vor dem Hotel sitzen die Schönheitsmediziner und unterhalten sich über Vitamin E und blutdrucksenkende Mittel. Es gibt ein Büfett mit kleinen Snacks.

Als ER eintrifft, der Professor Johannes Huber, sieht er eher unscheinbar aus. Er kommt direkt aus Wien, er ist dort außerordentlicher Universitätsprofessor an der Medizinischen Universität. Professor Huber ist ein vielbeschäftigter Mann. »Allein im Juni war ich dreimal in Rom. Jede Woche bin ich irgendwo auf Vortrag.« Er

Die Propheten des schöneren Lebens 47

schreibt Bücher über Hormone, Gene und das Ende des Alterns, er veröffentlicht wissenschaftliche Arbeiten in hochangesehenen Journalen wie dem »New England Journal of Medicine«.

»Es bedarf keiner Erklärung. Jeder kennt Professor Huber aus Wien.« So wird er vorgestellt. Um 15 Uhr beginnt sein Vortrag. Er stellt sich ans Pult. Klappt seinen PC auf, spricht leise mit Wiener Akzent. Auf Zwischenfragen antwortet er äußerst charmant, heiter und teilt gern Komplimente aus. Sie sind nett zueinander, die Anti-Aging-Mediziner. Gibt auch weniger Falten, vermutlich. Er spricht von der Neuen Medizin: »Es ist nicht mehr die Medizin, die uns auf der Universität gelehrt wurde, es ist eine völlig neue Medizin.« Huber spricht über die neuesten Erkenntnisse zum Anti-Aging. Es geht um »Chemoprävention« von Krebs. Chemoprävention, das meint, mit Substanzen aus der Nahrung oder dem Labor vorzubeugen. »Jeder trägt ab einem gewissen Alter sein Karzinom in sich. Zum Beispiel Brustkrebs. Es beginnt 20 Jahre bevor es die Frau merkt. Es ist alles zu tun, damit gar nichts entdeckt werden kann. Wenn etwas da ist, ist es oft schon zu spät. Wenn es jetzt Methoden gibt, Vorstufen zu erkennen. Wenn es jetzt Substanzen gibt, die geeignet sind, das zu stoppen. Einfache Sachen, die offensichtlich helfen. Dann ist das eine attraktive Möglichkeit.«

Zum Beispiel DFMO (Difluormethylornithin). Das soll zur Vorbeugung gegen Krebs dienen. Dann berichtet Johannes Huber von den neuesten amerikanischen Erkenntnissen über Superfrüchte. Elf Gemüse, darunter Brokkoli, Wirsing, Blumenkohl, Radieschen, Daikon-Rettich, Knoblauch natürlich und Ingwer. Er spricht über die verschiedenen Wirkstoffe, wie das Sulphoraphan, das in Brokkoli vorkommt. Oder das Enzym Mynosinase, das aus dem Rettich. Oder Inositol, das Vitamin B_2. Und Hülsenfrüchte.

Die Früchte hätten einen Einfluss auf die Epigenetik. Das ist die neue Wissenschaft, die sich damit beschäftigt, wie Gene an- und abgeschaltet werden können. Huber hat schon ein Buch darüber geschrieben. Er spricht über Lycopin aus Tomaten. Da gibt es eine Studie an den Männern von Tobago, den Testosteronbombern. »Wenn ein Mann was für seine Prostata tun will, sollte er auf Lycopin setzen und auf Kurkumin.« So geht es Stoff um Stoff, Substanz um Substanz. Es gibt eine Fülle von Substanzen, bei denen eine Wirkung nachgewiesen ist – auf den Blutwert in der Regel. Nicht auf die Menschen. Es klingt unglaublich kompliziert, doch der Professor Huber kennt sich aus. So scheint es wirklich ganz einfach, elf Früchte, ein paar Pillen, und alles ist zu kaufen.

Es ist nicht ganz sicher, ob das den Leuten, die die Sachen kaufen, auch nützt. Oder eher schadet. Sicher aber ist: Es nährt ganze Industrien. Schon der Professor Huber hier ist eigentlich ein mittelständisches Unternehmen. Morgens ist er immer an der Universität in Wien. Nachmittags ab 15 Uhr ist er als Anti-Aging-Arzt in seiner Praxis in der Prinz-Eugen-Straße 16 tätig. Ein hochherrschaftliches Gebäude, mit einer Zwischenetage, dem sogenannten Mezzanin. Darüber, im ersten Obergeschoss, seine Praxis.

Sie alle machen ihre Geschäfte. »Gschafterl«, wie Professor Huber das nennt. Er hat eine Company gegründet,

Die Propheten des schöneren Lebens

zusammen mit dem Präsidenten der Anti-Aging-Gesellschaft, Professor Kleine-Gunk. Kleine-Gunk seinerseits ist daneben noch leitender Arzt der Gynäkologie an der »Euromed Clinic« in Fürth. Die Hautärztin Eva-Maria Meigel, die am Gardasee über die Haut spricht und welche Vitaminpillen nötig sind, um sie glatt zu halten, arbeitet in Hamburg am »Zentrum für ästhetische Dermatologie und orthomolekulare Kosmetologie« namens »Skin Care«.

Es ist ein riesiges Unternehmen, die Welt zu verschönern und das Leben zu verlängern. Auch die ganz Großen treiben es voran. Etwa im Danone Forschungszentrum in Paris, wo 750 Mitarbeiter aus 25 Ländern an der neuen Nahrung forschen, in der Welthauptstadt der kulinarischen Hochkultur. Der Margarinekonzern Unilever hat ein »Exzellenzzentrum für strukturierte Emulsionen« im niederländischen Vlaardingen eröffnet. 225 Forscher sind für Unilever tätig, hier, in Frankreichs Senfhauptstadt Dijon und in Englewood Cliffs im US-Staat New Jersey. Sie tüfteln weiter an einem Streichfett gegen den Infarkt. Nestlé hat ein eigenes Forschungszentrum am Genfer See, in einem Dorf namens Vers-chez-les-Blanc, acht Kilometer außerhalb von Lausanne. In Lausanne hat der Konzern zusammen mit der örtlichen Hochschule ein eigenes Institut gegründet, das ein »Weltklasseinstitut für Gesundheitswissenschaften« sein möchte.

Nestlé will die Menschheit sogar verschönern. So haben die Nestlé-Wissenschaftler zusammen mit ihren Kollegen vom französischen Kosmetikriesen L'Oréal neue Produkte auf den Markt geworfen. Motto: »Nestlé- und L'Oréal-Forscher entwickeln die Zukunft der Schönheit.« Es handelt sich um Pillen. Innēov heißt die gemeinsame Firma. Es gibt »Innēov Gesundes Haar SD« gegen Schuppen. Oder »Innēov Intensive Bräune Anti-Ox« zur Vorbereitung auf die Sonne. Oder sogar »Innēov Anti Müdes Aussehen« bei sichtbaren Zeichen müder Haut. Und »Innēov Leichte Beine«.

Schöne Projekte. Der Zutaten-Mix ist überschaubar. Etwa in »Homme Anti Haarausfall«, mit dem eher maskulinen Bestandteil Taurin, einem der Wirkstoffe aus der »Red Bull«-Brause. Auch Grüntee-Polyphenole sind in »Homme Anti Haarausfall« enthalten. Grüntee hilft ja wirklich gegen alles. Dann noch Traubenkern-Polyphenole, für die Old-School-Weinfraktion. Und schließlich Pinien-Phytosterole.

Phytosterole. Jene Substanzen, die in der Margarine das Herz schützen sollen, und dann doch die Adern verstopfen. Genau jene Zusätze, von denen das Bundesinstitut für Risikobewertung eigentlich abrät. In einem vermeintlich harmlosen Mittel gegen Haarausfall.

Gibt es Warnhinweise? Wo wurde es zugelassen? Nestlé verweist auf eine Entscheidung der Europäischen Lebensmittelbehörde Efsa, der zufolge diese Zusätze »als sicher für den Verzehr beim Menschen« eingestuft wurden. Beim deutschen Bundesamt für Verbraucherschutz und Lebensmittelsicherheit müsse das Produkt zum Verkaufsstart »unter Vorlage eines Musters des Etiketts angezeigt werden«. Außerdem versichert die Firma: »Für alle Innēov-Produkte wird eine sorgfältige Sicherheitsbewertung durchgeführt, bevor ihre Wirksamkeit in klinischen Studien geprüft und die Produkte vermarktet werden.« Warnhinweise muss es da natürlich nicht geben.

Die neue Welt der gesunden Ernährung, der lang währenden Schönheit, der vielen Zaubermittel für die ewige Jugend hat offenbar gleichwohl ihre versteckten Tücken. Und es sind nicht nur jene sichtbaren Opfer wie jene Schickeria-Kinder mit den aufgespritzten Schlauchbootlippen, die Anti-Aging-Professor Kleine-Gunk am Gardasee belächelte. Oder jene Porno-Queen, die irgendwann ihrer Busenvergrößerungsmanie erlag, nach einer ihrer Operationen einfach nicht mehr aufwachte.

Zu den Opfern des Lebensdesigns gehören auch jene, die erst gar nicht geboren werden, weil sie schon vor der Geburt aussortiert wurden: Dank Früherkennung mittels Pränataldiagnostik werden 96 Prozent der Kinder mit Trisomie 21, früher als Down-Syndrom bekannt, abgetrieben. Als sei es unverantwortlich, ein behindertes Kind auf die Welt zu bringen. »Das werdende Leben ist zum Produkt geworden. Es kann bestellt, geprüft, abbestellt und weggeworfen werden«, sagt der Freiburger Medizinethiker Giovanni Maio.

Die Menschen werden zum Opfer der neuen Möglichkeiten. Eigentlich sind die Menschen heute freier als früher. Sie können selbst über ihr Leben bestimmen. Es gibt keine wirkliche Gesundheitspolizei. Doch jetzt geraten die Kranken unter Rechtfertigungsdruck, wie Maio sagt: »Der Krankgewordene wird sich unterschwellig gefragt sehen, warum er zu wenig für seine Gesundheit getan hat.«

Auch der Gesunde ist rechtfertigungspflichtig. Der Gesunde gerät unter Vorbeugungsdruck. Wer mit grauen Haaren ins Alter geht, muss sich fragen lassen, warum er nicht färbt. Wer Falten hat, muss sich mit der Nachbarin vergleichen lassen, die sie wegspritzen hat lassen. Wer den Fettrand am Schinken dran lässt, sieht sich als Diätsünder am Pranger.

Und der Körper, über den der Mensch gerade als Schöpfer frei verfügen wollte, wird seiner Gewalt entzogen. Denn wenn die Menschen den neuen Anforderungen genügen wollen, sich gesund verhalten, gesund ernähren nach den geltenden Vorgaben, dann wird ausgerechnet über den eigenen Körper von außen verfügt. Früher waren es »Produzentenkörper«, wie es der britisch-polnische Soziologe Zygmunt Bauman nennt: Die Arbeiter mussten stark sein. Das Schneiderlein war eher schmächtig. Heute, sagt Bauman, seien es »Konsumentenkörper«. Die Konsumentenkörper erhalten ihre Form und ihre Zusammensetzung durch das Angebot im Supermarkt. Die patentierten Substanzen der jeweiligen Hersteller, die dem Körper einverleibt werden, bestimmen über die Körperbeschaffenheit. »Wir müssen damit rechnen, dass es in Zukunft einen Nestlé-, einen Danone- und einen Kraft-Food-Menschen gibt«, sagt der Innsbrucker Ernährungsmediziner Maximilian Ledochowski.

Wer sich nach den Vorgaben vorbeugend ernähren will, muss seine Körperzusammensetzung – Cholesterinwerte, Vitaminlevel, Darmflora – den aktuell gültigen Vorgaben unterordnen und sich die entsprechenden Produkte einverleiben. Die Gesundheitsreligion mit ihren Diätvorschriften hat exakte Speisegesetze erlassen, die sozusagen regeln, was nach den aktuellen wissenschaftlichen Erkenntnissen »koscher« sei. Dazu gehören die Regeln zum fettarmen Essen, dazu gehören aber auch die Normwerte für Blut und Nährstoffe. Die neue, angeblich

Die Propheten des schöneren Lebens

gesunde Nahrung beruht auf diesen Normwerten. Sie sind auch die Basis für die neuen Gesundheitsrisiken.

Wenn die Gesunden hochwirksame, höchst wichtige Substanzen einnehmen, obwohl ihnen gar nichts fehlt, dann können diese Substanzen die Balance im Körper allerdings beeinträchtigen.

Der Papst der europäischen Anti-Aging-Gemeinde scheint sich persönlich erstaunlich wenig um die Normen zu kümmern, und er nutzt überraschenderweise auch nicht die tollen technischen Möglichkeiten, die es heute so gibt. Er sitzt jetzt, nach seinem Vortrag, auf der Terrasse des Hotels mit dem schönen Blick auf den Gardasee. Natürlich weiß er, was gut für ihn ist, und ein bisschen eitel ist er schon. Er ist 1,80 Meter groß und wiegt 78 Kilo, zu viel, wie er findet, er will abnehmen, strebt 72 Kilo an. Spürt er eigentlich einen gewissen Schönheitsdruck? Huber sagt: »Ich will mit gutem Beispiel vorangehen. Ich bin ein bisschen besorgt, weil meine Haare in letzter Zeit zu schnell ergrauen. Seit zwei bis drei Jahren. Ich spüre das.«

Er trägt einen grauen Anzug von Christian Dior, ein gestreiftes Hemd mit Kontrastkragen, dazu die rote, passende Krawatte, goldene Manschettenknöpfe, teure Schuhe. Und am Handgelenk eine alte Uhr. Marke Milius. Nichts Besonderes, sagt er.

»Ich definiere mich nicht über Uhr oder Auto.«

»Und was für ein Auto fahren Sie?«

»Mercedes S-Klasse. Aber nur die kleinste Version, aus Sicherheitsgründen.«

»Herr Professor Huber, was tun Sie eigentlich für sich?«

»Was ich mache, um länger zu leben? Ich mach gar nichts. Außer wenig zu essen, Abendessen zu streichen, wenn ich kann. Wenig essen ist das einzige Mittel, das Leben zu verlängern. Ich bin da draufgekommen durch den Wiener Kardinal König. Der hat abends nichts gegessen und ist 98 Jahre alt geworden. Dinner Cancelling: Sie müssen um 22 Uhr Schmerzen haben. Magenschmerzen, Kopfweh.«

»Und sonst?«

»Viel grünen Tee. Knoblauch essen. Ich meditiere jeden Tag zehn Minuten. Betreibe 25 Minuten Sport. Laufen.«

»Gentest?«

»Ich bin ja nicht verrückt.«

»PSA? Den Test für die Prostata?«

»Dös mach i need.«

»Vitamine?«

»Naa.«

»Und Sie brauchen auch nicht mehr?«

»Ich brauch nicht mehr.«

»Woher wissen Sie das?«

»Weil meine innere Stimme mir das sagt.«

»Keine Zusätze?«

»Das Einzige, was ich nehme, sind Omega-3-Fettsäuren. Wenn Sie das nehmen, was die Evolution erfunden hat, und das sind Naturprodukte, dann können Sie davon ausgehen, dass das keine Nebenwirkungen hat.«

Eine überraschende Auskunft. Die Evolution hat für die Wiener wie den Professor Huber bekanntlich das Wiener Schnitzel erfunden. Des Schnitzels Gesundheitswirkung ist noch weithin unerforscht. Bewährt aber hat

Die Propheten des schöneren Lebens

es sich schon, weit über die Grenzen des Landes hinaus. In Wien ist es natürlich nur mit Kalbfleisch denkbar.

Man nehme ein dünnes Kalbsschnitzel, wende es zuerst in Mehl, mit Salz und Pfeffer gewürzt, danach in einem Ei, mit Wasser verquirlt, und schließlich in Semmelbröseln. Danach wird es in Butter bei mittlerer Hitze angebraten, bis es schön goldbraun ist. Das klingt einfacher, als es ist. Dazu gibt es eine Zitronenscheibe und Kartoffelsalat.

So ein Wiener Schnitzel löst spontanes Wohlbefinden aus. Und womöglich ließen sich die positiven Effekte für den Organismus auch wissenschaftlich begründen. Und dann könnten die Versicherungen das Schnitzel fördern.

Denn ein Mann namens Arend Oetker forderte schon, der Konsum »bedarfsgerechter und optimierter Lebensmittel mit hohem Genusswert« solle mit einem Bonus bei der Krankenversicherung bedacht werden. Arend Oetker ist der Urenkel von August Oetker, gehört also zur Familie von Dr. Oetker und ist eine ganz bedeutende Größe in der Agro- und Food-Industrie. Er meinte natürlich nicht das Wiener Schnitzel, sondern die neuen, künstlichen Produkte, die industrielle Gesundheitsnahrung.

Doch die wird merkwürdigerweise von Versicherungen gar nicht unbedingt als Heilsbringer betrachtet.

Die Versicherungen betrachten sie als neue Risiken von wachsender Bedeutung.

3. Schwebende Hecke

Warum Versicherungen die Gesundheitsnahrung als neues Risiko sehen

Atomkraft, Erdbeben und jetzt auch noch Vitaminpillen: Wie der Risikoingenieur die Welt sieht / Hallo Giftnotruf: Die neuen Notfälle der Gesundheitsbewussten / Herzinfarkt durch Kalzium, Nierensteine dank Vitamin C / Fehlbildungen bei Babys wegen Vitamin A: Ein Professor sieht das ganz gelassen / Die Vitamintoten kommen nicht in den Abendnachrichten / Wer ist eigentlich für die Kontrollen zuständig?

Sie haben es mit den ganz großen Risiken auf dem Planeten zu tun. Erdbeben, Atomkraftwerke, Überschwemmungen. Auch Finanzkatastrophen, die die Welt in den Abgrund reißen können. Oder die Gentechnik.

Vielleicht lässt sich ein Leben mit den ganz großen Risiken besser ertragen in einer schönen Umgebung. Wolfgang Fraenk und seine Kollegen haben eine höchst angenehme Umgebung. Teure Büromöbel, Designerstühle, eine Kantine mit Blick auf Wasserspiele. Und alles umrahmt von einer riesigen grünen Fassade, einer »Schwebenden Hecke« aus wildem Wein und Glyzinie. Alles ist hell, offen, transparent.

Es ist die größte Rückversicherung der Welt für Lebens- und Krankenversicherungen: die Swiss Re. Die Rückversicherungen müssen bezahlen, wenn die Schäden zu groß werden für eine einzelne Versicherung. Bei der Swiss Re legen sie großen Wert auf die Architektur. Hier in der Niederlassung im Norden Münchens, wo Wolfgang Fraenk sein Büro hat. Oder in der berühmten Niederlassung in London, mit der Form einer stehenden Zigarre. Auch in der Zentrale in Zürich in unmittelbarer Nähe der großen Banken, direkt am See, beim Yachthafen.

Wolfgang Fraenks Job ist die Einschätzung von Großrisiken. Die Schweizerische Rückversicherung ist global aktiv. Es ist ziemlich unerheblich, wo einer arbeitet. Fraenk arbeitet mit seinen Kollegen in Zürich und London zusammen. Die Risiken sind sozusagen ihr Geschäft. Und damit sie das Geschäft mit Gewinn betreiben, müssen sie neue Risiken stets im Auge haben.

Neuerdings beschäftigen sich Wolfgang Fraenk und seine Kollegen auch mit den Gefahren, die von der angeblich gesunden Nahrung ausgehen können, die in großem Stil rund um den Globus verkauft wird.

Er trägt eine randlose Brille, ein schickes dunkelgraues Hemd, teure Jeans, Sneakers. Er hat ein Papier vorbereitet. Es zeigt Kreise, Kästchen, Fotos. Es geht um seine Funktion im Prozess. Er ist Vice President Products Underwriting. »Underwriting« ist mehr als das bloße Unterschreiben, es ist so etwas wie der Kern des Versicherungsgeschäfts. Er und seine Kollegen bereiten die Verträge vor. Dafür müssen sie ganz genau wissen, wie ein Risiko aussieht. Seine Themen: Pharma, Medizinprodukte, Chemikalien, ärztliche Kunstfehler, Lebensmittel. Und eben die neue Gesundheitsnahrung, im Fachjargon »Functional Food« genannt.

Wolfgang Fraenk ist Risikoingenieur, promovierter Chemiker. Er hat seine Doktorarbeit geschrieben über »Oligomere und hochenergetische Borazide sowie elektrophile N+–F Fluorierungsmittel«. Er kann also einschätzen, worum es bei chemischen Zusätzen geht. In einem Aufsatz in der Zeitschrift »Versicherungsmedizin« hat er dieses Thema erschlossen. Titel: »Functional Food – ein neues Risiko?«

Darin heißt es: »Versprechungen auf Vitalität und Gesundheit verleiten schnell zum Kauf von Functional-Food-Produkten. Wer denkt schon daran, dass Joghurts, die das Immunsystem stärken sollen, oder Multivitamintabletten der Gesundheit auch schaden können? Für die Versicherungswirtschaft, aber auch für Hersteller, können einige dieser Risiken eine existenzbedrohende Gefahr darstellen.«

Ein wichtiger Faktor ist auch, dass diese Produkte von den Food-Multis in großem Stil global vermarktet werden. Dadurch sind natürlich auch Schäden in großem Stil möglich. Die neue Gesundheitsnahrung zählt für die Versicherungen daher, wie Gentechnik oder die Nanotechnologie, zu den »Emerging Risks«, den Risiken von wachsender Bedeutung. »Diese Risiken besitzen grundsätzlich ein Potenzial für Großschäden, deren Folgen heute nicht oder nur bedingt abschätzbar und somit kaum monetär bewertbar sind.«

Das klingt beängstigend. Aber in emotionalen Kategorien denkt ein Risikoingenieur wie Fraenk natürlich nicht. Versicherungsleute pflegen einen wohltuend nüchternen

Die Gesundheitsnahrung als neues Risiko

Zugang zur neuen Gesundheitsnahrung. Sie lassen sich nicht von Verheißungen blenden oder von Ängsten leiten. Den Versicherungsleuten geht es allein um das reinste aller Kriterien: ums Geld. Wenn Versicherungen von Risiken sprechen, sind die Gefahren keine Glaubenssachen, sondern geronnenes Geld. Dass ungesunde Nahrung und Krankheitserreger im Essen kostentreibend wirken, das sind für die Versicherungen Tatsachen, die sie in Geschäftsberichten und Bilanzen wiederfinden. Eine Frage von Soll und Haben, von Plus und Minus.

Umso erstaunlicher ist es, dass sich Versicherer jetzt mit der Nahrung beschäftigen, die doch eigentlich gesund sein soll. Das liegt auch am besonderen Charakter dieser Nahrung, denn niemand glaubt, dass sie gefährlich sein kann. Und das erhöht das Risiko aus Sicht der Versicherung.

Risiken sind nicht nur relevant, weil sie existieren. Sie gewinnen auch an Bedeutung, wenn sie erkannt werden. Wenn sie nicht beherrschbar sind. Wenn sie nicht eingegrenzt werden können. Wenn sie ungeregelt sich ausbreiten können. Ohne Kontrollen. Wenn auch die staatlichen Organe die Risiken nicht beherrschen. Die Versicherungsmanager beobachten die Gefahrenlage aufmerksam.

Versicherungen haben natürlich nichts gegen multinationale Konzerne. Sie sind ja selbst welche. Aber sie sehen ganz nüchtern, dass das Risiko wächst, wenn global agierende Organisationen wie die Food-Multis ihre riskanten Produkte gleich auf dem ganzen Erdball vertreiben.

Versicherungen werden auch nicht von Mitleid getrieben für die armen Opfer des Gesundheitskults, die gesund waren, noch gesünder werden wollten – und dadurch krank wurden. Versicherungen sehen nur, dass sie als Gesunde keine Kosten verursachten, als Kranke schon. Versicherungen haben auch nichts gegen Werbung, sie machen ja selbst welche. Aber sie sehen, dass die Schäden durch Werbung steigen können: Wenn die Gesunden mit Milliardenaufwand dazu verlockt werden, ihre Gesundheit mit aufgerüsteten Joghurts und Margarine zu optimieren – und dadurch zu gefährden.

Meldungen über Risiken und Nebenwirkungen gibt es in steigender Zahl. Bei einer Auswertung von 2000 Anrufen in einer amerikanischen Giftnotrufzentrale beispielsweise berichteten die Anrufer von diversen Störungen im Zusammenhang mit Nahrungsergänzungsmitteln, bis zu Herzinfarkt, Lebererkrankungen, Blutungen und Entzündungen. Sogar von drei Todesfällen wurde berichtet. Besonders häufige Auslöser der gemeldeten Beschwerden waren die Zusatzstoffe Chrom, Melatonin und Zink, aber auch Naturprodukte wie Ginseng, Guarana, Ma Huang und Johanniskraut. Dank gesunder Nahrungszusätze in die Giftzentrale: Das ist nicht das, was die Leute erwarten.

Professor Burkhard Göke, Direktor der Medizinischen Klinik II der Münchner Ludwig-Maximilians-Universität, berichtete auf einem Kongress über mögliche Leberschäden durch Nahrungsergänzungsmittel, insbesondere des amerikanischen Herstellers Herbalife. In einer Studie seien mindestens 22 Fälle teilweise lebensgefährlicher Leberschäden nachgewiesen worden. Die Firma wies die Vorwürfe zurück. Sogar die weitverbreiteten Joghurts mit den Extra-Bakterien gerieten in die Kritik. Eines der ersten Opfer war eine 74-jährige Patientin aus Finnland.

Die Gesundheitsnahrung als neues Risiko

Sie starb an einem Leberabszess. Sie hatte täglich einen der sogenannten »probiotischen« Joghurts gegessen. Die finnischen Ärzte wollten es ganz genau wissen – und fanden, dank genetischen Fingerabdrucks, heraus: Der Lactobacillus rhamnosus GG, der den Abszess verursacht hatte, war genau jener aus dem Joghurt, den die alte Frau mit Vorliebe gegessen hatte.

Solche Vorfälle sind tragisch, aber es sind Einzelfälle, bei Patienten in Hospitälern, die ohnehin geschwächt sind. Auch im Wiener Allgemeinen Krankenhaus (AKH) kommt es vor, dass Patienten durch Probiotika krank werden, sagt eine Ärztin. Wenn Patienten danach fragen, ist die Antwort daher klar: »Wir empfehlen das nicht.«

Am Wiener AKH praktiziert auch ein ausgewiesener Kritiker der Probiotika, Professor Wolfgang Graninger. Das AKH ist das größte Krankenhaus Europas, ein riesiger Medizinkomplex, mit 700 000 Patienten im Jahr, 48 000 Operationen, über 4500 Pflegekräften und 1600 Ärzten. Im Erdgeschoss ein Starbucks-Coffeeshop, ein Pizza Asia Imbiss, ein Kiosk und ein Supermarkt, eine Bäckerei, ein Blumenladen, eine Bankfiliale. Die Besuchermassen strömen über autobahnbreite Gänge, Verkehrsschilder weisen den Weg zu den Krankenstationen, über Aufzüge und Rolltreppen.

Oben, vor seiner Station, warten Patienten auf weißen Designer-Plastikstühlen, eine Fensterfront bietet Aussicht auf Hügel und die Stadt Wien. Graninger ist der Chef auf der Klinischen Abteilung für Infektionen und Tropenmedizin, ein Spezialist für Infektionskrankheiten, Tropenkrankheiten, die schweren Fälle. Im Raum N 6.12.07 behandelt er seine Patienten. Davor ein Poster des Albert-Schweitzer-Spitals Lambarene in der Provinz Moyen-Ogooué im zentralafrikanischen Gabun.

Graninger war einer der Ersten, die auf die möglichen Risiken von Probiotika für besonders empfindliche Patienten in Krankenhäusern hingewiesen haben. Immer wieder erkrankten Menschen, meist immungeschwächte, alte, kranke Menschen, an Entzündungen der Herzinnenhaut (Endokarditis). Und es gab immer wieder Meldungen über solche Entzündungen, die auch tödlich endeten. Aber: Es waren zumeist immungeschädigte Menschen. Bei den anderen sieht auch Graninger dieses Risiko nicht: »Es ist nicht davon auszugehen, dass gesunde Menschen durch probiotische Joghurts gefährdet sind.« Graninger ist dennoch einer der schärfsten Kritiker der Probiotika. Er rief den Leuten zu: »Lasst euren Darm in Ruhe!« Er meint: »Es grenzt an Volksverblödung, mit einer Bakterienspezies die Darmflora beeinflussen zu wollen.«

Doch die Extra-Bakterien entfalten auch noch andere, subtile Wirkungen. Und davon sind womöglich viel mehr Menschen betroffen. Denn: Sie sind heimliche Dickmacher. Das ist sogar wissenschaftlich nachgewiesen – von den Herstellern. Deshalb werden sie in der Tiermast eingesetzt. Eine »Erhöhung der Lebendmasse« um sieben Prozent fand etwa eine Wissenschaftlergruppe des Instituts für Nutztierwissenschaften und Technologie der Universität Rostock bei »120 Masthybrid-Absetzferkeln«. Mit *Lactobacillus plantarum DSM 8862* und *DSM 8866*. Auch Masthähnchen wurden schwerer. Bei zwei Mastversuchen mit insgesamt je 900 Broilern bekamen die Tiere mit dem Futter die probiotischen Mikroorganismen. »Alle Tiere übertrafen mit zusätzlich 300 Gramm bzw.

Die Gesundheitsnahrung als neues Risiko

500 Gramm Lebendgewicht am Ende der Mast deutlich die Kennzahlen des genetischen Materials«, so die Studie in der nüchternen Veterinärsprache. Andere Studien berichteten von Gewichtszunahme auch bei Puten. Und bei Kindern: Das *Bifidobacterium lactis HN019,* so ergab eine US-Untersuchung, führte zu einer Gewichtszunahme bei ein- bis vierjährigen Kindern.

So etwas interessiert auch wieder die Versicherung. »Das Dickerwerden der Menschen«, sagt Fraenks Swiss-Re-Kollege Reto Schneider, der in der Zürcher Zentrale für solche Risiken zuständig ist, »kann die Gesellschaft und schlussendlich für die Versicherungen teuer zu stehen kommen. Insbesondere für die Krankenversicherungen, welche für die Medikamente und Pflegekosten aufkommen müssen. Auch hier fürchten wir Dominoeffekte ähnlich wie bei der Finanzkrise.« Schließlich geht Übergewicht auch mit anderen Krankheiten einher.

Die Probiotika können auch bei Allergien eine Rolle spielen. Eigentlich hofften Mediziner, sie könnten Allergien verhindern. Möglicherweise können sie diese aber fördern. Japanische Forscher hatten sogar »anaphylaktoide Reaktionen« beobachtet, also eine Art allergische Schocks, und sogar frühes Ableben, allerdings nur bei Mäusen, durch ein Bakterium namens *Micrococcus luteus.* Professor Leo Meile von der Eidgenössischen Technischen Hochschule (ETH) Zürich wies darauf hin, dass Probiotika auch beim Menschen die Durchlässigkeit des Darmgewebes erhöhen könnten, damit Entzündungsprozesse und Allergien auslösen. Außerdem könnten die Bakterien Antibiotikaresistenzen verbreiten.

Selbst Substanzen mit tadellosem Ruf, die eigentlich

lebensnotwendig sind, können Nebenwirkungen haben und bei Überdosis Schäden hervorrufen. Zum Beispiel Kalzium, das Knochenmineral, das in Milch und Käse vorkommt und in der Menschheitsgeschichte bisher eigentlich nicht für Probleme gesorgt hat. Der Stoff hat daher ein gutes Image, wird deshalb auch Danones »Fruchtzwergen« zugesetzt. Man kann das Element als Extra im Drogeriemarkt kaufen: »Das gesunde Plus Calcium 1000 + D3«. Kalzium kann tatsächlich das Risiko für Knochenbrüche senken und auch das Darmkrebsrisiko um bis zu 15 Prozent reduzieren.

Allerdings kann künstlich der Nahrung zugesetztes Kalzium auch zu Herzinfarkten führen. Es kann das Risiko um 30 Prozent erhöhen, so eine Übersichtsarbeit, die Studien mit 12 000 Teilnehmern ausgewertet hatte und im »British Medical Journal« erschienen ist. »Wenn tausend Leute fünf Jahre lang Kalzium schlucken, kann man statistisch 26 Knochenbrüche verhindern – hat aber 14 Herzinfarkte mehr«, sagt der Medizinprofessor Ian Reid von der Universität im neuseeländischen Auckland. Kalziumpräparate sollten deshalb »zurückhaltender und nur nach ärztlicher Rücksprache eingenommen werden«, riet die Deutsche Gesellschaft für Innere Medizin in Wiesbaden.

Selbst die in Fischen, in Leinöl, in Milch und Käse unzweifelhaft gesunden Omega-3-Fette verändern ihren Charakter offenbar, wenn sie als Pillen eingenommen werden. Sie können in hohen Dosen die Blutgerinnung beeinflussen und zu spontanen Blutungen führen, warnt das Bundesinstitut für Risikobewertung (BfR). Und sie können die Immunabwehr beeinträchtigen.

Die Gesundheitsnahrung als neues Risiko

Die weitestreichenden gesundheitlichen Folgen haben aber wohl die künstlichen Vitamine. Für die Versicherungen spielt es eine große Rolle, dass die Verbraucher glauben, die Vitamine seien gesund. Deshalb kaufen sie diese in Massen. Tatsächlich aber scheinen die Vitamine häufig eher zu schaden.

Wer Vitamine und Mineralstoffe im Kombi-Pack, etwa als Pillen, zu sich nimmt, kann, so ergab eine klassische Studie des US-Internisten Max Horwitt von der Universität in St. Louis im US-Bundesstaat Missouri, eher an Herzinfarkt oder Krebs sterben als seine Mitmenschen. Das steht bei »Alle Vitamine« von der Firma Biolabor leider nicht auf dem Beipackzettel. Den gibt es gar nicht, ebenso wenig wie bei der dm-Hausmarke »Das gesunde Plus Vitaminsticks« (»für Kinder und Erwachsene«) mit 13 Vitaminen und Lecithin.

Für viele Vitamine sind Nebenwirkungen nachgewiesen. Sogar beim vermeintlich harmlosen Vitamin C: Es kann in großen Dosen von drei bis vier Gramm täglich Durchfall und Magen-Darm-Beschwerden verursachen. Außerdem kann es das Auftreten von Harnsteinen fördern. Ärzte in Europa und den USA berichten auch von Nierensteinen bei Patienten, die Vitamin C geschluckt haben. Es kann, im Übermaß genossen, sogar das Erbgut schädigen und zu Krebs führen. Und es greift, in hoher Dosis, auch das Herz an. Wissenschaftler aus Minnesota haben 1923 Frauen mit Diabetes 15 Jahre lang beobachtet. Diejenigen, die mehr als 300 Milligramm Vitamin C am Tag einnahmen, hatten ein fast doppelt so großes Risiko, an Herzinfarkt oder Schlaganfall zu sterben, als die anderen.

Bei Rauchern kann künstliches Vitamin E oder Betacarotin das Risiko für Lungenkrebs erhöhen. Offenbar nähren die künstlichen Vitamine die Krebszellen. In einer Studie der Universität von North Carolina bekamen Mäuse mit Hirnkrebs normales, andere, ebenfalls an einem Hirntumor erkrankte Mäuse, erhielten vitaminreduziertes Futter. Die Gruppe mit vitaminreduziertem Futter hatte kleinere Tumore, 20 Prozent der Tumorzellen starben von selbst ab, bei der Normaldiät nur drei Prozent.

Vitamin B_6 kann zu Nervenschäden führen, etwa zur sogenannten Neuropathie, bei der den Menschen das Gefühl für den eigenen Körper abhandenkommt. Eine Dosis von 50 bis 500 Milligramm B_6 am Tag kann langfristig zu schweren Nervenerkrankungen führen mit ständigem Kribbeln in Armen und Beinen.

Berühmt wurden auch die »Hope«-Studien. Die erste Studie (»Heart Outcomes Prevention Evaluation Study«) ergab bei älteren Teilnehmern null Nutzen von Vitamin E gegen Herz-Kreislauf-Leiden – und die Nachfolgestudie »Hope Too« ergab sogar, das sich durch Vitamin E die Gefahr für Herzmuskelschwäche signifikant erhöht habe. Eine Tagesdosis von mehr als 200 internationalen Einheiten (iE) Vitamin E (135 Milligramm) kann das Risiko, vorzeitig zu sterben, erhöhen, warnen Kardiologen um Medizinprofessor Edgar Miller von der Johns-Hopkins-Universität in Baltimore im US-Staat Maryland. Davon steht auf der Packung mit »Abtei Vitamin E 600N« von GlaxoSmithKline Consumer Healthcare leider nichts, und auch nichts auf dem Beipackzettel.

Man stirbt natürlich nicht sofort an der Vitaminpille. Man stirbt auch nicht sicher früher. Nur das Risiko, früher zu sterben, ist erhöht. Das ergaben zahlreiche Studien. Als etwa die renommierte US-Medizinerzeitschrift »Journal of the American Medical Association« (JAMA) die Ergebnisse von 47 Studien mit 181 000 Teilnehmern auswertete, ergab sich ein bedenkliches Bild: Die Sterblichkeit war bei den Menschen, die regelmäßig Vitamine einnahmen, um fünf Prozent höher als bei den anderen.

Ähnliches fand der dänische Mediziner Christian Gluud vom Kopenhagener Universitätsklinikum heraus. Er hatte sogar 68 Untersuchungen mit insgesamt 232 600 Teilnehmern neu ausgewertet und festgestellt, dass die Hoffnung der Vitaminfreunde auf ein längeres Leben sich nicht erfüllte. Im Gegenteil: Versuchspersonen, die die Vitamine A, E oder auch Betacarotin genommen hatten, starben oft früher; die Sterberate hatte sich hier ebenfalls um fünf Prozent erhöht. Bei Vitamin A waren es sogar bis zu 16 Prozent.

»Diese Nahrungsergänzungsmittel können tödlich sein«, bilanzierte Gluud. Und zwar für sehr viele Menschen: Bei 20 Prozent Vitaminverwendern unter den Erwachsenen in Deutschland wären das 7000 Vitamintote pro Jahr. Wenn der Tod sofort einträte, wären 7000 Tote eine ernsthafte Katastrophe, über die Fernsehen und Zeitungen groß berichten würden, immerhin wären es fast doppelt so viele Vitamintote wie Verkehrstote. In den USA wären es nach groben Schätzungen 45 000 vorzeitige Todesfälle pro Jahr.

Solche Berichte stoßen aber auch auf harsche Kritik. Auch jene über die Studie des Dänen Gluud. »Wissenschaftspopulismus«, wetterte der Hohenheimer Professor Hans Konrad Biesalski. Er schätzt die Gefahr ganz anders ein. Die Professoren spielen natürlich eine besondere Rolle für das Ausmaß des Risikos. Denn sie sind wichtig für die Haltung der Verbraucher. Wenn die Forscher einen Nutzen propagieren, aber keine Risiken sehen, dann können Verbraucher eher geneigt sein, zuzugreifen. Und je mehr Kunden der Professor überzeugt, desto mehr Vitamine werden verkauft und umso mehr Vitaminverwender können krank werden. Und umso teurer wird es für die Versicherung. Daher können auch Professoren zum Risikofaktor werden. Sie können das Risiko, das Schadensausmaß, vergrößern oder verkleinern.

Der Ernährungsmediziner Professor Biesalski ist oft zur Stelle, wenn es um die gesundheitliche Bewertung von Nahrungsmitteln geht. Er hatte sich auch schon zu Obst und Gemüse geäußert – eher kritisch.

Als es um die Kampagne »5 am Tag« ging, wonach die Leute mehr Obst und Gemüse essen sollen, am besten fünfmal am Tag, äußerte sich Biesalski skeptisch: »Bis heute konnte nicht genau definiert werden, was der Ratschlag, viel Obst und Gemüse zu verzehren, überhaupt heißen soll.« Außerdem stünden gewisse Interessen im Hintergrund: Die Kampagne »5 am Tag« zeige, so enthüllte er, »Strukturen einer Gemüse-Obst-Lobby«. So seien Firmen wie der deutsche Safthersteller Beckers Bester, aber auch Fruchthandelsgesellschaften und der US-Obst-Multi Dole unter den Unterstützern.

Biesalski seinerseits hat natürlich nichts Grundsätzliches gegen Lobbyismus. Er engagiert sich nur für andere Branchen. Für den Verband der europäischen Glutamatindustrie organisierte er zum Beispiel eine Professorenrunde, die den umstrittenen Geschmacksverstärker für

Die Gesundheitsnahrung als neues Risiko

völlig unbedenklich erklärte (siehe Hans-Ulrich Grimm: Die Ernährungslüge).

Biesalski wies auch den Harvard-Professor Kenneth J. Rothman zurecht, der im renommierten »New England Journal of Medicine« über schwere Fehlbildungen bei Neugeborenen berichtet hatte, wenn Schwangere hohe Dosen von Vitamin A einnehmen. Biesalski fand, die Ergebnisse seien »von den Autoren überbewertet worden«. Er sprach sich in einem umfangreichen Artikel in der »Ernährungs-Umschau«, dem Zentralorgan der Ernährungswissenschaftler, Pflichtblatt der Ernährungsberaterinnen, gegen neue Sicherheitsmaßnahmen gegen Vitamin A oder Beschränkungen für die Hersteller aus. Eine »Revidierung der Sicherheitsgrenzen« sei »nicht erforderlich«.

Der Ernährungsmediziner kooperiert auch gern mit Unternehmen. So lässt er sich, mit Foto, als Experte in Werbeblättchen für Extrapräparate (Marke »Orthomol«) einspannen. Jahrelang hat er an interessierte Kreise die sogenannten Hohenheimer Konsensusgespräche verkauft, unter dem offiziellen Wappen der Universität Hohenheim. Die Statements konnten, so warb Biesalski, von Firmen und Verbänden »sowohl gutachterlich eingesetzt wie auch für Zwecke der wissenschaftlichen Public Relations verwendet werden«. Häufig ging es dabei um das Thema »Vitamine«. Die Ergebnisse fanden sich wieder in offiziellen Verzehrempfehlungen, etwa der Deutschen Gesellschaft für Ernährung (DGE).

Biesalski ist als Vitaminexperte nicht nur von Medien gefragt, er hat auch in Fachkreisen sehr großen Einfluss: Im Wissenschaftlichen Beirat der Deutschen Gesellschaft für Ernährungsmedizin (DGEM) ist er zuständig für Vitamine.

Der Hohenheimer Mediziner ist nicht der Einzige, der sich sehr für die künstlichen Vitamine einsetzt. Auch die »Gesellschaft für angewandte Vitaminforschung« kämpft engagiert gegen Meldungen über Vitaminschäden, warnte zum Beispiel vor einer »Überbewertung der Hope-Too-Studie«, die auf mögliche Herzschäden durch Vitamin E hingewiesen hatte. Die Gesellschaft ist jedoch nicht ganz frei von wirtschaftlichen Interessen. Der Vorsitzende wirkt unverdächtig, er ist ordentlicher Hochschulprofessor, Florian J. Schweigert vom Institut für Ernährungswissenschaft der Universität Potsdam. Im Vorstand allerdings ist die Vitaminindustrie machtvoll vertreten: Dort sitzen unter anderem Thora Schneiders, Leiterin Medizin und PR der Vitamin-Company Orthomol, Bernd Haber vom Chemieriesen BASF, Thomas Schettler von der Pfizer Vitamintochter Whitehall-Much, Inna Eiberger vom Pharmahersteller Merck, Petra Tiersch und Volker Spitzer vom Vitamingiganten DSM, dem holländischen Weltmarktführer, der das Vitamingeschäft vom Schweizer Pharmamulti Hoffmann-La Roche übernommen hatte.

Der Erfolg der Vitamine verdankt sich ganz wesentlich solch engagierter Fürsprecher. Seit Jahrzehnten werden sie von den Herstellerkonzernen planvoll gefördert. So hatte der Vitaminpionier und Branchenprimus Hoffmann-La Roche schon früh eine Initiative ins Leben gerufen, die die Bedeutung der Vitamine öffentlich propagierte: Die »Ernährungs- und Vitamin-Information e.V.«, laut Briefkopf »eine Initiative von Roche«. Im Wissen-

Die Gesundheitsnahrung als neues Risiko

schaftlichen Beirat saß, zusammen mit anderen Kollegen, Professor Dr. Volker Pudel, einst Präsident der Deutschen Gesellschaft für Ernährung. Die Initiative verschickte regelmäßig Botschaften zur Absatzsteigerung künstlicher Vitamine: »Eine optimale Gestaltung des Speiseplans ist relativ einfach, wenn mit Vitaminen angereicherte Lebensmittel verwendet werden. Wer regelmäßig Multivitamin- oder Obst- und Gemüsesäfte trinkt, sichert gleichzeitig seine Flüssigkeitszufuhr.«

Der Aufstieg der Vitamine war von Anbeginn ein Erfolg planmäßigen Marketings. Der Einsatz von Wissenschaftlern und auch staatlichen Förderern war von fundamentaler Bedeutung für den Aufstieg der Vitamine zum Milliarden-Business. Dabei bedurfte es anfangs erheblicher Anstrengungen, um überhaupt ein Bedürfnis nach den neuen Chemikalien zu etablieren. Denn eigentlich braucht ja der Mensch keine künstlichen Vitamine. Das weiß natürlich niemand besser als der Hersteller selbst. Zum Beispiel der Chemiekonzern Hoffmann-La Roche, der spätere Vitamin-Koloss im schweizerischen Basel. Der hatte anfangs überhaupt kein Interesse an einer Vitaminproduktion, wie der Historiker Beat Bächi von der Universität Bielefeld gezeigt hat (»Vitamin C für alle!«). Bächi: »Da anfänglich also noch nicht einmal Märkte für synthetisches Vitamin C bestanden, mussten solche erst geschaffen werden.« Die Fachleute nennen das »Market making«. Nur durch aggressives Marketing war der Milliardenerfolg überhaupt möglich. Der aus der Schweiz stammende Historiker Bächi hat mit internen Unterlagen des Roche-Konzerns detailliert nachgewiesen, wie der Bedarf für Vitamin C gezielt erzeugt wurde.

So reagierte Roche zunächst einmal ablehnend, als der aufstrebende, aus Polen stammende Chemiker Tadeus Reichstein mit seinem Freund Gottlieb Lüscher im Basler Hauptquartier vorsprach und Patente für sein neu entdecktes Herstellungsverfahren für künstliches Vitamin C anbot. Das sei unnütz. Denn: »Erwachsenen dürfte in der Norm genügend Vitamin C mit frischem Gemüse, Obst und dergleichen zukommen.« Das war im Mai 1933. Im selben Jahr stellte ein Roche-Papier fest: »Eine direkte Verwendungsmöglichkeit von Vitamin C liegt heute noch nicht vor.« Denn es gebe keine Krankheit, gegen die Vitamin C eingesetzt werden könnte, mit Ausnahme von Skorbut.

Bald schon entdeckte die Schweizer Konzernführung das Profitpotenzial des Vitamingeschäfts. Und gerade die Tatsache, dass niemand künstliche Vitamine braucht, begriff die Marketingabteilung als Herausforderung, so ein internes Papier aus dem Hause Roche: »Der harmlose Mensch, insbesondere die Hausfrau, verlangt nicht danach. Weder Zunge noch Auge wird durch Vitamingehalt zum Kauf gereizt.« Das kann man aber ändern. »Die Aufgabe lautete also: durch Propaganda, die sich an den Intellekt richtet und via Intellekt den Selbsterhaltungstrieb als Agens einspannt, überhaupt erst das Bedürfnis zu schaffen.«

Der harmlose Mensch vertraut in Gesundheitsfragen zunächst seinem Arzt, also setzte Roche hier an: Mit einer »Aufklärungscampagne zur Einhämmerung des Begriffes ›Vitamin-C-Defizit‹ bei Ärzten«. Roche bat Ärzte um positive Gutachten, zumindest so freundlich, wie sie es »mit ihrem Gewissen vereinbaren« könnten. Man brauche Mediziner, um »dem äußerlich gesunden Patienten eine neue Krankheit anzudichten«. Mittels »Propaganda« müsse man »überhaupt erst ein Bedürfnis schaffen«.

Weil aber Ärzte damals noch mit der Heilung von Krankheiten befasst waren, musste erst eine Gesundheitsstörung etabliert werden, die mit Vitaminen beseitigt werden kann.

Roches Marketingleute kamen auf eine neue medizinische Kategorie, die heute noch zur Verkaufsförderung dient: die »Unterversorgung« mit Vitaminen. Eine geniale Strategie. Es gehe darum, »das dem Konsumenten mundgerecht zu machen, woran der Konzern ein Interesse hat«. So interne Berichte. Mit etwas »Hokuspokus« sollte im Volk die Furcht vor dem »Gespenst der C-Vitaminose« erzeugt werden. Roches Erfolg war, sagt Historiker Bächi, an eine Neudefinition von Gesundheit gekoppelt: Gesundheit wurde vom Individuum abgelöst und zu einer statistischen Größe. Fortan galt der »statistische Gesundheitsbegriff«.

Der Kern der Marketingmaßnahmen war die Erzeugung des Bedarfs mit Hilfe des Medizinpersonals. Roche setzte aber auch Sportler ein – die siegreichen deutschen Kicker bei der Fußball-Weltmeisterschaft 1954, die »Helden von Bern«, ließen sich mit Vitamin C stärken.

Und Roche nutzte auch schon, wegweisend, die regierungsamtlichen Einflussmöglichkeiten: An die Spitze der neu gegründeten Vitaminkommission des amtlichen Schweizerischen Arzneibuches kam 1945 Tadeus Reichstein, der Pionier des künstlichen Vitamin C, den Roche mittlerweile angeheuert hatte.

Heute stehen die Vitamine bei der Schweizer Rückversicherung Swiss Re auf der Liste der »Emerging Risks«, der Risiken von wachsender Bedeutung. Da spielt die Bewertung von Nutzen und Risiken durch die Experten aus der Wissenschaft eine Rolle. Und die Gesetzeslage. Da spielt die Haltung von Überwachungsbehörden in aller Welt eine Rolle. Sie entscheiden über Ausmaß und finanzielle Dimension möglicher Schäden. Denn wenn die Vermarktung riskanter Produkte ungebremst voranschreitet, dann wächst auch das Risiko ungebremst.

Die Versicherer beobachten die Entwicklung daher mit großem Aufwand und hoher Aufmerksamkeit, sagt Swiss-Re-Risikomanager Fraenk: »Wir haben Kontakt mit Erstversicherern. Behörden, dem Bundesinstitut für Risikobewertung, BfR, der Europäischen Lebensmittel-Sicherheitsbehörde, Efsa, der amerikanischen Lebensmittelbehörde FDA. Wir fahren hin. Wir versuchen, auf dem Laufenden zu bleiben. Wir haben natürlich auch Kontakt zur Industrie. Wir nennen das Risikobesichtigungen. Site-Visits.«

Risikomanager Fraenk muss abwägen: »Wie sieht das Schadenspotenzial eines Vitamins aus? Was ist der Unterschied zu einem Stück Brot?« Seine persönliche Meinung spielt dabei überhaupt keine Rolle. »Ich bin Chemiker. Was wir machen, ist die rein technisch-wissenschaftliche Bewertung. Wir sind systematische Risikobewertung«, sagt er. »Es ist ein System, eine Idee.«

Es sind viele beteiligt. Zum Beispiel ein »Team von Aktuaren«. Das sind die Rechner. Das klingt geheimnisvoll, nach dunklen Räumen, in denen Sonnenlicht durch Spinnweben fällt. Ist es aber nicht. Aktuar ist die modernisierte Variante des Versicherungsmathematikers. Es gibt sogar eine Deutsche Aktuarvereinigung. »Das ist ein Berufszweig. Das ist Kernkompetenz.«

Bei einer Versicherung geht alles systematisch und geschäftsmäßig zu. Wenn ein Risikomanager eine Einschätzung hat, eine Risikobewertung, dann wird sozusagen alles Persönliche eliminiert, neutralisiert, der Sachverhalt durch eine Bewertungsmaschinerie gedreht. Es geht nur um Fakten, mögliche Gefahren, absehbares Ausmaß, die Geschichte bisheriger Schadensereignisse. Und dann, wenn sozusagen alles Subjektive im Prozess verdampft ist, wird die Bewertung herausdestilliert. Das Risiko als reine Zahl, reines Geld. Auch wenn es um die Risiken durch besonders gesunde Nahrung geht, um Vitamine, Joghurt, Margarine. Wenn Wolfgang Fraenk sich damit beschäftigt, als Risikoingenieur der Schweizerischen Rückversicherung, dann spielt es keine Rolle, ob er etwas mag oder nicht mag. Alles Persönliche verflüchtigt sich im Prozess. »Meine Risikobewertung, meine Meinung, Einschätzung, das Ergebnis des Risiko-Assessments, muss jetzt in Zusammenarbeit mit den anderen in der Abteilung in den Underwriting-Prozess einfließen. Das ist eine hochkomplexe Angelegenheit. Ein hochkomplexer Vorgang. Ein aufwendiger Prozess. Allein geht's nicht. Das ist Teamplay, der Underwriting-Prozess.«

Er recherchiert natürlich auch bei den Firmen. Lässt ihnen Fragen zukommen. Dicke Fragebogen. Besichtigt die Anlagen. »Der Kollege von der Feuerversicherung, der guckt sich die Wand an. Wie sieht die Wand aus, hat es da eine Sprinklereinrichtung? Wir besichtigen die Risikolandschaft Lebensmittel«, sagt Fraenk. Natürlich würde es das Risiko begrenzen, wenn die Lebensmittelproduktion streng und wirksam überwacht werden würde. Dann kann es auch nicht so leicht zu Schlampereien kommen, die schnell Millionenschäden anrichten. Wie damals in Amerika, Anfang der neunziger Jahre des letzten Jahrhunderts: Weil eine amerikanische Molkerei versäumte, ihre Vitamin-D-Zusätze gleichmäßig in der Milch zu verrühren, kam es zu Todesfällen und millionenschweren Schadenersatzforderungen.

Kosten können aber auch entstehen durch mangelndes Problembewusstsein und mangelhafte Aufklärung: noch ein Risikofaktor. Wenn Menschen arglos zum Nahrungszusatz greifen wie zu Pfeffer oder zu Salz. In einem Kurheim im Südbadischen standen die Nahrungsergänzungsmittel grade so auf dem Mittagstisch, und die Gäste nahmen die vermeintlich gesunden Mittel zum Mittagessen. Doch mindestens zwei Patienten ist es schlecht bekommen. Eine 43-jährige Arzthelferin und ihr 50-jähriger Mann, ein Bibliotheksangestellter, waren zur Kur gekommen, um mit Brötchen-Milch-Diät ihre Körper zu entgiften. Stattdessen wurden sie vergiftet. »Mir ging es schlecht wie nie in meinem Leben«, sagt die 43-Jährige. Ihre Beschwerden hatte der Sanatoriumsleiter als »Kurkrise« abgetan und ihr Valium angeboten.

Anfangs war es nur ein leichtes Unwohlsein. Zu Hause zeigten sich dann schwere Vergiftungserscheinungen. Erst fielen beiden die Haare aus, sie sahen aus wie Krebspatienten nach der Chemo; die Frau musste eineinhalb Jahre lang eine Perücke tragen. Bei beiden lösten sich sämtliche Fuß- und Fingernägel. Sie klagte über Gefühllosigkeit an den Füßen, starke Kopfschmerzen, Krämpfe und Sehstörungen. Der Mann wog nur noch 60 Kilo.

Der Betreiber des Sanatoriums wurde wegen fahrlässiger Körperverletzung verurteilt. 3000 Euro. Das als Nahrungsergänzung vorgesehene Pulver war das Spurenelement Selen. »Mir ist bewusst, dass man sich damit ohne weiteres umbringen kann«, sagte der Arzt und Sanatoriumsleiter.

Vieles, was in winzigen Spuren lebenswichtig ist, kann in größeren Mengen vielfältige Folgen haben. Der Medizinprofessor Michael F. Holick vom Boston University Medical Center zum Beispiel hatte einen Patienten, der eigentlich jung war und gesund – und erst durch seine Bemühungen und Sorgen und Vorsorge krank wurde: durch Vitamin D. Der 42-jährige New Yorker, Angestellter bei einem Handelsunternehmen, hatte ein hochdosiertes Vitaminpräparat eingenommen, Marke »Prolongevity« (»Lebensverlängerung«). Doch das Präparat wirkte nicht unbedingt lebensverbessernd, jedenfalls nicht bei Tim, wie jener Mann von Wissenschaftlern genannt wird, denen er als Musterpatient gilt: als besonders eindrückliches Beispiel für die unerwünschten Nebenwirkungen hoher Vitamindosen.

Zunächst verspürte Tim einen Effekt, den er eigentlich als positiv empfand: Er hatte kaum noch Appetit. Das nahm Tim noch als glückliche Fügung, weil es ihm ja im Kampf gegen sein Übergewicht half. Einige Wochen später aber klappte es beim Sex nicht mehr recht, hinzu kamen Kopfschmerzen, Schwindel und Schwächegefühle, und in den Muskeln zwackte es überall. Tim ging zum Arzt. Er hatte sich vergiftet – mit einem Vitamin-D-Pulver, das man, wie es der Doktor formuliert, »ohne Rezept an jeder Straßenecke bekommen kann«. Tims Nieren und seine Leber, sogar seine Blutgefäße – alles war verkalkt. Zudem war sein Blutdruck stark angestiegen. Tim hatte sich bis zum Tausendfachen der Vitamin-D-Dosis einverleibt, die normalerweise von Wissenschaftlern empfohlen wird.

In den USA erlitt ein 62 Jahre alter Mann mit fortgeschrittener Arteriosklerose einen Schlaganfall, weil er gleichzeitig mit einem blutverdünnenden Medikament zwei Gramm Vitamin C pro Tag geschluckt hatte. Die extrem hohen Vitamindosen hatten das Medikament außer Kraft gesetzt.

Das Risiko für solche Schäden sinkt natürlich drastisch, wenn es amtliche Beschränkungen gibt, die auch effizient überwacht werden. Das amerikanische Department of Health and Human Services hat schon beklagt, dass der Staat angesichts der immer häufiger entdeckten Nebenwirkungen von Vitaminen seiner Fürsorge- und Schutzpflicht für seine Bürger nur »äußerst mangelhaft und schlampig« gerecht werde und bei der Zulassung von Vitaminpräparaten viel zu lax vorgehe.

Manche Regierungen haben immerhin auf die Vitamingefahren reagiert. Die englischen Gesundheitsbehörden raten dringend davon ab, mehr als zehn Milligramm Vitamin B_6 zu sich zu nehmen, »weil es derzeit keine gesicherten Daten dazu gibt, ob hohe Dosierungen des Vitamins nicht schädlich sind«.

Die Behörden in Norwegen haben sogar Maßnahmen gegen künstlich mit Vitaminen und Mineralien angereicherte Nahrungsmittel ergriffen. Norwegen hatte zeitweilig Produkte des Cornflakes-Multi Kellogg gestoppt, die mit Vitamin B und Eisen angereichert waren.

Die Gesundheitsnahrung als neues Risiko

Begründung: Das norwegische Volk erhalte bereits genug Vitamine und Mineralien auf anderen Wegen, außerdem gebe es über die Langzeitwirkung von Vitaminzusätzen keine gesicherten Erkenntnisse.

Die dänische Lebensmittelaufsicht verweigerte Kellogg die Zulassung von zwölf Sorten Frühstücksflocken und sechserlei Müsliriegel, weil sie zu viele Vitamine beimischen wollten. »Mit diesen Vitamingehalten laufen die Verbraucher Gefahr, sichere Obergrenzen zu überschreiten«, sagte Paolo Drostby von der Behörde.

Auch das deutsche Bundesinstitut für Risikobewertung (BfR) hat die Risiken durch Vitamine untersucht und in umfangreichen Stellungnahmen an die deutsche Bundesregierung übermittelt. Das Bundesinstitut hält insbesondere Vitamin A für gefährlich. Es müsse daher »der höchsten Risikokategorie zugeordnet werden«.

Das BfR findet, dass die »hohe chronische Vitamin-A-Zufuhr aus allen Quellen zu einer unerwünschten Verringerung der Knochendichte führen kann«. Außerdem steht es im Verdacht, bei hohen Dosen in der Schwangerschaft zu Fehlbildungen beim Kind zu führen. Die »Anreicherung von Lebensmitteln des allgemeinen Bedarfs« könnte »bei unkontrollierten, möglicherweise einseitigem Verzehr bestimmter Produkte« zu einer »Überversorgung mit Vitamin A« führen.

Fazit: Vitamin A sollte »außer in Margarine und Mischfetterzeugnissen nicht zur Anreicherung von Lebensmitteln verwendet werden«. Stattdessen sollte »der Bevölkerung empfohlen werden, Vitamin-A-reiche Lebensmittel wie auch Leber(-produkte) häufiger zu verzehren.«

Damit hat das Institut seine gesetzliche Pflicht erfüllt.

Die Bevölkerung nimmt allerdings weiter weitgehend unkontrolliert Vitamin A zu sich. In »Müllers Frucht Buttermilch Multivitamin Plus 10 Vitamine«, »Hohes C Multivitamin«, »Milupa Milumil meine Kindermilch«, »Alete Mahlzeit zum Trinken Schokolade«, »Nestlé Beba Kleinkind-Milch für die Wachstumsphase«, »Alete Kleinkind-Milch«, »Hipp Bio-Combotik«, »Bebivita Folgemilch Energie und Sättigung«. Offenbar hat sich niemand zuständig gefühlt, die Anreicherung dieser Produkte zu verbieten. Oder gar der Bevölkerung den Verzehr von Leber zu empfehlen.

Das kann für eine Versicherung das Risiko natürlich auch erhöhen, wenn die Regierung die Gefahren zwar erkannt hat, aber niemand sich darum kümmert, sie zu beseitigen. Und die Konsumenten auch gar nicht wissen, dass sie sich und ihre Kinder möglicherweise in Gefahr bringen.

Bei Edeka am Regal, im Drogeriemarkt, in der Apotheke, da wähnen sich die Leute eigentlich sicher. Und genau das kann sie leichtsinnig machen. Sie greifen nach Kindermilch von Alete, Milupa, Multivitamin von Müllermilch und wissen überhaupt nicht, ab welcher Vitamin-A-Dosis der Gefahrenbereich beginnt. Alles sieht ja so harmlos und normal aus. Für die Versicherer ist genau das das Problem, schrieb Fraenk bereits in einem Aufsatz in der Zeitschrift »Versicherungsmedizin«: »Auch die Tatsache, dass Functional Foods wie normale Lebensmittel vertrieben werden und auf Grund der Produktgestaltung der Einfluss auf die Gesundheit nicht für jeden abschätzbar ist, kann sich bei negativen Wirkungen ein Versicherungsschaden ergeben.«

Schädlich könne es auch sein, wenn die Leute etwas im falschen Glauben kaufen, es sei gesund: »Ferner sind Personenschäden infolge verschiedener Wechselwirkungen oder durch Langzeitaufnahme denkbar oder auch Schäden, die sich rein als Folge mangelnder Aufklärung oder irreführender Werbung ergeben.«

Das kann bei echtem Essen nicht passieren. An Aufklärung mangelt es nicht, vor allem bei bewährten Gerichten. Zum Beispiel beim Müsli, dem Klassiker aus der Schweiz. Es gibt ungezählte Rezepte. Zum Beispiel:

Man nehme 500 Gramm Joghurt und 0,1 Liter Sahne und verrühre es gut. Einen Löffel Vanillezucker dazu (selbst hergestellt, aus Zucker mit einer Prise Bourbon-Vanillepulver), ein, zwei Esslöffel Leinöl und 100 Gramm Müsli, verschiedene Getreideflocken. Wieder alles gut zusammenrühren. Das hält im Kühlschrank ein paar Tage. Morgens nehme man eine Portion heraus, zerkleinere Obst, und füge es hinzu, je nach Jahreszeit Erdbeeren, Kirschen, Mandarinen, vielleicht ein paar Nüsse.

Das Ur-Müsli stammt von einem Schweizer Ernährungsaufklärer namens Maximilian Oskar Bircher-Benner. Zu seiner Zeit setzten sich die Ernährungsberater sehr für das naturwüchsige Essen ein. Manche kämpften sogar förmlich gegen die industrialisierte Kost.

Mittlerweile sind die Ernährungsberater selbst zum Problem geworden. Sie verkünden seltsame Ratschläge zur gesunden Ernährung, die oftmals mehr krank als gesund machen. So ziehen sie jetzt Unmut auf sich. Auch wenn sie es eigentlich gut meinen.

4. Lustige Brotgesichter

Die seltsamen Tipps der Ernährungsberater

Ist ein Marmeladenbrot Teufelszeug? / Wie ein König einmal die Gefahren des Kaffees beweisen wollte / Salat macht das Gehirn leer, sagt Hildegard von Bingen / Eisenmangel durch Vollkornbrot? / Nestlé in deutschen Schulen – eine super Idee, lobt die Professorin / Was hilft gehen die Hirnwut? / Krankhafte Angst vor Pommes frites / Der beste Ratschlag: Keine Ernährungsratschläge befolgen

Es ist eine schicke Gegend, hier in Berlin-Mitte. Die Sonne scheint. Es geht ein bisschen bergauf, ein kleiner Park mit gepflegtem Rasen und darauf ein Schild: »Liegewiese«. Blumenrabatten, Lavendel und Rosen. Eine eindrucksvolle Spielanlage mit Hängematte, Edelstahlrutsche, Karussell. Es ist die Gegend, in der die Mütter gern zusammen im Straßencafé sitzen und Latte macchiato trinken. Zuweilen radelt auch ein Papa vorbei, die Tochter im Sicherheitssitz.

Es gibt Boutiquen, Galerien, einen Biomarkt, gegenüber der Heinrich-Heine-Buchhandlung. Es herrscht eine angenehme Atmosphäre, ein bisschen international, auch die Restaurants sind international, spanisch, französisch, chinesisch. Der Eissalon heißt »Süße Sünde«. Das Angebot im neuen Berlin ist vielseitig. Das klassische Berlin ist gleich um die Ecke: City Yildiz Döner, Pizza Pasta Kebap, die Fleischerei mit Currywurst. Und auch McDonald's, ein paar Ecken weiter. Alles ist möglich.

Umso strenger sind sie in der Schule hier. Ein altes Backsteingebäude, ein Stahlzaun und blaue Fahnen: »Berlin Cosmopolitan School«. Ein Schild warnt vor den Röteln, die hier umgingen. Schwangere sollten sich vorsehen. Eintritt nur mit Code. Oder nach Klingeln. Hinter diesen Mauern wird das vielleicht strengste Ernährungsregiment in deutschen Schulen praktiziert. Nicht einmal Marmeladenbrote dürfen die Kinder mitbringen: zu süß, findet die Chefin, Yvonne Wende, eine schlanke Dame mit engem Kostüm und strenger Frisur. Halskette aus Glaselementen, dezenter Lippenstift, halbhohe Wildlederpumps. Es gibt keine Cola, keine Schokolade, und alles wird kontrolliert: »Ich als Direktorin pass da auch auf.« Unter den Eltern regt sich schon leiser Widerstand. »Ist ein Marmeladenbrot Teufelszeug?«, schrieb eine Mutter in einer Zeitung: »Gesunde Kinder – gut und schön. Aber langsam übertreiben es Schulen und Kitas mit ihren Verboten.«

Natürlich ist es nicht so weit wie in England, wo sich die »Junk-Food-Mütter« gegen die gutgemeinte gesunde Schulernährung des Starkochs Jamie Oliver auflehnten und den Kindern fernsehwirksam Hamburger zusteckten. Hier in der Cosmopolitan School hat noch niemand Junk-Food durch den Stahlzaun gesteckt. Es würde wohl auch von den Eltern niemand wollen.

Vielleicht ist es ein Stellvertreterkrieg, den sie hier führen. Vielleicht ist es auch gar kein Krieg, sondern nur ein leises Aufbäumen gegen die Bevormundung. Es ist ein

Kampf ums Marmeladenbrot, um das, was erlaubt sein soll und was verboten ist. Jeder weiß: Die Ziele sind eigentlich vernünftig. Doch es ist eben auch: Diktatur. Ernährungsdiktatur. Zum Wohle der Kinder, versteht sich.

Berlin Cosmopolitan School: International, aber in Ernährungsdingen preußisch. Mit strengem Reglement. Vielleicht muss das so sein. In der internationalen Schule ist es nicht leicht, sich für eine kulinarische Leitkultur zu entscheiden. Zumal die lokale Kultur, gerade hier in Berlin – Buletten, wa –, nicht das Maß der Dinge sein kann. In der globalisierten Welt haben die regionalen Küchenkulturen ihre moralische Prägekraft verloren. Und gesund sollen die Kinder ja essen. Sagt die Direktorin. Wo sie doch immer dicker werden. »Wer kann was dagegen haben, dass wir was für die Gesundheit der Kinder tun?«

Als moralische Ersatzinstanz für kulinarische Leitkulturen nimmt Direktorin Wende die Weisungen der Ernährungsberater. »Wir praktizieren so eine Art Quintessenz aus den Ratschlägen. Was man von jedem Ernährungsberater hört. Die Zusammenfassung der Literatur und von Leitlinien.« Das ist wohl das Problem. Und dagegen wendet sich der Widerstand, gegen die Ernährungsberatungsideologie. Der Protest ist verständlich. Der Unmut zielt aufs Ganze. Auf die weitverbreitete Praxis, die Leute zu bevormunden, ihnen vorzuschreiben, was sie essen sollen und was nicht. Natürlich alles unter der Maxime der gesunden Ernährung. Je mehr die Menschen krank werden, desto lauter wird der Ruf nach gesunder Ernährung. Und desto bedeutender wird, was die Ernährungsberater verkünden.

Man mag sie belächeln, mit ihrem verkniffenen Hang zu Vollkorn und Magerquark, Bratling und Salat. Man

Die seltsamen Tipps der Ernährungsberater

mag sie für eine Randgruppe halten, neben der dominanten Fast-Food-Kultur. Doch die Bedeutung ihrer Ernährungsideologie ist kaum zu überschätzen, bis hin zum Angebot in den Supermärkten, ja bis zu den Gesetzen. Der Einfluss der Ernährungsberater reicht von den Universitäten, den wissenschaftlichen Fachgesellschaften über die Frauenzeitschriften bis hin zu Staat und Politik. Auch der Alltag der Menschen steht unter ihrem Einfluss, das Ernährungsverhalten, zumindest das Ernährungsbewusstsein. Jeder weiß, was sie für gesund halten. Wer sich nicht dran hält, versündigt sich gegen die Dogmen der Ernährungsreligion und hat ein schlechtes Gewissen. Viele halten sich daran, ernähren sich zum Beispiel fettarm, führen ein fett- und freudfreies Leben. Und schaden sich damit womöglich.

Der Aufstieg der Ernährungsideologie ist eng an die industrielle Parallelwelt geknüpft, an den Aufstieg der Food-Konzerne zur Dominanz in der Nahrungsversorgung. Im gleichen Maße, wie diese Parallelwelt sich ausbreitete, schwand die Bedeutung der Hausfrauen und Köche als Hüter des traditionellen Ernährungswissens. Ins entstehende Vakuum traten die Ernährungsberater. Ursprünglich machten sie Front gegen die Industrienahrung, wie etwa der Medizinprofessor Werner Kollath, ein früher Verfechter der Vollwertkost, die damals gegen die minderwertige Industrienahrung entwickelt und propagiert wurde. In einem seiner Experimente fütterte er seine Versuchsratten zunächst mit einer auf Nagetiere zugeschnittenen Zivilisationsdiät, vergleichbar mit Brötchen, Kuchen, Keksen. Die armen Tiere waren alsbald in beklagenswerter Verfassung: Sie litten an chronischer Verstopfung, an Karies, bekamen brüchige Knochen und bösartige Veränderungen in der Darmflora, die Vorstufe von Krebs. Dann gab er synthetische Vitamine dazu, eine Kombination also, wie sie der typische Junk-Food-Konsument zu sich nimmt, der meint, seinem Körper mit zeitweiligen Multivitamingaben Gutes zu tun. Nichts geschah, die Tiere vegetierten weiter dahin. Erst als er sie mit Hefe, Getreidekeimlingen und Grünzeug fütterte, lebten die kleinen Nager sichtlich auf. Kollaths Konsequenz: »Lasst unsere Nahrung so natürlich wie möglich.«

Mittlerweile haben sich beide Sphären, haben sich Ernährungsberater und Nahrungsmittelindustrie verbündet. Häufig sind die Berater sogar im Auftrag der Food-Konzerne unterwegs. Es fehlt an Unabhängigkeit. Und an Glaubwürdigkeit. Die Maximen sind geschrumpft, die Ernährungsberater kämpfen jetzt nicht mehr gegen wertlose Fabrikkost. Ihr Einsatz für Vollwert gilt jetzt nur noch Vollkornbrot und Hirsebratling und ansonsten weitgehend willkürlich ausgewählten Zielen: für Salat und für Spinat, gegen die Fettaugen auf der Suppe, gegen die Schwarte am Schinken. Die Errungenschaften der kulinarischen Evolution werden ignoriert, die Schätze der kulinarischen Hochkulturen der Welt missachtet, übrig blieb eine fettarme, vollkörnige Welt mit magerem Genusswert.

Doch die Ratschläge stehen auf tönernen Füßen. Es fehlt an vernünftiger Begründung. Der wissenschaftliche Hintergrund ist oft fragwürdig. So nützen die Kampagnen der Ernährungsberater der Gesundheit wenig – und manchmal schaden sie sogar. Sie erhöhen das Risiko. Und jene, die sich nicht um die Ratschläge scheren, leben gesünder.

»Alle Ratschläge kann man getrost überlesen, weil über kurz oder lang andere Wissenschaftler herausfinden werden, dass das Gegenteil des bislang felsenfest Gültigen stimmt«, sagt der »Spiegel«-Redakteur und Buchautor Ulrich Fichtner (»Tellergericht«). Die zuständige Abteilung an den Universitäten ist die Ernährungswissenschaft, auch »Ökotrophologie« genannt (von griechisch oikos, das Haus, und trophe, die Ernährung). »Ernährungswissenschaft ist Rätselraten auf niedrigstem Niveau«, sagt Fichtner, und »dass ein beliebigeres Forschungsfeld als das von der menschlichen Ernährung auf Erden nur schwer zu finden ist.«

Das liegt natürlich an den Methoden. Denn die Nahrung ist ja ungeheuer komplex, der menschliche Körper ohnehin, und wenn beides zugleich untersucht werden soll, muss die Welt im Labor bis zur Absurdität vereinfacht werden. Die Folge, so Fichtner: »Die Versuchsanordnungen der Ernährungswissenschaften sind in der Regel derart einfältig, dass ihre Ergebnisse nur lachhaft sein können.«

Nun wäre es nicht weiter schlimm, wenn sich die Ernährungswissenschaft ihrem Gegenstand widmen und die Menschen in aller Ruhe weiteressen lassen würde. Die Ernährungswissenschaft ist allerdings besessen davon, den Menschen Ratschläge zu erteilen. Und das ist das Problem.

Eigentlich ist so eine Wissenschaft unnötig. Kein Lebewesen braucht eine Wissenschaft, um sich zu ernähren. Ob Adler oder Affe, Wurm oder Wespe, Gazelle oder

Gnu: Alle können sich problemlos ernähren. Nur die Krone der Schöpfung, der Mensch, braucht offenbar Ratgeber, braucht eine Wissenschaft für die Ernährung. Doch leider kann sie, wie jede Wissenschaft, ihre Aussagen nur unter beschränktem Wahrheitsanspruch verkünden. Denn die Erkenntnis schreitet ja fort. So ist der jeweilige Stand der Wissenschaft, wie manche sagen, eigentlich der jeweilige Stand des Irrtums. Das ist unvermeidlich. Das ist auch in der Medizin so. Nur hat der Kranke keine Wahl, als sich nach dem jeweiligen Stand der medizinischen Erkenntnis behandeln zu lassen. Er ist ja krank, er muss sich behandeln lassen. Der normale Esser hingegen ist gesund. Und wenn er das isst, was dem aktuellen Stand des Irrtums entspricht, dann kann er eher krank werden.

Und die Geschichte der Ernährungsberaterei ist eine lange Geschichte von Irrtümern. Manche sind immerhin lustig, so etwa jene aus dem Sport, die der Leistungssteigerung dienen sollten.

Zum Beispiel für die Radler bei der Tour de France. Bei der ersten Tour de France im Jahre 1903 galt als offizielle Lehrmeinung, dass Rauchen unmittelbar vor dem Start die Lunge erweitere und so bessere Atmung ermögliche. Den Beweis lieferte der erste Toursieger Maurice Garin, wie Bilddokumente beweisen. Beim Radeln selbst, auf der Strecke, sollten sie nach den damaligen Empfehlungen so wenig Wasser wie möglich trinken, dafür lieber Bier und Rotwein mit Ei.

Später hat sich die Botschaft dann geändert. Wasser könne man praktisch nie genug trinken. Die meisten Menschen schluckten davon zu wenig. Der Durst sei dabei ein ganz schlechter Maßstab. »Durst sollte nur in Ausnahmesituationen Stimulus zur Flüssigkeitsaufnahme sein«, dekretierte die Deutsche Gesellschaft für Ernährung (DGE) in ihren Verzehrsvorschriften (»Referenzwerte für die Nährstoffzufuhr«). Bevor der Durst sich meldet, muss man also mit der Trinkerei anfangen. Schon bald nach der Geburt. Von ein bis vier Jahren seien es zum Beispiel genau 820 Milliliter, ab dem vierten Geburtstag dürfen es dann 920 Milliliter sein, ab dem siebten 940 Milliliter. Und so geht es weiter, immer mehr, vom 25. bis zum 51. Jahr dann 1410 Milliliter, danach nur noch 1230, ab der Pensionierung mit 65 dann 1310 Milliliter. Manche Fachleute schrieben sogar zwei Liter als Tagesbedarf für einen Erwachsenen vor. Merkwürdig, dass die anderen Lebewesen sich ohne Messbecher nach Bedarf versorgen können. Das Pferd säuft ordentlich, das Nilpferd, der Elefant. Nur der Mensch braucht, meint die Ernährungsgesellschaft, einen Messbecher mit Milliliterangabe.

Braucht er nicht. Die wissenschaftliche Beleglage ist dünn. Die Nierenexperten Dan Negoianu und Stanley Goldfarb von der University of Pennsylvania haben nach Belegen gesucht. »Keine einzige Studie belegt, dass Menschen zwei Liter Wasser am Tag trinken müssen«. Für Professor Jan Galle, Direktor der Klinik für Nephrologie und Dialyseverfahren im westfälischen Lüdenscheid, tritt sogar der Durst wieder in sein Recht: »Wer gesund ist und nach einem Liter keinen Durst mehr hat, muss sich nicht zu mehr zwingen.«

Zu den berühmtesten Irrtümern zählten die Gefahren durch Kaffee. Schon eines der frühesten Experimente der

Ernährungsforschung zielte darauf ab. Der Forscher war König und daher weitgehend frei in der Wahl seiner Methoden. Der schwedische König Gustav III. (1746–1792) war zutiefst überzeugt davon, dass Kaffee ungesund sei. Der Versuch sollte zeigen, wie schnell Kaffee zum Tode führt. Es ging als »Kaffeeexperiment Gustavs III.« in die Geschichte ein. Er verpflichtete zwei zum Tode verurteilte Häftlinge zu einem Test. Einer musste Kaffee trinken, der andere Tee. Zwei Mediziner sollten den Versuch überwachen. Eine ethisch fragwürdige Methode, keine Frage. Aber dafür ist der König ja König.

Im Kerker saßen die Häftlinge und tranken und tranken, der eine Tee, der andere Kaffee. Sie tranken und tranken. Dann starben die Ärzte. Die Häftlinge tranken weiter. Dann starb der König. Die Häftlinge tranken weiter. Schließlich starb erst der Teetrinker, mit 83 Jahren, dann der Kaffeetrinker.

Der Versuch bewies also: So schlimm kann Kaffee eigentlich nicht sein. Gleichwohl wurde er 1794 in Schweden verboten. Und die Abneigung gegen Kaffee hielt sich in der Ernährungsberaterei über Jahrhunderte. Kaffee sei ein Wasserräuber. Das behaupten die Ernährungspäpste noch lange, nachdem die Könige als Naturforscher abgedankt hatten. Der Kaffee entziehe dem Körper Wasser.

Offenbar hat lange niemand die Behauptung überprüft und zum Beispiel den Wasserabfluss gemessen, also die Urinmenge nach Kaffeegenuss. Die Forscherin Kristin J. Reimers vom Zentrum für Menschliche Ernährung (Center for Human Nutrition) in Omaha im US-Bundesstaat Nebraska machte es, zusammen mit ihren Mitarbeitern. Versuchszeitraum: 24 Stunden. Die eine Hälfte der

Die seltsamen Tipps der Ernährungsberater

Testpersonen durfte nur koffeinfreie Getränke zu sich nehmen, die andere auch Kaffee, Tee, Cola. Die Überraschung: Alle pinkelten im Grunde gleich viel. Also nichts mit übermäßigem Flüssigkeitsverlust durch Kaffee.

»Die Aussage, dass Kaffee generell schädlich sei, ist heute nicht mehr haltbar«, sagt Thomas Hofmann, Direktor des Instituts für Lebensmittelchemie an der Universität Münster. Das falsche Bild vom Kaffee als Wasserräuber sei »aus Fehlinterpretationen älterer Studien« entstanden, so eine DGE-Sprecherin laut »Süddeutscher Zeitung«. »Man überhöht Erkenntnisse schnell zu Regeln, wenn man sie vermitteln möchte.« Also man übertreibt ein bisschen. Wenn es überhaupt Erkenntnisse gibt.

Offenbar spielt die streng naturwissenschaftliche Methode bei ihnen keine große Rolle. Das ist in der heutigen Zeit, wo die zuständigen Fächer, die »Ökotrophologie« und die Ernährungsmedizin, ja an den naturwissenschaftlichen Fakultäten angesiedelt sind, sehr erstaunlich. Sie empfehlen einfach das Blaue vom Himmel herab. Früher war das naturgemäß gar nicht anders möglich. Etwa bei der heiligen Hildegard von Bingen (1098–1179), die wegen ihrer Ernährungsregeln heute in manchen Kreisen wieder sehr verehrt wird. Sie hatte schon zu Lebzeiten eine große Fangemeinde. Die Benediktinerin gründete ein eigenes Kloster, das sich so großen Zulaufs erfreute, dass sie gleich eine Filiale eröffnen musste.

Bei ihr kamen die Eingebungen tatsächlich von oben, es sprach zu ihr eine »Stimme vom Himmel«, deren Aussagen sie sogleich ihrem Schreiber diktierte. Es sind also höhere Weisheiten, irdischer Überprüfung nicht ohne weiteres zugänglich. »Der Dinkel ist das beste Getreide«, verfügte sie zum Beispiel. Gegenüber Birnen war sie sehr skeptisch. Brombeeren hingegen seien okay. »In einem Menschen, der viele Walnüsse isst, entsteht leicht Fieber«, verkündete sie. Und Bärenfleisch bewirke, dass der Mensch »in seiner Begierde wie ein Rad umhergewälzt« wird. Süßholzwurzelpulver sei gut gegen »Hirnwut«, wobei die Hildegard-Gemeinde heute noch rätselt, was unter Hirnwut zu verstehen sei.

Das Bedürfnis nach Ratschlägen zur Ernährung war offenbar schon im frühen Mittelalter groß. Deutsche Adlige ließen sich sogar ein Standardwerk aus dem Arabischen übersetzen, die »Schautafeln der Gesundheit« (»Tacuinum Sanitatis«), eine Art illustrierter Lifestyle- und Diätratgeber. Autor: Abu l-Hasan al-Muchtar ibn al-Hasan ibn Abdun ibn Sadun ibn Butlan, kurz Ibn Butlan genannt. Ibn Butlan ist in Bagdad als Kind christlicher Eltern geboren, sein Buch wurde übersetzt am Hofe von Manfred von Sizilien in Palermo für die Familie von Württembergs Herzog Eberhard im Bart (1445–1496).

Auch Ibn Butlan hatte Ratschläge, die teilweise sehr modern klangen (»Weißbrot nährt, führt aber zu Verstopfung«, Haselnüsse seien »gut für das Gehirn«) und teilweise seltsam: Knoblauch helfe gegen Skorpione und Würmer, schade aber Augen und Hirn – außer, wenn man Essig und Öl zugibt. Birnen förderten schwachen Magen, behinderten aber die Gallenfunktionen. Gegenmittel: Knoblauch direkt nach dem Frühstück. Die Zahl der Betroffenen hielt sich damals allerdings in Grenzen, die gemeine Bevölkerung konnte sich natürlich illustrierte Prachtbände nicht leisten.

Anders war das bei den zunehmenden Debatten um die Frage, wie viel Genuss erlaubt sein sollte. Die Christen waren hin- und hergerissen zwischen Lust und Sünde. Der Körper war einerseits pfleglich zu behandeln, da er als Gabe Gottes galt. Zugleich aber sind die verschiedenen Genussmittel ebenfalls Geschenke Gottes, daher nicht zu verschmähen. So gab es unter Christen Debatten, welche Rolle der Wein spielen solle. Wein war ja offiziell bibelseitig abgesegnet: »Trink nicht nur Wasser, nimm auch etwas Wein dazu«, empfahl Paulus dem Timotheus (1 Tim 5,23). Das wurde wohl weithin beherzigt, so dass sich Kirchenvater Novatian im 3. Jahrhundert zum Einschreiten genötigt sah. Er kritisierte die Angewohnheit mancher Christen, »gleich morgens früh nüchtern zu trinken«, und sorgte sich: »Was werden diese Menschen am Nachmittag anfangen, wenn sie schon betrunken zur Mahlzeit kommen?«

Auch bei den Juden wurden die Speiseregeln (Kaschrut) aus der Thora abgeleitet, wobei die Gebote und Verbote auch einen gesundheitlichen Aspekt hatten; »koscher« war das, was erlaubt ist, aber auch zugleich unbedenklich und rein. Dieser Aspekt hat sich mittlerweile eher verflüchtigt, es gelten auch Gummibärchen und chemische Zusatzstoffe als »koscher«.

Die Frage, was als gesund und empfehlenswert gelten kann, war in allen Kulturen verbreitet. Die »Diätetik« war ein klassischer Bestandteil der Weisheitslehren des Altertums, nicht nur im Westen, auch in China. Dort dreht sich seit vielen Jahrhunderten alles um die Suche nach der Droge für ein langes Leben. So beschäftigte sich schon der erste Kaiser Qin Shihuangdi (»Erster erhabener Gottkaiser von Qin«, 259–210 v. Chr.), der Kaiser der berühmten Terrakotta-Armee, mit Ernährung und Gesundheit. Die Langlebigkeitselixiere von damals glichen allerdings eher Zaubertränken. Der Kaiser hatte einen ganzen Hofstaat von Experten für verschiedene »kryptogamische« Pflanzen (Pilze, Farne, Moose), deren Genuss zu milden Halluzinationen führte. Der Übergang vom Mediziner zum Magier war fließend.

Heute sollte das eigentlich ganz anders sein. Heute sollte ja alles streng wissenschaftlich begründet sein, gerade bei den Ernährungsempfehlungen. Doch manche Lieblingsspeisen der Ernährungsberaterinnen genießen offenbar fast mystische Verehrung, eigentlich ohne vernünftige Begründung. So etwa der Salat.

Zu den wichtigsten Empfehlungen zählt der Salat. Wohl keine Speise hat einen so untadeligen Ruf. Heerscharen von Frauen ernähren sich ausschließlich davon. »Für mich bitte nur einen Salat« – das gilt in Restaurants als klassische Bestellung von weiblichen Gästen, ob sie aus Büros oder Kinderzimmern, von Tennis- oder Golfplätzen kommen.

In Wahrheit ist der Salat so gesund wie ein nasses Papiertaschentuch, wie der Nahrungs-Lästerer Udo Pollmer enthüllt hat. In der Tat bestehen 100 Gramm Eisbergsalat aus 95 Prozent Wasser, 13,1 Kalorien, kaum Mineralien und Vitaminen. Er enthält 1,8 Gramm Ballaststoffe – 100 Gramm Pommes frites haben 2,5. Ein Tempotaschentuch, wenn es nass ist, kommt tatsächlich nah an den Salat heran. Die Stimme aus dem Himmel hält folgerichtig auch nichts davon: Die alte Äbtissin Hildegard von Bingen sah im Salat ein »frostiges Prinzip«

am Werk: »Unzubereitet gegessen, macht sein zu nichts tauglicher Saft das menschliche Gehirn leer und erfüllt den Magen und den Darm mit Krankheitsmaterien.«

Offenbar handelt es sich auch heute bei der Auswahl der Speisen, die gesund sein sollen, noch häufig um Magie. Es gibt keine richtige Begründung. Selbst bei gutgemeinten Aktionen zur Bildungsaufklärung, etwa vom »AID Infodienst Ernährung, Landwirtschaft, Verbraucherschutz«, der gleichsam in amtlichem Auftrag operiert, finanziert vom Verbraucherschutzministerium der Bundesregierung. Der AID ist ganz stolz auf eine Innovation zur Ernährungsbildung, dem sogenannten »Ernährungsführerschein«. Beim Ernährungsführerschein würde vermutlich jeder Löwe sofort einen Lachkrampf kriegen. Einen Führerschein, bevor es auf Antilopenjagd geht! Kein Lebewesen braucht einen Führerschein für die Nahrungsaufnahme.

Der »Ernährungsführerschein« ist auch schnell erworben, in der dritten Klasse der Grundschule. Sechs Doppelstunden, sechs Unterrichtseinheiten. Natürlich total kindgerecht und voll witzig, diese Themenstunden rund ums Essen: »Lustige Brotgesichter«, »Knackiger Gemüsespaß«, »Kunterbunte Nudelsalate«, »Fruchtiger Schlemmerquark«. Dann ist schon Prüfung, zum Abschluss gibt es ein kaltes Büfett. Eine Lizenz zum Essen, allerdings nur für einen sehr eingeschränkten Kurs. In den Kocheinheiten kommen weder Fleisch noch Geflügel, weder Wurst noch Eier vor. Alles ist kalt, es braucht nicht einmal eine Schulküche, nur für die erweiterte Version zum Thema »Heiße Kartoffelgerichte«. 80 000 Schüler haben schon mitgemacht.

Der »Ernährungsführerschein« ist eine so tolle Idee, dass der Nahrungskonzern Nestlé auch gleich einen erteilen wollte. Da war der AID aber mächtig sauer, und Nestlé hat dann eine eigene »Bildungsoffensive« gestartet.

Die Schüler sind eine beliebte Zielgruppe der Ernährungsaufklärung. Ist ja auch vernünftig, wenn sie früh mit Informationen über die Nahrung versorgt werden. Es geht schließlich um ihre Zukunft und um ihre Gesundheit. So sind die Food-Konzerne sehr interessiert, einbezogen zu sein, wenn von gesunder Ernährung die Rede ist. Auch wenn oder vielleicht auch: gerade weil sie Produkte herstellen, die nicht unbedingt alle total gesund sind. Trotzdem fühlen sich auch die Ernährungswissenschaftler, die Ernährungsberater und ihre Verbände der Nahrungsindustrie eng verbunden.

Das fördert den ohnehin ramponierten Ruf der Zunft nicht unbedingt. Der »Einfluss der Industrie«, schrieb »Die Zeit«, »verschärft« das »Glaubwürdigkeitsdefizit« der Ernährungsforschung. Zum Beispiel bei der zuständigen Fachgesellschaft, der »Deutschen Gesellschaft für Ernährung« (DGE), sie ist die wichtigste fachliche Instanz in Sachen Ernährung in der Bundesrepublik Deutschland. Sie berät die Bundesregierung und legt Richtlinien für die Ernährungsberatung, Verzehrempfehlungen und Empfehlungen für die Nährstoffaufnahme fest.

Die führenden Vertreter der DGE engagieren sich seit Jahren für die Interessen der Industrie, wie etwa der einstige Präsident, der Göttinger Professor Volker Pudel, im PR-Verein »Ernährungs- und Vitamin-Information e. V.«,

Die seltsamen Tipps der Ernährungsberater

einer »Initiative von Roche«. Auch bei ihren Verzehrempfehlungen stützt sich die DGE zuweilen auf die Positionen interessierter Kreise. Für ihre »Empfehlungen für die Nährstoffzufuhr«, in denen es unter anderem um die Mindestaufnahme von Vitaminen geht, rekrutierte sie gleich direkt einige Vertreter der Vitaminindustrie.

Der spätere Präsident Professor Peter Stehle, Universität Bonn, setzte sich zusammen mit dem Hohenheimer Professor Hans Konrad Biesalski für den umstrittenen Geschmacksverstärker Glutamat ein: Selbst ein Pfund am Tag sei unbedenklich. Die Freiburger Fachjournalistin Dagmar Freifrau von Cramm, Präsidiumsmitglied der DGE, engagiert sich sehr für eine Vereinigung mit dem satirisch anmutenden Namen »Die Dosenköche«. Die Vereinigung will »der Lebensmitteldose den Stellenwert in der Bevölkerung verleihen, den sie aufgrund ihrer hervorragenden Eigenschaften verdient«. Auch beim Verband der Öcotrophologen (VDOE) sind »Die Dosenköche« dabei, als »korporative Mitglieder«, ebenso wie Danone, Nestlé und Ferrero.

Bei den Kongressen und Fortbildungen der Ernährungsberater spielen die Firmen natürlich auch eine wichtige Rolle, da gibt es dann Symposien und Vorträge etwa von Unilever und wieder von den »Dosenköchen« (»Lebensmittel aus der Dose in der Fort- und Weiterbildung«).

Wichtig für die Botschaften der Ernährungsberater sind die Professoren der zuständigen Disziplinen. Die besonders herausragenden Vertreter ihres Faches treffen sich auch in einer Einrichtung des Food-Multis Danone, vertreten weltweit in 17 Ländern, dem »Institut Danone Ernährung für Gesundheit«.

Danone engagiert sich bekanntlich sehr für Gesundheit, mit »Fruchtzwergen« (mit Kalzium und Vitamin D), auch mit speziellen Bakterien, in den Joghurts »Actimel« und »Activia«. Und die wichtigsten Professoren engagieren sich für Danone.

Im Vorstand des deutschen Danone-Instituts sitzen zum Beispiel der ehemalige DGE-Präsident Professor Günther Wolfram von der Technischen Universität München und der Würzburger Professor Heinrich Kasper. Auch im wissenschaftlichen Beirat sind namhafte Kapazitäten: der DGE-Präsident Professor Helmut Heseker, Professor Kurt Baerlocher vom Ostschweizer Kinderspital St. Gallen, Professor Heiner Boeing vom Institut für Ernährungsforschung Potsdam-Rehbrücke, Professor Helmut Erbersdobler von der Universität Kiel, die Münchner Professoren Hans Hauner und Berthold Koletzko sowie der Hamburger Hans Steinhart.

So hat Danone schon mal die herausragenden Vertreter der einschlägigen Fächer unter seine Fittiche genommen.

Das Danone-Institut kümmert sich auch um die Konsumenten von morgen, verschickt Spiel- und Lehrmaterialien, etwa »Daniels Ernährungskoffer«. Auch der Cornflakes-Multi Kellogg macht in Ernährungserziehung, McDonald's hat den McDonald's Food Check (»Besserwissen für Genießer«). Für Nestlé ist ein ganzes Heer von Ernährungscoaches und Beraterinnen im Einsatz, die sich in »gesunder Ernährung« verbreiten sollen, auch an öffentlichen Schulen. Es gibt eine ganze Reihe von Aktionen, mit Ausflügen auf Bio-Bauernhöfe zum Beispiel. Tausende Klassen haben teilgenommen. In Hamburg haben sich 24 Prozent aller Schulen angemeldet, in Thüringen 22 Prozent.

Die »Nestlé-Bildungsoffensive« wurde gestartet, weil eine Studie von Nestlé ergab, dass sich die Mehrheit der Bevölkerung anders ernährt, als Nestlé will. »Bildung wurde dabei als ein wesentliches Element identifiziert, um einen positiven, aufklärenden Einfluss auf die Lebens- und Ernährungsgewohnheiten auszuüben.« Da will Nestlé gern helfen. Dass hier der Bock als Gärtner unterwegs sei, glaubt eigentlich niemand, jedenfalls unter den Experten. Zum Beispiel fand die Professorin Ingrid-Ute Leonhäuser vom Institut für Ernährungswissenschaft der Justus-Liebig-Universität Gießen die Nestlé-Aktion super: Sie lobt, »dass die Initiatoren ins Schwarze getroffen haben«, so die Nestlé-Pressemitteilung. »Dies ist ein wertvoller Beitrag zur Ernährungserziehung.«

An der Cosmopolitan-Schule im schicken Berlin-Mitte hätten Nestlés Truppen keine Chance. Nicht einmal Nestlés »Nesquik« kommt an Direktorin Yvonne Wende vorbei. »Nesquik« steht auf der Schwarzen Liste. Auch ein Marmeladenbrot ist verboten. Das war es wohl, was die Wut-Mutter als Erstes empört hatte. In ihrem Artikel schrieb sie: »Als der Sohn am Nachmittag aus der Schule kommt, erzählt er, es habe Ärger gegeben mit der Pausenaufsicht. Seine Marmeladenbrote seien nicht in Ordnung. Einen Joghurt mit Mangoschaum solle er besser nie essen, auch nicht zu Hause, das könne er der Mama ruhig mal sagen. Na danke!«

Pausenaufsicht auf Brot-Patrouille. Und sie haben noch mehr auf dem Radar. Die Liste der verbotenen Pausensnacks hat die Mutter auch publiziert. Schule an Eltern: »Bitte keine Energy-Drinks, Ice-Teas, Limonaden, Säfte, Kakaos, Erdbeershakes, gesüßte Joghurtdrinks, süße ›Gesundheitsgetränke‹ (z. B. ist in ›Actimel‹ ein Berg Zucker oder Süßstoff), Saftmischgetränke, Schorlen, Biomixgetränke, Sportgetränke, Smoothies. Dasselbe gilt für den Snack. Bitte nix Süßes oder Ungesundes wie Gesundheitsriegel, Energieriegel, Sportriegel, ›Balisto‹, Croissants, Müsliriegel, Bioriegel, Bioenergiebällchen, ›ethnische‹ Spezialleckereien, ›Nutella‹-/Marmeladestullen, auch nicht in der Biovariante. Auch in Biosachen ist Zucker oder Zuckerersatzstoff wie Agavendicksaft, Honig, Fruchtsüße.«

Direktorin Wende versteht nicht, dass jemand an ihren Vorgaben zweifeln kann. »Es ist auf jeden Fall richtig und gesund.« Sie geht durch ihre Schule, und sieht immer wieder mal nach dem Rechten. Das Schulhaus ist ein gemäßigt renovierter Altbau. Es war einmal das erste Arbeitsamt Deutschlands. In den Neunzigern war es ein Standesamt, jetzt ist es eine Bildungsstätte. Kindergarten, Grundschule und Gymnasium, alles zweisprachig, englisch und deutsch. 350 Kinder werden hier unterrichtet und betreut.

Ein kleiner Junge kommt auf den Flur: Sidney mit Namen. Er greift sich einen kleinen Karton, der neben der Tür steht, witscht zurück ins Klassenzimmer, mit der Milch für seine Klasse. Direktorin Wende erläutert: »Weiße Milch, ohne Zucker, Die Eltern haben das bei uns so entschieden, dass es nur weiße Milch gibt, Frischmilch, hier in der Schule. Außerdem gibt es Wasser und Apfelschorle. Andere Getränke sind nicht erlaubt. Kein ›Kaba‹, kein ›Nesquik‹. Morgens gibt es ein gutes Frühstück mit

Obst, und Wasser. Tee ist erlaubt, aber nicht gesüßt. Wir kontrollieren das auch, dass kein Zucker ist im Tee.«

Zuckerkontrollen? Auch von der Pausenpatrouille?

»Das kommt einfach raus, wenn da Zucker drin ist.«

Vor einem Klassenzimmer: eine »Sprite«-Flasche. »Sprite«! Die Limonade von Coca-Cola. Total süß! Pfui! Die Direktorin gibt Entwarnung: »Da ist Wasser drin.«

Sie geht hinunter in die Cafeteria. Ein Raum von klösterlicher Schlichtheit. Bänke. Tische. Nackte Wände. Und am Tresen unter Glas: Brötchen! In der Cafeteria gibt es Brötchen. Frau Wende beruhigt: »Sind ja dunkle Brötchen. Mehrkornbrötchen. Keine weißen Brötchen.«

»Ist das nicht sehr preußisch-streng? Das ganze Regiment? Diktatorisch bis in die Vesperbox?«

Die Frage versteht Frau Wende nicht so richtig. Sie sagt: »Ich bin aus Berlin.« Frau Wende ist von ihrer Mission überzeugt. Und vielleicht ist es tatsächlich besser, den Kindern die weiße Milch zu geben, als zuckersüßes »Nesquik«, »Cola«, »Milchschnitte«.

Und es ist ja auch nur in der Schule. Sagte jedenfalls die von der protestierenden Mutter befragte Ernährungsberaterin von der DGE: »Die Frage ist, ob diese Lebensmittel unbedingt in der Schule verzehrt werden müssen«, sagt die Ernährungswissenschaftlerin. »Bleibt dazu nicht in der Freizeit, an Wochenenden, Feiertagen und in den Ferien reichlich Freiraum?«

Das ist nun auch ein bisschen seltsam, wenn die Ernährungsberaterin sozusagen den Geltungsbereich ihrer Nahrungsgesetze freiwillig einschränkt. Manchmal scheint es, als seien sie selbst nicht so ganz überzeugt, was richtig ist. Vielleicht weiß sie auch gar nicht genau, was richtig ist und gesund. Da befindet sie sich in guter Gesellschaft.

So sagt zum Beispiel der Münchner Ernährungsmediziner Hans Hauner, Präsidiumsmitglied der DGE und Danone-Institutsmitglied: »Keiner kann im Grunde sagen, was die optimale Ernährung ist.« Auch der Hohenheimer Ernährungsmediziner Hans Konrad Biesalski weiß es nicht. Zu Beginn seiner Hauptvorlesung macht er seinen Studenten ein Angebot: »Wer mir am Ende der Vorlesung sagt, was gesunde Ernährung ist, bekommt einen Preis.« Der Preis wurde noch nie verliehen.

Kein Wunder, dass manche ganz verrückt werden, wenn sie ständig über die gesunde Ernährung nachdenken, die es offenbar nicht gibt. Die stete Sorge um die richtige Ernährung kann zur Besessenheit werden, zu einer Krankheit, für die Ärzte schon einen Fachbegriff gefunden haben: Orthorexia nervosa. Typisches Symptom sei die krankhafte Angst vor Pommes frites. Sie kann sogar tödlich enden. Als Entdecker der Krankheit gilt Steven Bratman, Allgemeinarzt in Fort Collins im US-Bundesstaat Colorado. Er berichtet über Kate Finn, eine fanatische Rohkostesserin, die an ihren schweren Mangelerscheinungen gestorben ist. »Die ständige Sorge, ob wir uns richtig ernähren, schlägt wahrscheinlich mehr auf die Gesundheit als Cholesterin, Fett, Alkohol, Koffein oder Nikotin«, sagt der Psychopharmakologe David Warburton von der britischen University of Reading.

So wird die Ernährungsberaterei selbst zum Gesundheitsrisiko. Wenn die Leute ganz kirre werden. Und es ist nicht nur die von ihnen geförderte ständige Sorge ums gesunde Essen. Auch die einzelnen Ratschläge der Ernährungsberater können offenbar die Gesundheit gefährden.

Vollkorn beispielsweise. Vollkorn ist sozusagen das letzte Refugium der Vollwertphilosophie, wird auch ein bisschen mythisch überhöht, nachdem die minderwertigen Industrienahrungsmittel eine Läuterung erfahren haben, vom Feind zum Sponsor. Vollkorn enthalte mehr Nährstoffe als das böse Weißmehl, argumentieren die Vollwertfreunde. Schon kleine Babys sollen Vollkorn essen. Andererseits kann Vollkorn Eisenmangel fördern: Denn es enthält einen Stoff namens Phytat, just in der äußeren Hülle des Korns angesiedelt. Und dieses Phytat kann die Aufnahme von Mineralstoffen wie Eisen oder Zink im Körper blockieren.

Das liegt an den negativ geladenen Phosphatgruppen, wie die »Neue Zürcher Zeitung« (NZZ) den Freunden chemischer Details erklärt: »Das Molekül besitzt sechs negativ geladene Phosphatgruppen und kann damit die gleichzeitig mit der Nahrung aufgenommenen Eisen- oder Zink-Ionen sehr effizient abfangen.« Es gibt allerdings Tricks, das Phytat zu eliminieren. So enthält traditionelles Sauerteigbrot weniger Phytat. Denn die Säuerung baut das Phytat ab. Empfohlen wir aber nicht Sauerteigbrot, sondern Vollkorn, nicht nur im Brot, auch im Bratling. Das hat weitreichende Folgen, meint die »NZZ«: »Manche Experten sehen deshalb einen erhöhten Phytatkonsum, der vor allem bei einer vollkornreichen Ernährung vorliegt, zumindest als eine der Ursachen für den bei vielen Frauen, aber auch bei Kindern beobachteten Eisenmangel.«

Die Ratschläge der Ernährungsberater haben offenbar auch ihre Schattenseiten. Auch ihr jahrelang aufrechterhaltenes Dogma, mehr Wasser zu trinken, als der Körper verlangt, kann zu Schäden führen: zur Wasservergiftung (»Wasserintoxikation«).

Durch übermäßige Zufuhr von Wasser wird das Blut und wird jede Körperflüssigkeit im Körper verdünnt, es sinkt die Salzkonzentration (für Chemie-Fans: Sinkt die Natriumkonzentration im Blut wegen des Verdünnungseffektes stark ab, läuft das physiologische Elektrolytgleichgewicht aus dem Ruder). Folgen sind neurologische Störungen wie Übelkeit, Kopfweh, Verwirrungszustände und schlimmstenfalls Hirnschwellungen. Wasservergiftung kann sogar zum Tode führen, wie im Falle einer Teilnehmerin am Boston Marathon im Jahre 2002. Im Jahre 2007 starb der damals 22-jährige David Rogers nach dem London Marathon. Und Jennifer Strange, 28, starb nach einem Wasserwetttrinken für einen kalifornischen Radiosender.

Selbst der übertriebene Obst-Fimmel (»5 am Tag«) kann ungesund sein. Denn er treibt immer mehr Menschen in die Fructose-Unverträglichkeit. Das ist besonders prekär. Einerseits sollen die Menschen ja Obst essen. Andererseits enthalten zahllose Industrieprodukte verwandelten Fruchtzucker. Das Ergebnis: Zu viel Fruchtzucker, der Körper reagiert mit Überdruss und Unverträglichkeit. Der Innsbrucker Ernährungsmediziner Maximilian Ledochowski berichtet schon über Depressionen durch Fruchtzuckerunverträglichkeit.

Die größten Folgen hatte sicher die jahrzehntelange Kampagne gegen das Fett. Das fettarme Essen hat nicht nur nichts gebracht, sondern den Menschen eher noch geschadet, konstatierte Walter Willett, jener berühmte US-Professor von der Harvard-Universität in Boston im US-Staat Massachusetts, der alle erreichbaren Studien zu den Folgen fettarmen Essens ausgewertet hatte. Er kritisierte auch die Ernährungsberater: »Leider dachten viele Ernährungswissenschaftler, dass es zu schwierig sei, die Öffentlichkeit so differenziert zu unterrichten. Stattdessen wurde die simple Parole ausgegeben, ›Fett ist schlecht‹.«

Wenn aber die Ratschläge den Menschen offenbar mehr geschadet als genutzt haben, dann sind jene besser gefahren, die sich nicht an die Empfehlungen gehalten haben: »Womöglich machen permanente Ratschläge, sich gesünder zu ernähren, die Menschen nicht gesünder, sondern kränker«, sagt der Epidemiologe Paul Marantz vom Albert-Einstein-College in New York. »Viele Empfehlungen zur Gesundheitsvorsorge und gesunden Ernährung sind nicht wissenschaftlich fundiert«, kritisiert er. »Solange man keine Beweise hat, dass etwas schädlich oder nützlich ist, besteht der beste Ernährungsratschlag darin, keine Ernährungsratschläge zu befolgen.«

Kein Wunder, dass viele skeptisch sind gegenüber der Ratgeberei und Widerstand leisten. Die Protestmutter von der Berliner Cosmopolitan School war sogar beim Psychologen für ihren Zeitungsartikel. Eckhard Schiffer heißt er, er ist Psychotherapeut und Autor (»Warum Tausendfüßler keine Vorschriften brauchen – Wege aus einer normierten Lebenswelt«). Der Psychologe machte eine interessante Unterscheidung hinsichtlich der rigiden Regeln der Ernährungszunft. Er sagte: »Prinzipientreue im

Hinblick auf eine gesunde Kost ist etwas anderes als Prinzipienverbissenheit, die keine Ausnahme von der Regel kennt.«

Die Mutter schloss daraus, dass eine kleine Sünde zwischendurch auch nicht schaden kann: »Zur Erziehung gehört, zu vermitteln, dass man auf seinen Körper achten und ihm Gutes geben soll; aber auch, dass kleine Vergehen eben auch in Ordnung sind. Dass das Wissen darüber, was gesund ist, einen nicht immer davon abhalten wird, auch mal etwas Ungesundes zu sich zu nehmen, ein bisschen Genuss, eine kleine Sünde – auch das sollte ein Kind lernen.«

Das Wissen darüber, was gesund ist: An der Cosmopolitan-Schule sind sie sich da ja ganz sicher. Sonst könnte die Direktorin ja nicht so klare Linien vorgeben. Wenn die Chefin durch ihre Schule geht, sieht sie ganz nebenbei immer wieder nach dem Rechten. Sie bleibt dann mal stehen. Bückt sich. Hebt eine Edelstahlschüssel auf. Die Obstschüssel vom Vortag. Gott sei Dank: nichts Verbotenes. Ein paar Fruchtreste sind drin. »Das ist Banane und Apfel. Bei uns gibt's um 15 Uhr einen Obstteller. Der wird in allen Klassen verteilt, von vier Mädchen. Bio-Obst. Gut gewaschen.« Bio-Obst. Klar. Und natürlich gut gewaschen. Logisch.

Das scheint hier zur ideologischen Grundausstattung zu gehören. Bio. Es wird auch im Unterricht behandelt. Zum Beispiel die Frage, bei welchen Lebensmitteln denn die Bio-Version wirklich besser schmeckt. Darüber wird dann ein Plakat angefertigt, Überschrift: »Who thaught that ›Bio‹ Food tasted better?« Es hängt beim Klassenzimmer P3a Zimmer 207 und zeigt die Top-Besser-Schmecker bei Bio. Apfel, Karotten, Mozzarella – die meisten aber entschieden sich für Brot.

Draußen vor der Tür hält ein weißer Lieferwagen. Aufschrift: »Luna Vollwert Catering«. Er bringt all die Öko-Speisen in die prinzipientreue Schule. Die Firma hat sich, laut Eigenwerbung, »im Bio-Segment positioniert« und beliefert in Berlin Kindergärten und Schulen mit Mexikanischer Gemüsepfanne, Dinkeltalern, Maiscremesuppe oder »Shepherd's Pie« (Kartoffel-Lamm-Auflauf).

Bio gilt gemeinhin als teuer, was natürlich Unsinn ist. Es kommt nur drauf an, was man draus macht. Auch die Sachen vom Catering sind nicht besonders teuer. Noch billiger ist es zu Hause. Ganz billig ist es, wenn man simple Sachen kocht. Wie zum Beispiel Spätzle.

Man nehme 300 Gramm Mehl, ein Ei, ein bisschen Wasser und eine Prise Salz. Dann schlage man alles mit einem Holzkochlöffel mit Loch drin, bis einem der Arm weh tut und der Teig Blasen wirft. Sodann schabe man mit einem Messer oder dem sogenannten Spätzleschaber kleine, etwa fünf Millimeter schmale Teigstreifen von einem Küchenbrett in einen Topf mit kochendem Wasser und nehme sie mit einem Schaumlöffel heraus, wenn sie wieder an die Oberfläche kommen. Man kann sie gleich servieren oder trocknen lassen und später anbraten.

Das ist natürlich viel billiger als die fertigen Spätzle aus dem Supermarkt, selbst mit teuerstem Bio-Mehl und luxuriösen Bio-Eiern von glücklichen Hühnern. Und es schmeckt natürlich auch viel besser.

Fragt sich nur, ob es auch gesünder ist. An der Cosmopolitan-Schule sind sie davon überzeugt. Und die Spätzle-Freunde ohnehin.

Neuerdings aber wachsen, sogar unter den führenden Köpfen der Öko-Branche, die Zweifel, ob Bio wirklich gesünder ist.

5. Kleistrige Struktur

Der bizarre Streit um die Frage, wie gesund Bio-Nahrung ist

Warten auf die Fledermäuse / Grobporiger Schaum: Vernichtende Kritik am Instant-Cappuccino / Bio ist gesünder – bis zum Fabriktor / Endlich gibt es Bio von Maggi! / Wo wächst eigentlich Hefeextrakt? / Wenn der Brei im Gläschen älter ist als das Baby / Die geheimen Abwehrtricks der Pflanzen / Aspirin-Wirkstoff in Bio-Suppe: Spektakuläre Erkenntnisse über ein Universalmittel der Natur

Es ist ein weitläufiges Anwesen, landschaftlich schön gelegen, auf einer Anhöhe mit Aussicht. In der Gaststätte gibt es Nudeln mit Gulasch, eine Gästegruppe spricht französisch. Kühe grasen auf der Weide. Auf der Wiese blühen blau die Vergissmeinnicht, lila der Klee, gelb die Krähenfüße. Ein kleiner grüner Ferrari-Traktor steht neben der Apfelplantage. Sie ist abgedeckt mit Netzen, und seltsame Schilder hängen an den Pfosten:

Reihe 14
VR Topaz
Mit Bc (4)
V3 (-M-)

Die Apfelbäume unterliegen einer strengen, wissenschaftlichen Beobachtung. Es geht um die geheimen Wirkkräfte der Natur und wie man sie fördern kann, zum Wohle des Menschen.

Gärtnern ohne Gift: Zurzeit warten sie darauf, dass die Fledermäuse kommen, aus dem nächsten Tal, damit sie die Blattläuse vertilgen. Sie überlegten schon, ob man sie anlocken oder hertransportieren soll, aber sie haben sich fürs Abwarten entschieden. Wir müssen Geduld haben, sagen sie. Irgendwann werden sie kommen. Die Forscher hier wollen der Natur sozusagen auf die Sprünge helfen.

Es ist die größte ökologische Forschungseinrichtung weltweit: das Forschungsinstitut für Biologischen Landbau (FiBL) in der schweizerischen 5000-Einwohner-Gemeinde Frick zwischen Zürich und Basel, eine internationale Organisation mit Niederlassungen in Deutschland und Österreich, mit 50 Hektar Land und fast 200 Mitarbeitern. Sie geben viel Geld aus, um Bio noch besser zu machen. Sie sind sozusagen die Avantgarde in Bio.

Und er ist der Chef: Professor Urs Niggli, ein freundlicher, kenntnisreicher älterer Herr mit grauen Resthaaren und einem verschmitzten Lächeln. Schwarze Hose, schwarze Schuhe, Esprit-Sakko und blau-weiß kariertes Hemd. Er ist ein gefragter Mann, von den Medien, in der Wissenschaft, auf Kongressen und natürlich bei den Gästen hier auf dem Anwesen.

In seinem Büro stapeln sich auf den Holzschränken die Gastgeschenke, Wein, Olivenöl, Marzipan. Geschnitzte Elefanten von indischen Besuchergruppen. Eine thailändische Delegation, angeführt vom Landwirtschaftsminis-

Der bizarre Streit: Wie gesund ist Bio-Nahrung?

ter, übergab ein gelbes Gefäß mit einem Foto des Königs. Neben seinem Flachbildschirm und dem Laptop liegt ein Kopfhörer, den nimmt er zum Skypen mit fernen Gesprächspartnern, und manchmal auch für Musik, klassisch: »Ich hör gern Haydn oder Mozart. Wenn hier viel los ist.«

Alle wollen alles wissen über die Wirkungen von Öko-Nahrung auf den Körper. Ob sie sich mit Bio-Lebensmitteln gesünder ernähren können. Das wollen die Presseleute wissen, das wollen natürlich auch die Eltern wissen, die ihren Kindern Bio geben, in der Hoffnung, dass sie gesünder aufwachsen. Und das will auch die Konkurrenz wissen, die mit Gift und Kunstdünger operiert und gar nicht glauben mag, dass Bio besser sei.

Eigentlich müsste Niggli ein glühender Befürworter von Bio-Hühnern und Öko-Möhren sein. Doch dann sagt er Sachen wie: »Es gibt keine wissenschaftlichen Studien, die belegen, dass Bio gesünder ist.« So wird er dann auch zitiert von den Medien, und so wird er dann sozusagen zum Kronzeugen gegen sein eigenes Anliegen.

Über Jahre hatte Bio einen guten Ruf. Die Medien waren begeistert. Doch irgendwann wandelte sich das Image. Es häuften sich Berichte, die keinen Unterschied sehen wollten zwischen den biologischen Nahrungsmitteln und den konventionellen und den Bio-Produkten sogar deutliche Qualitätsmängel attestierten.

Dabei ist der Fall eigentlich ganz klar, auch wissenschaftlich, von der Datenlage her: Bio-Früchte, Bio-Fleisch, Bio-Milch sind gesünder. Die biologische Produktionsweise erzeugt messbar bessere Nahrungsmittel, das lässt sich nachweisen bis hin zu medizinisch wirksa-

5. Kleistrige Struktur

men Substanzen, die in den Früchten wirken. Es gibt sogar spektakuläre Erkenntnisse über bestimmte Inhaltsstoffe, die den Körper stärken und vor Krankheiten schützen.

Eigentlich müsste es millionenteure Werbekampagnen geben für die Naturkost, zur Vorbeugung gegen Krankheiten. Im Gegensatz zu den isolierten Stoffen, die die Health-Food-Industrie propagiert, wirken die Bio-Substanzen in einem stofflichen Zusammenhang, der dem menschlichen Organismus gemäß ist.

Doch die gesundheitlichen Vorzüge können auch verschwinden. Ausgerechnet bei den Erfolgsprodukten des Bio-Booms, zum Beispiel bei Bio-Fertignahrung, wie Kartoffelpüreepulver, Gemüsebrühwürfel, Babyfood. Die Propaganda gegen Bio erhält neue Nahrung. Die Glaubwürdigkeit schwindet.

»Bio überzeugt immer weniger«, titelte sogar die linke »Tageszeitung«. Binnen weniger Jahre war der Anteil derer, die sagten, »Bio ist gesünder«, von 41 auf 28 Prozent gefallen. Und jene, die sagten, »Bio schmeckt besser«, sank von 28 auf 19 Prozent.

Joseph Rosen, emeritierter Lebensmitteltoxikologe von der Rutgers University im US-Staat New Jersey, meinte gar: »Konsumenten, die Biolebensmittel im Glauben kaufen, diese enthielten mehr gesundheitsfördernde Nährstoffe als konventionelle Lebensmittel, verschwenden ihr Geld.«

Der Imagewandel hatte sich seit langem angebahnt. Schon 1995 kam eine Studie des damaligen Berliner Bundesinstituts für gesundheitlichen Verbraucherschutz und Veterinärmedizin (BgVV, heute: Bundesinstitut für Risi-

Der bizarre Streit: Wie gesund ist Bio-Nahrung?

kobewertung, BfR) nach Auswertung von 150 wissenschaftlichen Untersuchungen zu dem Schluss, dass bei den Inhaltsstoffen, die den ernährungsphysiologischen Wert »bestimmen, keine wesentlichen Unterschiede« zwischen Öko-Produkten und denen aus konventioneller Erzeugung bestünden. Noch 2003 urteilte eine Expertenkommission der Bundesregierung in einem umfangreichen »Statusbericht«: »Bis heute gibt es letztlich keinen wissenschaftlichen Nachweis dafür, dass der ausschließliche oder überwiegende Verzehr von ökologisch erzeugten Lebensmitteln direkt die Gesundheit des Menschen fördert.«

Schon beim Apfel: »Was die Inhaltsstoffe und die gesundheitliche Wirkung betrifft, sind konventionell erzeugte Äpfel in der Regel genauso gut wie Ökoäpfel«, sagt Bernhard Watzl vom Karlsruher Max-Rubner-Institut, der ehemaligen Bundesforschungsanstalt für Ernährung.

Den meisten Wirbel verursachten Forscher aus London, vom Institut für Hygiene und Tropenmedizin. Nach Durchsicht von 162 wissenschaftlichen Studien aus den vergangenen 50 Jahren konstatierten auch sie: Bio-Nahrung sei nicht gesünder. Zwar seien mehr an manchen Nährstoffen enthalten und weniger Pestizide, aber das sei für die Gesundheit von untergeordneter Bedeutung.

Und dann häuften sich auch noch Berichte über Qualitätsmängel. So mussten Bio-Produkte in den USA besonders häufig zurückgerufen werden wegen erhöhter Keimbelastung.

Schließlich geriet auch noch der Geschmack in Verruf. Eine Bio-Pasta schmeckte »ausdruckslos«, die Füllung

»matschig-wässrig«. Das war die Stiftung Warentest, die in Deutschland höchst einflussreich und meinungsbildend ist. Sie schrieb in einer umfangreichen Studie: »Das Fazit unseres Vergleichs ist für Bio-Fans ernüchternd. In der Summe unterscheidet sich die Qualität von Öko- und konventionellen Lebensmitteln kaum.«

Sie hat immerhin 54 Tests ausgewertet, die in Test-Magazinen erschienen waren. Häufig gab es »sensorische Fehler«, etwa bei Olivenöl. Weitere Kritikpunkte: »Viele Keime, schlechter Geschmack.« Das war bei Kochschinken so und bei Hackfleisch. Immerhin waren die Keime nicht von Anfang an drin. »Nach Keimen suchen wir meist erst am Mindesthaltbarkeitsdatum oder am Verbrauchsdatum. Aber gerade Bioware steht mit der Haltbarkeitsfrist auf Kriegsfuß. Auf Konservierungsstoffe wird so weit wie möglich verzichtet. Damit sind Bioprodukte oft besonders sensibel und können rascher verderben als konventionelle Produkte.«

Zu wenig Konservierungsstoffe. Ein klarer Fall von Qualitätsmangel. Das sehen die Supermarktketten nicht so gern. Dann halten die Sachen nicht so lang, es schmälert den Profit. So sieht das wenigstens die Stiftung Warentest. Sie meint: »Kürzere Haltbarkeitsfristen wären nötig. Das ist aber leichter gesagt als getan. Schließlich erwartet der Handel von Bio-, aber auch von konventionellen Lebensmittelherstellern immer längere Haltbarkeitsspannen. Das rechnet sich, weil die Ware dann länger im Laden stehen kann.«

Zum Problem wird das bei den tollen Tütensuppen, Pulverpürees und all den anderen Supermarktprodukten. »Bei hochverarbeiteten Lebensmitteln haben Biohersteln-

Der bizarre Streit: Wie gesund ist Bio-Nahrung?

ler bisher die größten Probleme, ihre Produktqualität konkurrenzfähig zu machen.«

Bei denen geht's leider nicht ohne die Künste der Chemiker. Zum Beispiel bei einem Hightech-Produkt wie Margarine, das mit natürlichen Mitteln eigentlich gar nicht hergestellt werden kann. »Biomargarine kann ernährungsphysiologisch und sensorisch mit konventioneller schwer mithalten.« Der Grund: Das Pflanzenöl darf nicht »gehärtet oder umgeestert werden.« Das sind so die chemischen Verfahren, mit denen die Margarine hergestellt wird. Trauriges Fazit: »Biomargarine war ein kulinarischer Flop.« Note: mangelhaft. Am besten schnitt die fettreduzierte Margarine von »Becel« ab. Technisch sind die Leute von Unilever eben Profis.

Und weiter geht's mit der Stiftung Warentest durch den Bio-Supermarkt: Klagen gibt es bald an jedem Regal. Tüten-Kartoffelpüree wurde wegen »kleistriger Struktur« gebrandmarkt. Probleme gab es wieder »wegen des Verzichts auf bestimmte Zusatzstoffe«, so die Warentester, und sie sagen auch, wie es besser geht: »Konventionelle Kartoffelbreie verdanken ihre geschmeidige Konsistenz oft Stabilisatoren und Emulgatoren. Konservierungsstoffe sorgen für Haltbarkeit.« Bei den Ökos ist der Lebensmitteltechniker wohl auf Dauerurlaub. Kein Wunder, dass die Produkte abschmieren.

Und dann der Gipfel der Testserie, beim Cappuccinopulver. Das vernichtende Urteil der Warentester: »grobporiger Schaum«. Eine schallende Ohrfeige für Öko. Die Schaumfrage zeigt: Es geht bei den Urteilen der Warentester nicht um die gesundheitlichen Qualitäten der Nahrung. Die Qualitätskriterien sind die des Lebensmitteltechnikers, die er an Hightech-Nahrung eben so stellt. Und bei Hightech oder besser Highchem ist Bio leider hintendran, was sich dann auch auf den Geschmack auswirkt: »Bioprodukte schmecken im Allgemeinen nicht anders als konventionelle. Ökolebensmittel haben bisweilen sogar kulinarische Nachteile, wenn sie hochverarbeitet sind. Die Verwendung ökologischer Zutaten allein führt nicht zu einem sensorisch optimalen Endprodukt.«

Anders sieht es aus, wenn die Naturkost natürlich ist: »Bio scheitert oft bei Fertiggerichten, punktet aber bei naturnaher Produktion«, bilanzieren die Warentester: »Kommt es auf naturnahe Produktion an, setzt Bioware meist Qualitätsstandards«. Fazit: »Frisch vom Feld: Bio ist meist top.« Fast alles ist frei von Pestiziden: Tomaten, Äpfel, Limetten, Rucola, Tee. Da meint auch die Stiftung Warentest: »Das ist ein klarer gesundheitlicher Vorteil.«

Vielleicht lag es daran, dass es den Klosterschwestern von Heiligenbronn schon nach kurzem besserging, als sie an einem berühmten Experiment teilnahmen, das die Vorzüge der Bio-Kost erkunden sollte. Die Studie war vom Forschungsring für Biologisch-Dynamische Wirtschaftsweise erstellt worden, also von einer Brancheneinrichtung aus dem Bio-Milieu, weswegen manche hinterher ein bisschen an den Aussagen herumzweifelten. Gleichwohl ist die Studie in die Forschungsgeschichte eingegangen, als Meilenstein sozusagen beim Nachweis der Vorzüge von Naturkost.

Heiligenbronn ist ein Wallfahrtsort auf einer Hochfläche im Schwarzwald, oberhalb der 20 000-Einwohner-Gemeinde Schramberg, 100 Kilometer südwestlich von Stuttgart, inmitten von Wiesen und Wäldern. Weit reicht

Der bizarre Streit: Wie gesund ist Bio-Nahrung?

der Blick. Heute ist es eine riesige Anlage, ein ganzes Dorf mit Blindenschule, Gehörlosenschule, Behindertenwohnheim. 440 Behinderte leben hier, dazu noch mal so viele Betreuer. Zwischen den blitzsauber renovierten Gebäuden immer wieder Rasen, es gibt ein Café, ein Casino für die Mitarbeiter, ein Sinnesparcour, dazu eine Schwimmhalle, eine Sporthalle und hinten, am Waldrand, ein Gehöft.

Die Schwestern haben mittlerweile alles an eine Bischöfliche Stiftung übertragen, die hat kräftig renoviert. Seit dem 19. Jahrhundert sind die Schwestern im Sozialen unterwegs, seit dem Mittelalter sogar ist der Ort eine Wallfahrtsstätte. Heiligenbronn kommt von Heiliger Brunnen. Seit dem 14. Jahrhundert ist die Quelle bekannt, sie sprudelt bis heute, direkt in der Kirche, im Untergeschoss.

Es ist ein bisschen wie in Lourdes, wo auch die Lahmen anreisen, beten, trinken und aus dem Rollstuhl aufstehen, jedenfalls den Legenden zufolge. Auch in Heiligenbronn können die Leute Wasser abfüllen, auch hier hat es offenbar heilsame Wirkung. Die ganzen Wände sind voll mit sogenannten Votivtafeln: Die Leute danken für Wunderheilungen mittels Wasser: »Maria hat geholfen.«

Bei den Schwestern war es nicht das Wunderwasser. Es war auch nicht der Glaube. Schließlich ist alles wissenschaftlich überprüft worden.

Schwester Maria Gratia war damals schon dabei, als sie diese Ess-Versuche machten. Seit 46 Jahren ist sie im Kloster. »Mir hat auf jeden Fall diese Ernährung sehr gut geschmeckt«, sagt Schwester Maria Gratia.

Hinterm Haus ein Klostergarten. Thymian, Pfefferminz, Lavendel, Königskerze, Salbei, Zitronenmelisse, Ringelblumen für Tee und Salbe. Ordensgründer war der heilige Franziskus. »Er hat viel Wert auf die Bewahrung der Schöpfung gelegt, und unser Auftrag ist auch ein guter Umgang mit der Schöpfung.« Deshalb haben sie mitgemacht bei der Bio-Studie.

Eine flinke Person kommt ums Eck, in der Schwesterntracht, Karton unterm Arm, Schere in der Hand. Sie lacht, scherzt. Schwester Irene: »Pfefferminz, brauch ich für Tee. Der wird getrocknet und klein geschnitten.« Sie war früher Erzieherin, ist gerade 80 geworden.

Das ist nun die Frage, warum Schwester Irene so jugendlich wirkt mit ihren 80 Jahren. Was hält jung? Das Leben ohne Männer? Die Spiritualität? Der Pfefferminztee? In Heiligenbronn wollten sie herausfinden, ob man auch mit Bio-Nahrung dazu beitragen kann. 23 Schwestern haben damals an dem Versuch teilgenommen. Ute war dabei, steht jetzt in der Küche, an einem riesigen Kochtopf, in dem es dunkelrot köchelt. »Das ist Johannisbeermarmelade.« Sie haben immer noch diese riesigen Kochanlagen.

Schwester Maria Gratia sagt: »Wir durften gar nichts anderes essen. Wenn Besuch kam, das war im Herbst, und wir Trauben geschenkt bekamen, da mussten wir sagen: ›Tut uns leid, dürfen wir nicht essen.‹ Oder wenn jemand von der Bäckerei kam und sagte: ›Guck, ich hab dir Brezeln mitgebracht‹, da mussten wir sagen: ›Tut uns leid, dürfen wir momentan nicht essen.‹ Das war schon eine ständige Herausforderung.«

Ute nickt.

»Wir durften nichts mehr von hier verwenden, keine Nudeln, kein Gewürz, keinen Reis. Gell, Ute.«

Ute nickt.

Sie sind dann auch tatsächlich gesünder geworden. »Einige sagten, sie hätten weniger Verdauungsprobleme, weniger Kopfschmerzen, ich hatte weniger Magenschmerzen«, sagt Schwester Maria Gratia. Sie war früher Lehrerin an der Gehörlosenschule.

»Eine andere Aussage war: Ich bin nach dem Mittagessen nicht mehr müde. Ich kann besser denken. Es gab auch Mitschwestern, die Äpfel normalerweise nicht vertragen, und beispielsweise Bläschen im Mund bekamen. Bei den rohen Bio-Äpfeln hatten sie keine Schwierigkeiten. Die meisten fanden: Es schmeckt uns viel besser. Die Mohrrüben, der Quark – herrlich! Und was wir noch gemerkt haben: Wir mussten nicht so viel essen, wurden schneller satt. Ich hab gemerkt, ich brauch weniger. Wir haben aufgeschrieben, wie viel Schöpflöffel Suppe wir genommen haben, wie viel Reis. Wir haben gemerkt, beim Brot, beim Quark, dass das sehr sättigend war und dass wir viel weniger brauchen.«

Das ergab auch die Auswertung der Untersuchung. Es hatte sich nicht nur das Wohlbefinden der Schwestern deutlich erhöht. Auch die messbaren Werte hatten sich verbessert: Der Blutdruck war gesunken, der Immunstatus, messbar an den sogenannten »T-Helferzellen«, hatte sich verbessert. Und die Kalorienaufnahme war gesunken, so der Abschlussbericht: »Obwohl in den beiden verglichenen Zeitabschnitten nach genau dem gleichen Speiseplan gekocht wurde, nahmen die Teilnehmerinnen in der biologisch-dynamischen Phase weniger Kalorien auf als in der Zeit davor und danach.« Sie hatten tatsächlich weniger gegessen – aber nicht abgenommen. Offenbar nährt Bio besser. Körperliche Fitness und Belastbarkeit waren gestiegen, der Anstieg zeigte einen »hochsignifikanten Verlauf«.

Acht Wochen dauerte das Experiment. »Hinterher, da hat uns das Essen gar nicht mehr so geschmeckt«, sagt Schwester Maria Gratia. Mittlerweile sind sie Teil des mittelständischen Sozialbetriebs und essen wie die anderen hier in der Einrichtung: »Heute kommt das Essen von unserer Großküche drüben. Cook and Chill heißt das Verfahren. Da sollen die Nährstoffe weitgehend erhalten bleiben.«

Die Zeit bleibt auch im Kloster nicht stehen.

Die Zeit ist auch bei Bio nicht stehengeblieben. Die Entwicklung geht voran. Bio ist immer erfolgreicher geworden, manche Bio-Produzenten wurden zu richtigen Konzernen, mit sprudelnden Gewinnen. Das ist auch der herkömmlichen Konkurrenz nicht verborgen geblieben. Bio wurde modern, Bio wurde immer zeitgemäßer: Die herkömmlichen Konzerne legten sich Bio-Produktlinien mit dem gesunden Image zu. Und die Bio-Konzerne passten sich an die Angebote der anderen an. Sie konkurrieren ja um die gleichen Kunden.

Der Unterschied zwischen Bio und den anderen schwindet. Sie sehen verblüffend ähnlich aus, die Gemüsebrühpulver aus dem Glas oder dem Plastikbehälter vom konventionellen Food-Konzern Maggi oder den Bio-Konkurrenten Alnatura und Natur-Compagnie. Sieht gleich aus, und schmeckt auch gleich. Aber Maggi ist jetzt irgendwie vornedran. »Maggi schafft Durchbruch mit Bio«, titelte die »Lebensmittelzeitung«. Bei Maggi sieht Bio jetzt auch nicht mehr nach Naturkost aus, nach Möhren, Äpfeln, Brokkoli. Bio sieht jetzt mehr nach Supermarktregal aus, und es sind auch die ganz normalen Supermarktwaren, die man aus dem Werbefernsehen so kennt, nur eben in Bio. Der »Mega-Trend« (»Lebensmittelzeitung«) dabei sei jetzt die »Kombination von Convenience à la Maggi und Frische«, etwa gekühlte Tortellini mit »Maggi-Fix«.

Bio mit »Maggi-Fix«: Da wenden sich Bio-Puristen mit Grausen. Der Kunde aber greift zu, und zwar in Massen. Weil Maggi draufsteht, und Maggi steht für Vertrauen. »Für viele Verbraucher ist Bio von Maggi offenbar eine Art TÜV-Siegel dafür, dass Geschmack und natürliche Zutaten gewährleistet sind«, sagt Maggis Marketinggeschäftsführer Andreas Peters.

Die Zutaten nähern sich dann auch an. Die neuen Bio-Zutaten kommen aus den gleichen Fabriken wie die übrigen Supemarktprodukte. Zum Beispiel die Farbstoffe, etwa Annatto (E 160 b) für Cheddar-Käse. Der wird laut Hersteller »entwickelt aus natürlichen Quellen«. Und ist dennoch »säure-, hitze- und lichtstabil in biologischen Speisen und Getränken«. Die Natur muss eben ein bisschen verwandelt werden, und darauf sind sie spezialisiert beim Farbstoff-Hersteller, dem Bakterienkonzern und Gen-Pionier Christian Hansen in Dänemark. Der produziert jetzt auch Bazillenkulturen und Zusätze für Öko-Fabrikanten.

Die Annäherung geht weiter, das Ei kommt jetzt aus dem Tetrapak, vom Eierkonzern Wiesenhof, wahlweise in »Bio-Vollei«, »Bio-Eigelb«, »Bio-Eiweiß«, »Bio-Schlemmer-Rührei«. Das Huhn hat es natürlich nicht im Tetrapak, sondern in der altmodischen Schale gelegt, es muss deshalb ein bisschen zurechtgemacht werden, das Ei, auch haltbarer, etwa mit Zitronensäure E 330.

Und die Bio-Superstars machen plötzlich ganz normale Schlagzeilen. In der Szene-Limonade »Bionade« fand »Öko-Test« einen überhöhten Zuckeranteil, mehr als angegeben. Die Verbraucherschutzorganisation Foodwatch monierte Aromen als Geschmacksgeber. Und jetzt wurde die Firma an Dr. Oetker verkauft. Annäherung geglückt.

Bio klingt prima, und deshalb gibt es auch im sympathischen Restaurant des schwedischen Möbelhauses Ikea jetzt Bio: Bio-Rinderroulade mit Bio-Kartoffelpüree und Bio-Rotkohl. Schmeckt ganz normal nach Kantine, dank all den Zusätzen für die Kantine: Maltodextrine, Aromen, Xanthan, Natriumnitrit, Ascorbinsäure, Glukose.

Das ist die neue Naturkost. Voll mit Zutaten, die nirgendwo in der Natur gewachsen sind. Der wichtigste der neuen Zusätze ist sicher Hefeextrakt, der neue Geschmacksverstärker, der keiner ist. Der Ersatz für Glutamat.

Hefeextrakt: So schmeckt Bio. Ob bei Maggi, Alnatura oder Rapunzel.

Der Geschmack ist ja für die Verbraucher immer das Wichtigste. Viele sind zu Bio-Fans geworden, weil in Bio normalerweise alles besser schmeckt: Bio-Erdbeeren, Bio-Hühner, Bio-Eier, Bio-Milch.

Mit Hefeextrakt gibt es jetzt eine epochale Neuerung, einen neuen Geschmack, der plötzlich universell ist. Der in ungezählten Bio-Supermarktlebensmitteln enthalten ist, von der Tüten-Hühnersuppe über die Kartoffelchips

Der bizarre Streit: Wie gesund ist Bio-Nahrung?

bis hin zu den Öko-Versionen der »Fünf-Minuten-Terrine«. Öko schmeckt jetzt exakt gleich wie Maggi. Maggi schmeckt öko.

Und alles dank eines Geschmacksmittels, das als Glutamat-Ersatz mit besserem Image gilt. Und ebenfalls Glutamat enthält, von Natur aus. Hefeextrakt ist das Symbol: Hier wächst zusammen, was nicht zusammengehört.

Hefeextrakt ist der Geschmacksverstärker der Zukunft. Klingt prima, so wie Hefezopf, Hefeweizen. Und es hat nicht so ein hässliches Image wie Glutamat. Auch wenn Glutamat enthalten ist – von »Natur« aus.

Aber wo wächst denn Hefeextrakt? Können wir den Acker besuchen, bei der Ernte teilnehmen?

Leider nein, sagt die Öko-Firma Alnatura. Sie haben da einen Lieferanten in Frankreich, und der will »die Rezeptur und den Produktionsprozess aus Wettbewerbsgründen nicht offenlegen«.

Leider kam auch von Rapunzel keine Einladung auf den Acker.

Und Nestlé ist bedauerlicherweise »vertraglich daran gebunden«, die »Lieferanten nicht zu nennen«. Es ist ein großes Geheimnis um den Hefeextrakt. Es gibt sehr wenig aufschlussreiche Literatur zu Hefeextrakt; »weder im Hinblick auf die Inhaltsstoffe noch auf die Verwendung von Hefeextrakt« existiere »ausreichend Datenmaterial«, bemängelte eine Studie der Fachhochschule Münster, die versucht hat, das Geheimnis ein bisschen zu lüften, im Auftrag des Bundesverbandes Naturkost Naturwaren, gefördert vom Berliner Verbraucherschutzministerium.

Sicher ist: Natürlich ist er nicht. Deswegen ist der Acker auch nicht zu besichtigen, auf dem Hefeextrakt wächst. Es gibt ihn nicht. Hefeextrakt wächst nirgends. Hefeextrakt wurde erfunden, 1902 in Großbritannien. Ausgangspunkt ist Bierhefe, die wird mehr oder weniger chemisch bearbeitet, um Aminosäuren herauszulösen. Natürlich ist das nicht so direkt.

Seit den 1970er Jahren beschleunigen Enzyme den Produktionsprozess. Spezielle Enzyme produzieren spezielle Geschmacksrichtungen, nach geröstetem Rindfleisch oder Huhn. Oder Umami, das ist der Glutamatgeschmack.

Berühmtester Hersteller ist die britische Marmite Food Company, jetzt bei Unilever. Wichtigster deutscher Hersteller ist Ohly in Hamburg, heute ein Teil der britischen ABF Ingredients Company. Ohly expandiert, eröffnete schon eine Fabrik in China, in Acheng bei Harbin im kalten äußersten Nordosten Chinas, nahe der russischen Grenze. Jahreskapazität 15 000 Tonnen, Investitionssumme 50 Millionen Dollar. Weltweit werden schon über 130 000 Tonnen Hefeextrakt im Jahr produziert. »Der Markt für Hefeextrakt wächst ständig, vor allem in den asiatischen Ländern. Wir wollen gut aufgestellt sein, um diese Nachfrage befriedigen zu können«, sagt Ohly-Boss Robert Rouwenhorst. In Shanghai haben sie ein Verkaufsbüro und Anwendungscenter eröffnet.

Wie Hefeextrakt auf den Körper wirkt, weiß niemand. Der gesundheitliche Effekt von Hefeextrakt sei unbekannt, so die Studie der Forscher aus Münster.

Für die Bio-Fabriken ist Hefeextrakt unverzichtbar, weil die Produzenten wichtige Nahrungsmittel sonst gar nicht herstellen können, zum Beispiel Paprikachips. »Für die Verwender von Hefeextrakt besteht die Problematik,

Der bizarre Streit: Wie gesund ist Bio-Nahrung?

dass beliebte Geschmacksmuster (z. B. von Paprikachips) nicht ohne den Einsatz von Hefeextrakt auskommen.«

Bio-Paprikachips: So ein Geschäft kann sich ein Öko-Produzent natürlich nicht entgehen lassen. Ebenso wie die »Gemüsebrühe« aus dem Glas.

Die Hersteller haben dabei allerdings das Problem, dass sie eine Gemüsesuppe herstellen müssen praktisch ohne Gemüse. So teilt Hersteller Rapunzel mit: »Denn wenn Sie normalerweise eine Gemüsesuppe kochen, dann verwenden Sie ja sehr viel Gemüse, kochen diese und alle Aromastoffe des Gemüses sind in dem Suppen-Sud enthalten. Bei einem Fertigprodukt muss die aufzukochende Menge sehr reduziert werden, deshalb braucht man einen geeigneten Geschmacksträger«, eben Hefeextrakt.

Für die gesundheitsbewussten Bio-Kunden ist das natürlich ein Problem. Da will jemand Gemüse essen, womöglich weil es gesund sein soll, und greift zur »Gemüsebrühe« von Rapunzel. Da ist aber leider kaum Gemüse drin, weil ja laut Rapunzel die Gemüsemenge »sehr reduziert« wurde. Das Gemüse, das nicht drin ist, kann dem Körper natürlich auch keine Vitamine zur Verfügung stellen, keine sekundären Pflanzenstoffe, keine Ballaststoffe. Stattdessen ist Hefeextrakt drin, mit völlig unbekannter gesundheitlicher Wirkung.

Verständlich also, wenn der sympathische Herr Niggli aus der Schweiz sagt: »Diesen Beweis kann man nicht führen, dass Bio gesünder ist.« Er muss es ja wissen. Er ist sozusagen der führende Bio-Forscher weltweit. Seit 1990 ist er schon am Forschungsinstitut für Biologischen Landbau. Sein Institut hat Kooperationen mit 200 landwirtschaftlichen Betrieben, mit der deutschen Öko-Uni im hessischen Witzenhausen, mit der holländischen Agrar-Universität in Wageningen, mit der Eidgenössischen Technischen Hochschule (ETH) in Zürich und der britischen University of Newcastle upon Tyne und vielen mehr. Er kennt sich also aus in der Wissenschaftslandschaft. Und er sagt: »Das ist die wissenschaftliche Datenlage. Es gibt keine Studie, bei der sich eine Gruppe von Menschen über zehn Jahre biologisch und die andere konventionell ernährt hätte, so dass man sagen könnte, diese Gruppe ist gesünder als die andere.«

Nun ja, solche neutralen Langfriststudien gibt es auch weder für »Actimel« noch für »Becel«. Und trotzdem haben die Hersteller keine Hemmungen, ihre Produkte lauthals als gesund anzupreisen. Niggli aber sagt: »Die Gesundheit hat nicht nur mit dem Essen, sondern auch mit dem gesamten Lebensstil zu tun. Wenn man zwei Versuchsgruppen hätte, und die Bio-Gruppe würde vor allem Fast Food essen, und die andere Obst und Gemüse, dann wäre bestimmt die Nicht-Bio-Gruppe gesünder. Wenn ich nur einen Hamburger oder eine Fertiglasagne in die Mikrowelle schiebe, dann ist es völlig gleichgültig, wie es angebaut wurde. Das ist so weit entfernt vom geernteten Produkt, dass die gesundheitliche Wirkung nicht mehr von der Anbauweise beeinflusst wird.« Es gibt also gesündere Nahrungsmittel, und weniger gesunde. Und je mehr die Naturkost sich vom Acker entfernt, je mehr sie industriell verarbeitet wird, desto mehr schwinden ihre gesundheitlichen Vorzüge.

Mit dieser Meinung steht Niggli nicht allein: Bio ist gesund – bis zum Fabriktor, schrieb das Wissenschaftsmagazin »New Scientist«. Öko-Fabrikware ist genauso ge-

Der bizarre Streit: Wie gesund ist Bio-Nahrung?

fährdet, »exzessive Mengen von Fett, Salz und Zucker zu enthalten wie die Nicht-Bio-Konkurrenten«, so der »New Scientist«. Und sie sind genauso minderwertig hinsichtlich der Nährstoffe. So meint also Fachmann Niggli: »Das ist sowieso die Frage, ob es wünschenswert ist, dass man tote Produkte herstellt. Bio fürs Baby zum Beispiel. Der Brei aus dem Gläschen, den man verfüttert, ist ja oft älter als das Kind, das ihn kriegt. Das hat nichts mehr mit dem zu tun, was eine Mutter will, frische, natürliche Nahrung für ihr Kind.«

Babyfood aus dem Gläschen ist nicht nur älter als das Kind, das ihn isst. Es ist auch minderwertig im Vergleich zu echtem, selbstgemachtem Brei, enthält weniger Vitamine, ist zudem steril, das Baby kann sein Immunsystem nicht so gut trainieren. Auch Bio-Kartoffelbrei aus der Tüte hat weniger Vitamine als selbstgemachter.

Je weiter die Naturkost von der Natur sich entfernt, desto ungesünder wird sie. Wenn Kühe nicht artgerecht gefüttert werden, mit Heu und Gras, dann sinkt auch bei Bio-Milch der Gehalt an gesunden Fettsäuren. Und es steigt die Gefahr für Krankheitserreger. So wurden auch in Öko-Würsten schon bestimmte aggressive Ehec-Keime nachgewiesen (»Enterohämorrhagische Escherichia coli«), die entstehen, wenn Rinder getreidehaltiges Kraftfutter bekommen statt Gras. Auch die Globalisierung der Öko-Branche fordert ihre Opfer. So etwa bei jener Epidemie durch völlig neuartige Bakterien aus der Ehec-Familie, bei der 2011 in Europa 53 Menschen starben. Die Bakterien waren, wie monatelange Recherchen ergaben, mit Bockshornkleesamen aus Ägypten eingewandert.

Wenn die Produktion von Naturkost allerdings naturnäher stattfindet und die Natur auch näher am Verbraucher ist, dann kann sie in der Tat gesundheitliche Vorzüge haben. Bio-Früchte enthalten mehr von sogenannten sekundären Pflanzenstoffen, dazu gehören Antioxidantien wie etwa die Polyphenole, die in richtiger Dosierung vor Krebs schützen sollen, aber auch vor Herz-Kreislauf-Erkrankungen, und die darüber hinaus das Gehirn auf Trab halten sollen. Sie enthalten mehr von sogenannten Flavonoiden und Betacarotinen. Bio-Milch enthält mehr gesunde Fettsäuren, jedenfalls wenn die Kühe artgerecht gehalten werden und auf der Wiese grasen dürfen. Und mehr konjugierte Linolsäure (CLA), jenen Stoff, den die Hightech-Firmen wie BASF wieder künstlich ins Essen einbauen wollen.

Die Bio-Früchte enthalten natürlich auch weniger Gifte, Pestizide, die als Hormonstörer (»Endocrine Disruptors«) wirken und viele Körperfunktionen stören. So haben Bio-Esser nach einer dänischen Studie um 43,1 Prozent höhere Spermienkonzentrationen – und sie sind folgerichtig fruchtbarer.

Kinder, die Bio essen, sind sechsmal weniger mit hochgiftigen Organophosphaten belastet, fanden US-Forscher der Universität von Washington in Seattle heraus.

Öko-Eier haben weniger antibiotikaresistente Keime als die konventionellen. Und Bio macht schön: Forscher von der Berliner Charité fanden heraus, dass Eier von glücklichen Hühnern, die Zugang zu Grünland haben, eine bessere Haut machen.

Am wichtigsten aber ist wohl: Bio enthält mehr von einem Stoff, der offenbar als allgemeine Abwehrwaffe wirkt: Salicylsäure. Das ist der Wirkstoff aus dem »Aspirin«, der gesund hält, weil er Krankheiten abzuwehren hilft. Diesen Stoff betrachten manche Forscher als eine Art Universalheilmittel der Natur, das leider aufgrund moderner industrieller Landwirtschaftsmethoden aus der Nahrung weitgehend verschwunden ist.

Das britische Wissenschaftsmagazin »New Scientist« meldete: »Biologisches Essen kann helfen, Ihr Risiko für Herzattacken, Schlaganfall und Krebs zu reduzieren.« Der Biochemiker John Paterson und sein Team von der Universität im schottischen Strathclyde hatten herausgefunden: Suppen aus biologischem Gemüse enthalten veritable Mengen an Salicylsäure. Die Suppen aus konventionellem Gemüse enthielten erheblich weniger von dem Stoff, manche gar nichts. Der Salicylgehalt lag in den untersuchten Suppen bei durchschnittlich 177 Nanogramm pro Gramm, der höchste war 1040 Nanogramm.

Die universelle Wirksamkeit zeigen Studien zu »Aspirin«, dem Medikament, das 1897 von Chemikern des deutschen Pharmakonzerns Bayer entwickelt worden ist. Es kann nicht nur Schmerzen reduzieren. Es wirkt unter anderem Arterienverhärtung und Darmkrebs entgegen, wird sogar als Therapeutikum gegen neurodegenerative Erkrankungen angesehen. Es soll das Alzheimerrisiko um mehr als zehn Prozent reduzieren, das Risiko für Herzanfälle und Schlaganfall um mindestens ein Drittel. Gegen Rheuma soll es auch helfen. Es kann sogar verschiedenen Krebsarten vorbeugen.

Bei Testpersonen, die täglich Salicylsäure zu sich nahmen, war das Risiko, an Krebs zu sterben, um 21 Prozent geringer. Sie schützt vor unterschiedlichsten Tumoren, vom Speiseröhren- über den Dickdarm- bis zum Lungenkrebs. Tägliche Einnahme senkt sogar das Risiko, in den nächsten fünf bis zehn Jahren zu sterben, um zehn Prozent.

Diese »Aspirin«-Wirkungen könnten auf einen natürlichen Krankheitsschutz zurückzuführen sein, der eigentlich der Nahrung innewohnt, meint der britische »Aspirin«-Experte Gareth Morgan vom National Public Health Service in Wales: »Hat ›Aspirin‹ all diese Gesundheitsvorteile, weil die Salicylate ein natürlicher Bestandteil unserer Nahrung sind? Viele Pflanzenarten produzieren Salicylate als Abwehrmechanismen. Sie veranlassen zerstörte und erkrankte Zellen, sich selbst auszulöschen. Früchte und Gemüse, die viele Salicylate enthalten, erhöhen deshalb die Chancen, sich Krankheiten, Angriffen und Zerstörungen zu widersetzen.« Aufgrund unserer Veränderungen in der Nahrungsproduktion und veränderten Essgewohnheiten, meint Morgan, »scheinen wir jetzt einen Mangel an Salicylaten zu haben. Jeder ist immer Faktoren ausgesetzt, die sein Risiko für Krankheiten erhöhen oder verringern. Salicylate könnten helfen, die schädlichen Effekte von Faktoren zu begrenzen, die das Krankheitsrisiko erhöhen.«

Er glaubt, wenn die Leute beginnen würden, ab dem 50. Geburtstag täglich eine niedrige Dosis von »Aspirin« zu nehmen, könnten sie die Chance verdoppeln, über 90 zu werden: »Die potenziellen Effekte für die Volksgesundheit sind so groß, dass es falsch wäre, diesen wichtigen Tatbestand zu ignorieren.« Doch leider gilt auch hier, wie bei allen Pillen: Keine Wirkung ohne Nebenwirkung. »Aspirin« kann beispielsweise Blutungen im Magen-Darm-

Der bizarre Streit: Wie gesund ist Bio-Nahrung?

Trakt auslösen. Hunderte von Menschen sollen alljährlich in den USA eine »Aspirin«-Vergiftung erleiden, wie die amerikanische Glamour-Millionärin Sunny von Bülow. Ihr Mann Claus von Bülow hatte seine Frau auf dem Schlafzimmerteppich gefunden, blutend aus einer Kopfwunde. Sie kam, erblindet und bewusstlos, auf die Intensivstation und lag 28 Jahre lang im Koma, bis sie in einem privaten Pflegeheim starb.

So etwas passiert bei Karotten und Sellerie vom Bio-Bauern natürlich nicht. Der »Aspirin«-Wirkstoff aus den Bio-Früchten ist besonders faszinierend, weil er dafür sorgt, dass der Körper dem pausenlosen Angriff von Krankheitserregern und Krebsauslösern einfach besser widerstehen kann. Der britische »Aspirin«-Experte sieht hier gar ein neues Vitamin, das »Vitamin S«: »Es gibt gute Gründe anzunehmen, dass die menschliche Nahrung einst kleine, aber wirksame Mengen von Salicylaten aus Obst und Gemüse enthielt. Wir sollten daher Salicylate als Mikronährstoffe einstufen, ähnlich wie Vitamine und Antioxidantien, die wichtig sind, um uns bei guter Gesundheit zu erhalten – vielleicht werden wir sie in Zukunft als ›Vitamin S‹ kennen.«

Der Entdecker des »Aspirin«-Wirkstoffs in Bio-Nahrung, John Paterson, ist vielleicht ein besonders glaubwürdiger Zeuge, weil er kein Öko-Jünger ist, aber in diesen »Aspirin«-Wirkstoffen ein wichtiges Argument für Bio sieht: »Ich bin kein Evangelist für die Ökobewegung, aber da ist ein wirklich substanzieller Unterschied.« Sein Fazit: »Biologisch essen könnte gut für Sie sein.«

Das räumt auch Bio-Großforscher Niggli ein. Schließlich forschen sie ja an seinem Institut an genau jenen Methoden, die die Pflanzen stärken sollen. Mit Nützlingen, wie der Schlupfwespe *Microplitis mediator*, für die hier eigens Blumen wachsen, unter Neonlicht, in Gewächsschränken Marke GroBank Mobylux vom Typ BB-XXL.3. Blau blüht die Kornblume, *Centaurea cyanus*, darunter Iberis Amara, die Schleifenblume, die weiß blüht. Am Nektar dieser Pflanzen labt sich dann *Microplitis mediator* und vernichtet Mamestra Brassicae, die böse Kohleule. Sie frisst hässliche Löcher in Kohlpflanzen.

Das Gute siegt. Wenigstens hier im Keller des Forschungsinstituts für biologischen Landbau. Dass diese Pflanzen und ihre Früchte, ab Acker, dann auch gut für den menschlichen Organismus sind, davon ist auch Niggli überzeugt: »Für mich sind Biolebensmittel gesünder. Denn Rückstände von Pestiziden möchte ich nicht essen, auch wenn mir die Behörden versichern, sie seien harmlos. Auch von den Inhaltsstoffen her. Diese bioaktiven Stoffe. Sekundäre Pflanzenstoffe Antioxidantien. Phenole. Das sind alles mögliche positive Effekte. Das kann man nicht abstreiten. Die qualitativen Unterschiede sind tatsächlich statistisch signifikant.«

Klar, dass das auch besser schmeckt, wenn die Früchte der Natur, mit all ihren krankheitsabweisenden Wirkstoffen, zusammengerührt werden, in wenigen Elementen, die zueinander passen, und dann auch noch schön aussehen. Zum Beispiel in einer Avocadosuppe.

Man nehme eine reife Avocado, löse das Fruchtfleisch aus der Schale und werfe den Stein weg, übergieße sie mit dem Saft einer halben Zitrone, koche sie sodann zusammen mit einer klein gewürfelten mittelgroßen Kartoffel

Der bizarre Streit: Wie gesund ist Bio-Nahrung?

in wenig Wasser, bis alles gleich weich ist. Dann füge man Milch dazu, bis es die gewünschte Konsistenz hat.

Das ist jetzt natürlich ziemlich Old School. Pflanzen, die echt gewachsen sind, sogar als Lebensmittel angepflanzt wurden, einfach zu Hause kochen. Der Körper gewinnt daraus eine Fülle, vermutlich Tausende von Substanzen, die gut für ihn sind.

Für den Körper ist das gut, für die Konzerne hingegen, die sich der gesunden Ernährung verschrieben haben, ist das zu einfach und zu wenig profitabel.

So scheint es zu einem Wettbewerb zweier Systeme zu kommen. Auf der einen Seite die eher naturnahe Variante mit den überlieferten und daher auch öffentlichen Rezepten für das gute Leben. Auf der anderen Seite der rabiate Umbau der Natur, ohne Rücksicht auf Zusammenhänge, mit Patenten auf die Neuschöpfungen und daher immer ein bisschen geheimnisvoll.

6. Joghurt gegen Joghurt

Hightech oder Natur:
Der Kampf zweier Geschäftsmodelle
um die Zukunft

*Ein Ort, zwei Welten, inmitten der schönsten Landschaft /
Die Gärtnerei ist sehr offen, die Fabrik eher nicht /
Der neue Job der grünen Mikroalge / Auch Monsterbacke
hat jetzt einen Anwalt / Tolle Patente: BASF kann jetzt
Vitamine aus Müll machen / Analysten happy, Investoren
im Glück / Je dicker die Bäuche, desto dicker das Geschäft /
Ganz am Rande blüht die Pflanze der Unsterblichkeit*

Ein blühendes Paradies. Ein riesiges Gelände am Waldrand, Kieswege, kleine Pavillons, Tausende von Pflanzen – in langen Reihen von Beeten im Freien, in großen Gewächshäusern und in kleinen Töpfchen auf Tischen die Kräuter: Lavendel, Estragon, Salbei. Manches klingt wie aus dem Märchen, Ehrenpreis und Tausendgüldenkraut. Doch es ist ganz Gegenwart, es ist eine Gärtnerei, und es ist auch ein Geschäftsmodell.

Das andere Modell ist am anderen Ende der Stadt zu besichtigen.

Es steht gleich am Ortseingang, mitten im Maisfeld. Eine Fabrik, mit hohen Schloten, silbern glänzenden Tanks. Vor dem Tor warten Lastwagen. »BASF« steht auf einem der Fabrikgebäude. Der weltgrößte Chemiekonzern produziert hier die modernsten Zutaten für die gesunde Ernährung.

Der Ort heißt Illertissen, ein 16 000-Einwohner-Städtchen zwischen Ulm und dem Allgäu. Ein weißes Schloss thront hoch über der Stadt, Kirchtürme sind weithin zu sehen, Felder und Wälder drumherum. Eine postkartenschöne Landschaft, und am Horizont die schneebedeckten Alpen. Ein Ort, zwei Welten. Zwei Geschäftsmodelle und zwei Wege, mit dem Geheimnis der gesunden Ernährung umzugehen.

Die eine, eher offene Methode pflegt Dieter Gaissmayer in seiner Gärtnerei. Er hat nicht nur Pflanzen, es gibt auch ein kleines, rustikales Café. Mit großen Fenstern, ein paar Tische und Stühle draußen im Freien. Und einen Laden mit Manufactum-Gartensachen (»Es gibt sie noch, die guten Dinge«), Spaten, Gießkannen, Schürzen. Dazu liegen »Landlust«-Zeitschriften aus, Broschüren, Bücher und Prospekte. Der Chef, kurze Haare, braungebrannt und kräftig, in T-Shirt und schwarzen Jeans, ist da sehr offen: »Wir wollen unsere Pflanzen nicht nur verkaufen, wir wollen auch das Wissen mitgeben.« Heute kommt ein Sternekoch, er will »essbare Blüten« kaufen, kündigt Gaissmayer an.

Das andere Geschäftsmodell ist nicht so ohne weiteres zu besuchen und zu besichtigen. Am Eingang wehen BASF-Fahnen, eine gelb, eine grün, eine rot. »Welcome to the Illertissen Site«, steht auf einem Schild bei der Einfahrt, jenseits des Werkstores.

Ob wir uns das mal ansehen können, was sie hier produzieren?

»Nein«, sagt der junge Mann im Pförtnerhäuschen. Er trägt ein dunkles T-Shirt, auf dem »Werksschutz« steht. Betriebsbesichtigungen gebe es nicht, für die Öffentlichkeit nicht, auch nicht auf Anfrage für Schulklassen oder Landfrauen, nur einmal gab es einen Politikerbesuch. Leider sagt auch die BASF-Zentrale ab. Zu beschäftigt sind alle, die an der Zukunft der gesunden Ernährung arbeiten, beim größten Chemiekonzern der Welt. Sie hatten diese Tochterfirma namens Cognis erst kürzlich übernommen, von einer Investorengruppe. »Die Kollegen aus Illertissen sind aufgrund der Cognis-Akquisition sehr eingespannt, und ein Besuch in Illertissen ist in nächster Zeit aus terminlichen Gründen leider nicht möglich.« So die Auskunft der BASF-Zentrale in Ludwigshafen.

In der Stadt Illertissen zeigen sich beispielhaft die zwei Modelle für das Geschäft mit der gesunden Ernährung. Die eine Möglichkeit ist, an die Tradition anzuknüpfen und zu versuchen, die Kräfte zu nutzen, die die Natur bereithält. Die andere ist, die Natur radikal umzubauen und möglichst einzigartige, neue Kräfte zu schaffen, die es zuvor nie gab.

Hightech oder Natur, Patentgeheimnisse oder Überlieferung. Dazu gehören natürlich auch unterschiedliche Risiken und Nebenwirkungen. Die Kräuter sind am Menschen erprobt – die geheimnisvollen Zusätze aus den Fabriken nicht immer. Für die Menschen, die sich gesund ernähren wollen, macht es mithin einen großen Unterschied, aus welcher der beiden Welten ihre Nahrung stammt.

Zwei Substanzen stehen für die beiden Modelle. Einerseits jene Salicylsäure, die offenbar im Kampf gegen

Krankheiten erprobt ist – im menschlichen Organismus wie in den Pflanzen, jedenfalls denen aus Bio-Anbau, wie in der Gärtnerei in Illertissen. Andererseits jene Phytosterine, die vom Körper normalerweise zuverlässig entsorgt werden, weil sie womöglich die Gesundheit bedrohen – und nun aber als Gesundheitszutat vermarktet werden, von großen Firmen wie der BASF-Tochter in Illertisssen.

In Wahrheit leben die beiden Modelle nur scheinbar in friedlicher Koexistenz. In Wahrheit gibt es erbitterte Kämpfe. Um die Vorherrschaft in der Zukunft.

Für die Menschen, die sich nur gesund ernähren wollen, ist das eine neue Situation. Denn völlig neue Berufsgruppen mischen mit im Geschäft mit der gesunden Ernährung. Nicht nur Hausfrauen, Köche, Ärzte, wie bisher in der Menschheitsgeschichte, sondern auch Chemiker, Juristen, Analysten und Investoren, Unternehmensberater. Es ist ja Big Business. Sie bringen völlig neue Kriterien ins Spiel. Sie bringen auch völlig neue Substanzen ins Spiel.

Es ist auch ein bisschen ein Spiel mit der Gesundheit. Denn die Wirkung der neuen Produkte auf den menschlichen Körper wurde niemals wie bei Arzneimitteln untersucht. Bei den Früchten der Natur ist das anders: Die sind über Jahrtausende erprobt.

Es sieht also so aus, als ob bei den beiden Modellen für das Geschäft mit der Gesundheit bei dem einen eher das Geschäft im Vordergrund steht und bei dem anderen die Gesundheit.

Die Menschen, die sich gesund ernähren wollen, haben jetzt die Wahl. Ob sie den neuen Weg gehen wollen oder den bewährten. Der neue ist natürlich ein bisschen teurer. Danones Abwehr-Joghurt »Actimel« kostet gleich viermal so viel wie normaler Joghurt. Ähnlich bei Margarine: »Becel pro.activ« kostet viermal so viel wie die »Rama« und ist mithin zweieinhalb mal so teuer wie Butter, deren Billigersatz Margarine einst sein sollte. Auch ein Kunststück.

Ein gutes Geschäft sind die neuen Wege, keine Frage. Die neuen verstärkten Produkte bieten »hohe Gewinnmargen«, so das Kunstnahrungsfachblatt »International Food Ingredients« (IFI). »Auch wenn die Kosten hoch sind, bieten sich für die Multinationalen potenziell hohe Erlöse.« Der Nestlé-Boss Peter Brabeck meinte schon: »Wir dürfen künftig keinen roten Kopf mehr bekommen, wenn ein Produkt eine Gewinnmarge von 25 Prozent erzielt.«

Der Marktanteil wächst stetig, und so verschieben sich auch die Anteile an der täglichen Nahrung, und zwar weltweit. Ein immer größerer Anteil ist Hightech, immer kleiner wird der Teil, der verkauft wird wie gewachsen. »Einfache Produkte, die auch kleinere Unternehmen ohne großen Forschungsaufwand herstellen können, passen da nicht mehr ins Konzept. Sie werden abgestoßen«, sagt die »Welt«: »Schlichte Weiterentwicklung landwirtschaftlicher Produkte – das war gestern, das kann jeder.«

Mit den neuen Produkten kommen auch völlig neue Lieferanten ins Geschäft. Zum Beispiel solche, die neuartige Kleinstlebewesen produzieren. Der dänische Konzern Christian Hansen ist so ein Lieferant. Er produziert sozusagen die Einwohner der probiotischen Joghurts. 600 Millionen Umsatz macht er insgesamt pro Jahr.

Die Mikroorganismen, die kleinen Dinger, haben bei der neuen Gesundheitsnahrung eine große Karriere gemacht. Das muss natürlich nicht gefährlich sein, das klingt nur für Laien etwas ungewöhnlich: Bakterien,

Schimmelpilze. Sie sind nicht nur als Zutaten im Geschäft, wie die Bakterien im Joghurt, sondern auch als Mitarbeiter. Sie sind in der Herstellung anderer Gesundheitselemente tätig. Zum Beispiel bei den Vitaminen. Manche musste man allerdings ein bisschen zurechttrimmen für ihre neue Aufgabe.

Bei der Vitaminproduktion wirken zum Beispiel genmanipulierte Bakterien mit, vom Stamme *Bacillus subtilis* oder *Corynebakterium ammoniagenis,* auch *Serratia marcescens* oder *Bacillus sphaericus.* Aber auch Schimmelpilze, *Eremothecium ashbyii* und *Ashbya gossypii* zum Beispiel, sie produzieren Vitamin B_2.

Botryococcus braunii ist die Quelle für Betacarotin und Lutein (E 161 b), Farben, die der Körper bisher aus Karotten, Grünkohl, Eidotter kannte. *Botryococcus braunii,* die grüne Mikroalge, ist als Lebensmittelproduzent neu im Geschäft. Bisher schwamm sie nutzlos in Binnenseen, veranstaltete allenfalls mal im Sommer eine Algenplage. Jetzt ist sie auch in der Energiebranche tätig, mehrere ihrer Familienangehörigen wurden patentiert und müssen in Raffinerien schuften.

Andere Länder, andere Algen: In Japan, Israel und Hawaii wird auch *Haematococcus pluvialis,* die Blutregenalge, eingesetzt für das gesunde Omega-3-Fett oder die Farbe Pink. Sie gammelte bisher in Weihern und auch in Weihwasserbecken herum.

Bizarre Wesen, seltsame Firmen. Es klingt wie aus einer anderen Welt. Es ist auch eine andere Welt, die Parallelwelt der neuen, profitablen Gesundheitsnahrung, in der noch Sachen genutzt werden, die man bisher einfach weggeschmissen hat.

Ein besonders erfolgversprechendes Verfahren ist es, aus billigen Rohstoffen teure Gesundheitsprodukte zu machen. Die Firma Axiva aus dem Frankfurter Industriepark Hoechst hat sich ein Verfahren patentieren lassen, um Pufas, also mehrfach ungesättigte Fettsäuren, aus »Biomasse« zu gewinnen, »in einem kontinuierlichen Prozess, sicher und preiswert«. Eigentlich kommen diese ungesättigten Fettsäuren in Fischen vor oder in Milch, in Butter, in Sahne, man kann sie einfach essen. Axiva gewinnt sie aus der Biomasse, mit Hilfe von Gas, das sozusagen das Fett befreit: »Komprimierte Gase lassen Fettsäuren frei«, so heißt es in der Patentschrift.

Am besten ist es, wenn das Gesunde aus einer besonderen Biomasse gemacht werden kann: aus Abfall. Das heißt in der Fachsprache »Upgrading«, wenn der Müll zu besonders wertvollen Zutaten aufgewertet wird.

»Abfallfreie Lebensmittelwirtschaft« war ein Projekt, in dem der Lebensmitteltechnologe Benno Kunz an der Universität Bonn nach Möglichkeiten der Verwertung von Pressrückständen aus der Produktion von Karotten- und anderen Gemüsesäften forschte. Bei diesem Müllverwertungsprojekt waren auch die Europäische Union und das deutsche Bundesforschungsministerium beteiligt. Über 100 000 Tonnen dieser Reste wandern allein in Deutschland jährlich auf den Müll. »Zu schade zum Wegwerfen«, fand Recycling-Experte Kunz. Der Biomüll könnte beispielsweise getrocknet, gemahlen, ein bisschen aufbereitet und handelsüblichen Fruchtsäften, Milchprodukten und Backwaren beigemengt werden – als besonders gesunde Zusätze.

Oder Zwiebelschalen: Immerhin 500 000 Tonnen wer-

Hightech oder Natur: zwei Geschäftsmodelle

den davon allein in der Europäischen Union pro Jahr weggeworfen, insbesondere in Spanien, Großbritannien und den Niederlanden. Vanesa Benítez von der Autonomen Universität Madrid findet, »dass aus jedem Müll Profit« zu schlagen sei. Sie fand heraus, dass industrielle Abfälle von Zwiebelschalen »eine interessante Quelle von Phytochemikalien und natürlichen Antioxidantien« seien, deren Anwendung in Nahrungsmitteln die »Gesundheitseigenschaften erhöhen« könnten: Es könnten Ballaststoffe mit prima Phenolen und Flavonoiden daraus hergestellt werden. Zudem enthielten sie tolles Magnesium, Eisen, Mangan und Zink. Eine Schande, dass die Leute die Zwiebelschalen bisher nicht mitgegessen haben.

Natürlich muss den Leuten erst mal klargemacht werden, dass Zwiebelschalen eigentlich gesund sind. Alle der im Paralleluniversum versammelten Firmen müssen daher pausenlos werben, sonst fallen die Leute wieder ab vom Glauben. Allein Nestlé Deutschland hat das Werbevolumen auf 200 Millionen Euro erhöht. Unilever liegt bei knapp 150 Millionen. Auch bedarf es erhöhter Reklameanstrengungen, dass so ein »Actimel« zum internationalen Blockbuster wird. »Die Werbung macht ganz klar den Markt«, sagt Steven Brechelmacher, Senior Marketing Consultant bei der Nürnberger Gesellschaft für Konsumforschung (GfK). Den Danone-Leuten attestiert er eine »geniale Strategie«. Ob es wirklich gesund ist, spielt für den Erfolg erstaunlicherweise keine Rolle. »Das anhaltende Wachstum probiotischer Milchgetränke verdankt sich nicht nur ihrem wirklichen oder vermeintlichen gesundheitlichen Nutzen und dem Megatrend Gesundheit überhaupt, sondern zu großen Teilen dem Werbeeinsatz des Marktführers Danone für sein Produkt ›Actimel‹«, schreibt die »Lebensmittelzeitung«. Von den »enorm hohen Werbeausgaben« profitiere auch die Konkurrenz.

Manchmal versucht die Konkurrenz auch ganz direkt, den Danone-Erfolg zu kopieren. Oder gleich den Slogan, den jedes Kind kennt.

»Actimel activiert Abwehrkräfte«.

Und dann stand da plötzlich:

»Jedes Joghurt stärkt Ihre Abwehrkräfte«.

Es waren Anzeigen in österreichischen Zeitungen und Zeitschriften. Werbung für ganz normalen Joghurt, der viel billiger ist als »Actimel«. Das bedrohte natürlich Danones Position, die teuer erkämpfte Vormachtstellung im Sektor Milchprodukte. Da musste jemand angreifen. Einer von den ganz Harten. Jemand, der sich auskennt in solchen Kämpfen. Und der jetzt in die Schlacht zieht, Joghurt gegen Joghurt. Mit den juristischen Waffen von großem Kaliber. Für den Food-Multi Danone.

Sie haben den Kampf aufgenommen. Ihre Spezialisten kennen sich aus im juristischen Business. Sie beschäftigen sich mit den ganz großen Themen der globalen Wirtschaft. Energie. Öl. Finanzen. Und jetzt also Joghurt. Sie haben Offices in vielen Ländern. Ihre Kanzlei liegt im vornehmen 1. Bezirk: Wien, Tuchlauben 17, ein paar Gehminuten nur vom Stephansdom.

Ein altes Gebäude, eigentlich eher unauffällig. Gegenüber ein Juwelier, im Nebenhaus ein edles Einrichtungsgeschäft. Ein bescheidener Eingang. Grauer Teppichboden auf der Treppe, eine Lichtleiste am Rand weist den

Weg hinauf. Dann eine Glastür. Dahinter ein Raum, groß und gleißend weiß, gegenüber ein riesiger Tresen, frei schwebend, dahinter zwei schöne junge Menschen, ein Mädchen und ein Junge.

Die Location sieht aus wie eine Mischung zwischen James-Bond-Film und Promi-Friseur in New York. Hinten an der Wand in silbernen Lettern der Schriftzug: »SCHÖNHERR«. Eine der größten Anwaltsfirmen im Land. Den Fall bearbeitet Dr. Hauer. Herr Dr. Hauer kommt gleich.

Dr. Hauer bittet ins Besprechungszimmer. Auch hier alles edel, ganz in weiß. Designerstühle. Der Anwalt nimmt Platz. Graue kurze Haare, der Anzug sieht teuer aus, sei aber »simple Stangenware«, meint Hauer. Die Krawatte ist dezent farbig.

Seit 35 Jahren macht er das jetzt. Hauer hat so etwas wie einen juristischen Instinkt, der ihm sozusagen körperlich signalisiert, wann Zeit zum Angriff ist. »Nach dem ersten Eindruck, da funkt etwas in mir, und ich sage, ja, das ist unzulässig.« Darauf kann er sich verlassen.

Gefunkt hat es, als er die Anzeige sah: »Jedes Joghurt stärkt Ihre Abwehrkräfte – schon einfaches Naturjoghurt regt die Darmflora an und stimuliert das körpereigene Immunsystem.« »Jedes Joghurt«. Jeder x-beliebige Joghurt will gegen »Actimel« antreten, das doch viermal so teuer ist. Die Bauern waren frech geworden, genauer: die AMA, die Agrarmarkt Austria Marketing GmbH, die Vermarktungsagentur der österreichischen Landwirtschaft.

Eigentlich eine ganz witzige Idee, der Slogan. Danone fand das nicht so. Schließlich hat der Danone-Konzern allein in Österreich in zehn Jahren 51 Millionen Euro in die Werbung für »Actimel« investiert, der Umsatz wird auf 20 Millionen Euro jährlich geschätzt, weltweit auf eine Milliarde Euro. Das kann Danone natürlich nicht zulassen, dass die Leute lesen, ein normaler Joghurt sei genauso gesund. Klar, dass sie da die Anwälte von der Leine lassen, die besten, die teuersten. Herr Dr. Hauer spielt in der Liga mit Stundensätzen über 400 Euro in der Stunde.

Anwalt Dr. Hauer hat dann im Auftrag des Food-Multis Danone Klage erhoben. Das sei unlautere Geschäftspraxis, »kritisierende vergleichende Werbung« und »Rufausbeutung«. Hauers Schriftsatz hielt fest: »Die Werbebehauptungen der beklagten Partei sind unrichtig und damit zur Irreführung geeignet. Es trifft nicht zu, dass jedes Joghurt und insbesondere auch jedes einfache Naturjoghurt die Abwehrkräfte stärkt.«

Für die teuren Rechtsanwälte ist das ein ganz neues Geschäft, das mit dem Joghurt. Und sie haben immer mehr damit zu tun. Sie müssen nicht nur Konkurrenten verklagen, die mit Werbesprüchen die Geschäfte ihrer Mandanten stören könnten. Sie müssen dafür sorgen, dass auch kühne Gesundheitsbehauptungen wider besseres Wissen in die Welt gesetzt werden dürfen. Kurz: Was als gesund gelten darf, bestimmen heute die Juristen.

Weil es gar nicht ganz einfach ist, das zu entscheiden, gibt es auch ein florierendes Beratungs-Business. Die Beratungsfirmen haben sich etabliert, vorzugsweise in Brüssel, an den Stätten der Entscheidung. Sie veranstalten Strategieseminare, Kongresse, Konferenzen über die Erfolgschancen mit gesunden Werbesprüchen (»How to succeed in the challenging field of Health claims«). Ein Tag im Hilton Brüssel kostet 863,94 Euro.

Es gibt Seminare mit Anwälten und Professoren, so etwa »Behr's Health Claims Tage«. Mit Professor Hans Konrad Biesalski, dem Fürsprecher der künstlichen Vitamine. Zur Fragestellung »Wie könnte ein Forschungsansatz zur Absicherung von Health Claims für antioxidative Lebensmittelinhaltsstoffe aussehen?«. Kosten für zwei Tage: 1598 Euro plus Mehrwertsteuer.

Die Anwälte haben viel zu tun. Wie etwa Thomas Büttner aus Frankfurt. Der »Pharma-Anwalt« (Eigenwerbung) schreibt gegen Medienberichte an (»›Öko-Test‹ berichtet falsch über Nahrungsergänzungsmittel«). Besonders stolz war Büttner, als er vor Gericht durchgesetzt hat, dass auch Gesundheitssprüche in der Werbung verkündet werden dürfen, die von der Europäischen Kontrollbehörde Efsa mangels Wirksamkeitsbeweis abgelehnt wurden.

Die Anwälte müssen sich heutzutage auch um Sachen wie das Kinderquarkprodukt »Monsterbacke« kümmern. Es ging um die Frage, ob »Monsterbacke« mit dem Slogan werben darf: »So wichtig wie das tägliche Glas Milch«, obwohl eigentlich zu wenig Mineralstoffe und zu viel Zucker drin seien und »Monsterbacke« damit eigentlich nicht so gesund sei wie Milch.

Das Landgericht Stuttgart fand, der Slogan sei in Ordnung. »Monsterbacke« war fein raus, die Wahrheitsansprüche an Werbeslogans waren »auf das gebotene Maß zurückgestutzt«, fand »Monsterbacke«-Anwalt Professor Alfred Hagen Meyer aus München. Dann kam allerdings das Oberlandesgericht und verbot den Slogan: Irreführende Werbung. Schließlich enthält »Monsterbacke« monstermäßig viel Zucker, Milch hingegen nicht.

Manchmal geht es um regelrechte »Knochenspaltereien«, wie ein Prozessbeobachter der »Neuen Zürcher Zeitung« (NZZ) schrieb. Schweizer Milchproduzenten hatten mit dem Slogan geworben: »Milch gibt starke Knochen.« Das war ihnen vom schweizerischen Bundesgericht untersagt worden. Dass Milch »für den Knochenbau vorteilhaft« erscheint, bezweifeln die Juristen vom Bundesgericht dabei gar nicht: Die Milchproduzenten hätten sich, so die Richter, bei der Werbung auf die »allgemeinen gesundheitsfördernden Wirkungen« beschränken müssen, dabei aber durchaus verkünden dürfen, »dass ein regelmäßiger Milchkonsum gut für die Gesundheit sei, weil dem Körper dadurch natürlicherweise Kalzium zugeführt werde, was für den Knochenbau vorteilhaft erscheint«. Kurz: Milch gibt starke Knochen. So feinsinnig wird es, wenn sich die Juristen mit der gesunden Ernährung beschäftigen.

Die Juristen bekommen auch völlig neue Betätigungsfelder. Denn es wird ja völlig neue Nahrung geschaffen. Patentierte Nahrung. Da kommen dann die Patentanwälte zum Zug.

Die Firma Cognis, die heutige BASF-Tochter in Illertissen, hat ein besonders tolles Patent. Sie kann aus Abfall gleichzeitig Vitamin E und die angeblichen Herzschutz-Zusätze herstellen, die sogenannten Phytosterole (Patentnummer DE 10038457B4). Als Ausgangsprodukt nehmen sie beim Cognis-Patent: Abfall. Genauer: Abfallprodukte, die bei der Herstellung von raffinierten Ölen anfallen, sogenannte »Dämpferdestillate«, von Rapsöl,

Sonnenblumenöl oder Sojaöl. Der Weg vom Müll zum Gesundheitszusatz ist ganz einfach, wie die Patentschrift erklärt: Erst wird das Gemisch »hydrolisiert«, am besten bei 210 bis 220 Grad, entweder in einem klassischen »Batchrührautoklaven«, möglich sind aber auch »turbulent durchströmte Rohrreaktoren«. Dann wird das Spaltwasser abgetrennt. »Je nach Fahrweise« wird es »diskontinuierlich oder kontinuierlich« abgeschieden, vermutlich abhängig davon, ob gerade ein Mann oder eine Frau am Steuer sitzt. Dann wird »über Kopf abdestilliert«, und zwar in der »Destillierkolonne«. Wichtig ist natürlich auch die Wahl des »Sumpfverdampfers«, bevorzugt wird ein »gewischter Dünnschichtverdampfer«, dabei bitte beachten: »Kopfdruck« von 0,5 bis 10 Millibar, »Sumpftemperaturen« am besten zwischen 250 und 300 Grad. Jetzt noch mal ein paar Stunden hydrolisieren und spalten, dann das Spaltwasser abgießen, die Fettsäuren wie vorhin über Kopf abdestillieren, und fertig.

Die so gewonnenen Cholesterinsenker und E-Vitamine wären dann also bereit für den Einsatz in »Becel pro.activ« oder »Nestlé Beba Kleinkind-Milch für die Wachstumsphase«. Wobei leider weder Unilever noch Nestlé mitteilen, ob sie ihre Pflanzensterine und ihr Vitamin E aus den patentgeschützten Cognis-Quellen beziehen. Und BASF will dazu »aus Wettbewerbsgründen generell keine Informationen veröffentlichen«. Nestlé sagt prinzipiell nichts zu Lieferanten, und auch Unilever hüllt sich in Schweigen. So ist das leider in der Welt der patentgeschützten Gesundheitsnahrung: Man weiß nie genau, was man sich oder dem Kind da eigentlich in den Mund schiebt.

6. Joghurt gegen Joghurt

In der Gärtnerei am anderen Ende von Illertissen haben sie weniger Geheimnisse, und auch keinen Patentanwalt, denn sie müssen die Natur gar nicht verwandeln. Sie nehmen sie einfach, wie sie ist, wobei sie sie natürlich kultivieren. Für die Gärtnerei ist die Natur aber auch ein Geschäft. Sie wollen auch verkaufen, zum Beispiel an Klaus Buderath, den Sternekoch vom Gasthaus »Adler« in Rammingen, drei viertel Autostunden von Illertissen, der gekommen ist wegen der essbaren Blüten, mit Frau Henrike und Sohn Elias, eineinhalb.

Sie ziehen durch die Reihen mit den Pflanzen, Vater, Mutter, Kind, angeführt von Gärtner Gaissmayer, durch die Gewächshäuser, wieder ins Freie, quer übers Gelände, hinten Richtung Waldesrand, dann auf die andere Seite, an den Rasenflächen vorbei. »Sollen wir euch Salbeiblüten machen?« Er schneidet sie ab, packt sie in die Kiste. »Das ist kein Salbei officinalis, das ist spanischer Salbei.«

Sie kommen vorbei an Minzegebüschen am Rand des Geländes. Es gibt allein über 50 Sorten Minze. Es riecht intensiv, alle paar Meter nach anderen Kräutern. Zwischendurch gibt Gärtner Gaissmayer seine Bekenntnisse ab. Er berichtet von einem Schnapsbrenner, dessen Methode er nicht billigen kann. »Der arbeitet mit Fruchtauszügen. Das ist doch nicht okay, oder? Das kann ich nicht nachvollziehen. Das ist doch wie ein Geschmacksverstärker. Was hältst du von so einem Schnapsbrenner?«

Gärtner Gaissmayer hat natürlich keine Vorstellung, was die Destillierkolonne am anderen Ende der Stadt so macht. Er stapft weiter durch seine Blütenwelt, den Koch im Gefolge. »Borretschblüten oder nicht? Habt ihr schon was mit Duftpelargonien gemacht? Roter Sauerklee?«

Weiter geht's. Lakritz-Tagetes. Ananas-Salbei.
Die Sonne scheint. Es ist fast ein bisschen schwülwarm. Für die Gewächse sicher gut. Koch und Gärtner ziehen durch das Pflanzenparadies. Der Koch holt noch zwei Kisten. »Jetzt Zitronenthymian?«
10 000 Pflanzen wachsen hier, 3000 verkaufen sie. Manches klingt nach Klosterapotheke, und die Erläuterungen stehen gleich dabei: »Mönchspfeffer *Vitex agnus-castus* – Alte Heil- und Färbepflanze aus dem Mittelmeerraum«. »Eisenkraut *(Verbena officinalis)* – Eine alte Heilpflanze, die als Allheilmittel auch heute noch verwendet wird«. Eigentlich ist es eine Staudengärtnerei, das meiste sind Zierpflanzen. Aber überraschend viele sind essbar. Jedenfalls hier. »Bei einem normalen Betrieb müsste man Angst haben, man bringt sich um. Bei Bio nicht.«
Sie kommen an einem kleinen Zelt vorbei, einem kleinen Baldachin, darunter ein paar Stühle, Bierbänke. Immer wieder stehen solche kleinen Podien auf dem Gelände. Ein paar Stühle, ein kleine Tribüne, an verschiedenen Orten in verschiedenen Größen. Für Führungen. Lesungen. Demnächst sind Literaturtage. Alles ist öffentlich, das gehört zum Geschäftsprinzip.
Die BASF-Tochter am anderen Ende der Stadt macht ja nun leider keine Führungen und schon gar keine Literaturtage. Kein Wunder, dass die Leute in Illertissen keine Vorstellung haben, was die Firma am Stadteingang da eigentlich so treibt. Drüben, an der Straße, holen Selbstpflücker Erdbeeren von einem Feld. Sagt eine ältere Dame, die grade mit ihren Erdbeeren zum Abwiegen in den kleinen Wagen kommt: »Ja, das ist eine Chemiefa-

brik. Die machen Backzutaten, Zusatzstoffe, damit das länger hält. Meine Tochter schafft da im Büro. Waschmittel, so Zeug.« Ein Bauer, der in der Nähe eine Wiese hat: »Die haben angefangen mit Seifen. Haarwaschmittel, Kiefer-Badesalz. Solche Sachen.« Sein Sohn sagt: »Jetzt haben die eine Versuchsbäckerei. Da machen sie Brot ohne Geschmack.«

Brot ohne Geschmack? Ja, Brot, dem man später einen beliebigen Geschmack zuordnen könne. Nach Gummibärchen. So reden sie in Illertissen in direkter Nachbarschaft der großen Fabrik für gesunde Ernährung. Und so ganz falsch liegen sie damit gar nicht: Tatsächlich gibt es »am Standort Illertissen«, so viel gibt die BASF-Zentrale immerhin auf Anfrage preis, ein »Backtechnikum, das auch Versuchsbäckerei genannt wird. Hier arbeiten drei Mitarbeiter an Produktoptimierung und Qualitätskontrolle.« Das Brot ohne Geschmack wird von BASF nicht dementiert.

Sehr genau wissen neuerdings die Analysten Bescheid. Die haben auch analysiert, was die BASF-Tochter Cognis produziert: »High End Ernährungszusätze«, sagte ein Analyst der WestLB namens Norbert Barth. Die Analysten, das ist auch so ein neuer Berufsstand, der sich jetzt mit gesunder Ernährung beschäftigt. Und die den Neuzugang Cognis im BASF-Weltkonzern sehr lobten: »Dieser Deal macht viel Sinn.« Commerzbank-Analyst Stephan Kippe bezeichnete das Investment als »werthaltig und strategisch sinnvoll«.

Die gesunde Ernährung ist bei den Analysten angekommen, weil sie jetzt ein Investment ist, auch für die Heuschrecken, wie manche solche Investorengruppen nennen, von denen BASF die Firma in Illertissen erworben hat.

Bisher gehörte Cognis den Beteiligungsgesellschaften Permira, Goldman Sachs und SV Life Sciences. Sie hatten den Laden 2001 von Henkel gekauft, dem Waschmittelkonzern. Permira-Deutschland-Chef Jörg Rockenhäuser sprach von einem überdurchschnittlich erfolgreichen Private-Equity-Investment. Einschließlich Dividenden hätten sie das Dreifache ihres Einsatzes hereingeholt. Permira hat einst auch Beteiligungen an Firmen wie Hugo Boss, Pro Sieben Sat 1 und TDC und Freescale Semiconductor besessen.

Die gesunde Ernährung ist heute also in ganz anderen Händen als früher. Und die »High-End-Ernährungszusätze« können natürlich auch ganz anderen Gewinn abwerfen. Ein ganz besonderer Hit verspricht CLA zu werden, bei Cognis als »Tonalin®« verkauft. »Tonalin®« zielt auf die Dicken. Die Dicken sind ein ganz besonderer Wachstumsmarkt. Der »Gewichts-Management-Markt« liegt bei 20 Milliarden Dollar allein in den USA und wächst jährlich um bis zu sechs Prozent. Je dicker die Bäuche, desto dicker das Geschäft, sagen sie dort (»Expanding waistlines, expanding market«).

Cognis hat sogar schon einen Claim, einen der amtlich abgesegneten Werbesprüche. Cognis hat einen Claim für Body Fat Reduction, für Körperfett-Reduktion durch »Tonalin®« mit dem tollen Wirkstoff CLA.

CLA gilt als besonders hoffnungsvoll. Täglicher Konsum von CLA kann Gewicht und Fettanteil bei übergewichtigen und fettleibigen Kindern reduzieren, so eine Studie. »Die erste Studie für die Anwendung von CLA als

Nahrungszusatz zeigt vielversprechende Effekte, um bei Kindern Körperfett und Körpermasse zu verringern«, sagte Alfred Haandrikman von Lipid Nutrition. Ein Konkurrent von Cognis. Wer als Zukunfts-Company gelten will, setzt jetzt auf CLA.

Das ist besonders lustig. Denn eigentlich ist CLA (konjugierte Linolsäuren, englisch conjugated linoleic acids) in Milchfett enthalten, Milch, Joghurt, Quark, Käse, Butter und Sahne. Weil die Leute aber fettarm essen, wie es die Ernährungsexperten empfehlen, essen sie weniger CLA – und werden dicker.

Der Branchendienst Nutraingredients sagt: »CLA ist eine Fettsäure, die natürlicherweise in Fleisch und Milchprodukten enthalten ist. Infolge von Veränderungen in der westlichen Ernährungsweise ist der durchschnittliche Verzehr von CLA zurückgegangen.« Denn: »Wenn das Fett entfernt wird aus einem Milchprodukt, um ein fettarmes zu machen, wird das Fett CLA gleich mit entfernt.«

Eine Super-Chance, als Business gesehen. Man kann das Fett jetzt separat verkaufen, aus viel billigeren Rohstoffen als Milch, Butter, Sahne. Es wird dann nicht nur Getränken und Frühstückszerealien zugesetzt. Sondern auch Milchprodukten. Und dafür gibt es auch noch einen Health Claim, den amtlichen Wirknachweis: Hilft, das Körperfett zu reduzieren. Davon können Butterkuchen und Sahnetorte nur träumen.

Butterkuchen und Sahnetorte haben auch keinen Anwalt.

So besteht nun leider die Gefahr, dass die herkömmlichen Nahrungsmittel in der schönen neuen Welt der Gesundheitsnahrung ins Hintertreffen geraten. Nicht nur Butter und Sahne. Auch der ganz normale Joghurt, den die österreichischen Molkereien und ihre Bauern produzieren. Und der mit einem Werbespruch vermarktet wurde, der bei Anwalt Hauer aus der Kanzlei Schönherr den Reflex ausgelöst hatte. Das ist ihnen natürlich nicht gut bekommen. Hauer zog vors Handelsgericht und dann durch die Instanzen und obsiegte schließlich.

Er brachte die Bauern zum Schweigen. Genauer: die Vermarktungsvorkämpfer der österreichischen Bauern von der Agentur AMA. Nicht einmal die AMA-Anwälte wollten sich hinterher äußern. Hauer hingegen spricht munter.

Interessanterweise hat der Anwalt Dr. Hauer gar nichts gegen normalen Joghurt, auch wenn es um seine Gesundheitswirkungen geht. »Ich hätte überhaupt nichts dagegen, wenn sie sagen würden: Joghurt stärkt die Abwehrkräfte. Aber die haben gesagt: Jedes Joghurt stärkt die Abwehrkräfte. Das ist ein Hieb auf Danone. Und das ist nicht zulässig.«

Das sind natürlich ganz feinsinnige juristische Unterscheidungen.

»Der Apfel ist klar besser als Tabletten«, sagt auch Dr. Hauer.

Es ist sehr schwer geworden mit den klassischen Weisheiten, seit die Juristen fürs Gesunde zuständig sind.

Der Fall »Actimel« gegen AMA zeigt, wie sich die neuen, künstlich aufgerüsteten und kraftvoll beworbenen Produkte vorankämpfen, sich immer mehr in den Köpfen der Menschen festsetzen und in ihren Körpern ihre Wirkung entfalten. Und dass es bei der Frage, was sich durchsetzt, nicht mehr darum geht, was wirklich gesund ist, was besser ist, sondern darum, wer die besseren Anwälte hat.

Die Pflanze *Gynostemma pentaphyllum* hat keinen juristischen Beistand, aber in Gärtner Gaissmayer immerhin auch einen guten Fürsprecher. Sie wächst ganz hinten am Ende des Geländes. Der Gärtner ist mit dem Sternekoch jetzt schon fast dort angekommen. Sie überqueren den Weg, ziehen auf die andere Seite. Noch ein bisschen Buchweizen, und dann, zum Schluss, eine kleine Anlage, eigentlich ein Gebüsch, eher unscheinbar: *Gynostemma pentaphyllum*. Gärtner Gaissmayer kennt auch sie und ihre Wirkungen: »Die kommt aus China. Die heißt Pflanze der Unsterblichkeit. Die hat Inhaltsstoffe, die in Richtung Ginseng gehen.« Wenn man das in einen Drink reintun würde, so auf Wellness, und das so entsprechend anbietet, meint der Gärtner, dann könnte das auch gut laufen, bei der Kundschaft.

In der kleinen Gärtnerei Gaissmayer sind sie auch überzeugt, dass sie ein zukunftsfähiges Unternehmen betreiben. Nachfolgerin ist die Tochter, Sarah Bauer. Sie trägt eine Brille, ein blaues T-Shirt, eine blaue Jeans. Sie hat eine Gärtnerlehre gemacht und studiert Landschaftsarchitektur. Sarah hat noch zwei Schwestern, die eine studiert Biologie, die andere schafft im Versand der Gärtnerei. Für die Zukunft, glaubt sie, ist ihr Betrieb gut gerüstet. Sie haben einen Internetauftritt, einen E-Shop, beschreiben ihre Pflanzen auch im Internet. »Ich finde eigentlich, dass wir auf der Höhe der Zeit sind. Große Veränderungen planen wir erst mal nicht. Ich finde, dass es gut läuft und schön ist, wie es ist. Den Mega-Wandel wird es nicht geben in nächster Zeit. Bio-Schiene finden viele spannend und kommen deshalb speziell zu uns. Oder die historischen Sorten. Wir haben ja viele Pflanzen, die es schon vor 100 Jahren gab, da weiß man, dass die gut sind. Eine gute Pflanze, die gesund und kräftig ist, muss, wie sagt mein Vater, gute innere Werte haben. Das triffts eigentlich.«

Der Vater sagt dann noch: »Wachstum ist für mich kein Wert an sich. Wir haben nicht das Bedürfnis, immer größer zu werden. Besser werden schon.«

Da ist die Firma am anderen Ende der Stadt natürlich das Gegenmodell. Der größte Chemiekonzern der Welt will weiter wachsen, rüstet auf im neuen Gesundheits-Ernährungs-Business, errichtet neue Laboratorien für Ernährungs-Innovationen, zuletzt im US-Bundesstaat New York, zuvor in Ludwigshafen, in Ballerup, Dänemark, und in China, in Shanghai.

Mit der Expansion dieser Labors soll die »Performance« der BASF bei Gesundheitszusätzen für Getränke und andere Nahrungsmittel verbessert werden, sagt der zuständige Senior Vice President Martin Jager. Die Labornahrung wird also eher an Bedeutung gewinnen. Die BASF-Zusätze werden dann die echte Nahrung tendenziell verdrängen. Die Welt wird eine modernere werden. Ob sie gesünder wird, ist nicht sicher. Ob sie besser schmeckt, ist zweifelhaft. Es ist natürlich keine angenehme Perspektive, ein Gesundheitssäckchen von BASF für den Herzschutz und eine Ampulle mit CLA, dem Fett aus der Sahne.

Dann doch lieber echte Sahne und dazu einen Erdbeerkuchen.

Man nehme einen Tortenboden vom Bio-Bäcker, der ist nicht so aufwendig wie der selbstgemachte Biskuitteig. Dann koche man einen Vanillepudding und rühre diesen zusammen mit der gleichen Menge Butter. Die Mischung streiche man auf den Biskuitboden. Sodann verteile man die Erdbeeren oben drauf. Die Schlagsahne schlagen und nach Geschmack eine Prise selbstgemachten Vanillezucker einstreuen.

Erdbeeren haben viele Vitamine, Mineralien und auch die berühmte Salicylsäure, den universellen Abwehrstoff gegen Krankheiten. Leider ist der Erdbeerkuchen und seine Wirkung auf den Organismus nicht Gegenstand wissenschaftlicher Untersuchungen.

Die globale Wissenschaftsgemeinde beschäftigt sich mit den künstlichen Neuschöpfungen. Selbst staatliche Forschungseinrichtungen kümmern sich lieber um die neuen Welten mit den künstlichen Gesundheitsprodukten – allerdings nicht um die Kontrolle, sondern um deren Förderung, Seite an Seite mit Vitaminproduzenten, Food-Multis und Soft-Drink-Konzernen.

Der Staat hat in der neuen Welt der Gesundheitsprodukte eine ganz neue Rolle übernommen, weitgehend unbemerkt von der Öffentlichkeit.

Mitunter kann es da zu überraschenden Begegnungen kommen.

7. Im Jubelpark

Die Selbstentmachtung des Staates als neues Gesundheitsrisiko

Überraschende Begegnung: Der Präsident ist in doppelter Mission unterwegs / Lobbyismus in Vollendung: Der Steuerzahler finanziert die Truppen der Industrie / Leukämie und Lungenkrebs: Kein Grund zur Besorgnis / Die Macht der unbekannten Einflüsterer / Die Regierung will nicht wissen, wie viel Chemie die Menschen schlucken / Kapitulation vor Sauce bolognese: Die unerforschten Qualitäten des echten Essens

Eigentlich gehört der Mann nicht hierher. Er trägt zwar einen Anzug wie die anderen, auch eine akkurat gebundene Krawatte. Er grüßt freundlich. Doch so richtig passt er nicht dazu. Er ist auf dem Weg nach unten, im gläsernen Aufzug, sechs Etagen, mit Aussicht über die ganze Hotelhalle, bis hinunter in die Lobby. Unten warten die anderen schon, sie stehen herum, plaudern vor dem Eingang zum großen Saal.

Der Mann aus dem Fahrstuhl durchquert die Halle, gesellt sich zu ihnen, mischt sich unter die anderen Anzugträger. Ein paar Damen sind auch darunter. Gleich wird er in den Saal gehen. Er wird Platz nehmen vorn an einem Tisch mit dem Schild »Chair«. Er leitet die erste

Sitzungsrunde. Gleich zu Beginn wird er sich für das in ihn gesetzte Vertrauen bedanken. Er wird mitteilen, dass er nun auch in das »Board of Directors« gewählt wurde, das Führungsgremium der Vereinigung: »Es ist eine Ehre für mich.«

Zwei Tage dauert das Treffen, Thema ist die neue, besonders gesunde Nahrung. Der »Chairman« ist Mitglied einer »Task-Force«, die die Interessen der Mitgliedsfirmen vorantreibt, obwohl er eigentlich nicht zu ihnen gehört. Er ist ein hoher Beamter der Bundesrepublik Deutschland.

Die Vereinigung trifft sich häufig an Orten wie diesem. Es ist ein angenehmes Hotel, vier Sterne, 315 Zimmer, Health Spa. Wer Glück hat, erhält ein Zimmer auf der Sonnenseite, mit Aussicht auf einen kleinen Park mit Wäldchen, kleinen Teichen, grünem Rasen mit Gänseblümchen und Enten, die in der Sonne dösen.

Wer weniger Glück hat, blickt vom Zimmer auf die Container einer Baustelle, auf startende Flugzeuge, auf Hangar und Technikgebäude, auf das benachbarte Novotel-Hotel und auf ein Gewirr von Bahnlinien und Autobahnpisten. Ganz hinten liegt die Stadt im Dunst: Brüssel, die Hauptstadt Europas. Das Entscheidungszentrum.

Hier im Hotel »Crowne Plaza Brussels Airport« trifft sich heute die weltweit einflussreichste Lobbyvereinigung der Nahrungsindustrie. Eine Kampftruppe, die mehr und mehr über die Nahrung bestimmt. In der Öffentlichkeit ist die Vereinigung kaum bekannt. Die Firmen, die sie tragen, umso mehr: Es sind die großen Nahrungshersteller wie Nestlé, Danone, Unilever, Kellogg, Soft-Drink-Produzenten wie Coca-Cola und Red Bull, der Agrokon-

Die Selbstentmachtung des Staates als Gesundheitsrisiko

zern Monsanto, der Fast-Food-Riese McDonald's und Chemielieferanten wie BASF und Ajinomoto.

Die Vorschläge dieser Vereinigung sind für die Verbraucher von allergrößter Bedeutung. Denn das, was die Industrietruppe beschließt, wird häufig zur Grundlage von Gesetzen und Verordnungen. Was gesund ist und was ungesund, wird von den Lobbyisten aus dieser Organisation maßgeblich beeinflusst.

Der Mann aus dem Aufzug gehört eigentlich nicht in diese Welt. Er ist der höchste Repräsentant der staatlichen Ernährungsforschung in Deutschland: Professor Dr. Dr. Gerhard Rechkemmer, Präsident des Max-Rubner-Instituts, der ehemaligen Bundesforschungsanstalt für Ernährung. Doch hier arbeitet er im Interesse der Firmen: Sie setzen die Agenda. Sie legen die Themen fest. Er macht die Arbeit, macht sogar den »Chairman«. Dabei bekommt er nicht einmal Gage. Er stellt seine Arbeitskraft gratis zur Verfügung: »Ich bekomme kein Honorar. Die Reisekosten zu den Veranstaltungen werden übernommen.«

Der Mann mit dem doppelten Doktortitel ist in doppelter Mission unterwegs. Einerseits steht er in Diensten des Staates, ist hochbezahlter Leiter staatlicher Ernährungsforschungseinrichtungen in Deutschland. Andererseits ist er hier für die Lobbytruppe tätig, in der die weltgrößten Food-Konzerne die Forschung in ihrem Sinne vorantreiben. Die Vereinigung betreibt Lobbyismus in einer neuen Dimension. Diskret, auf hohem Niveau und in einer nie gekannten Effizienz. Sie beeinflusst nicht mehr den Staat, sie lässt den Staat für sich arbeiten.

Ilsi heißt die Vereinigung, International Life Sciences

Institute. Ilsi ist die einflussreichste Institution der globalen Nahrungs-Lobby, ein weltweit tätiger Verbund, der die Grundlagen schafft für Gesetze und Verordnungen, für Verbote und Empfehlungen, der auch die Standards setzt für das, was die Menschen essen sollen, wie hoch zum Beispiel der Bedarf an Vitaminen ist, und ab wann sie als gefährlich gelten.

Für einen Vitaminkonzern wie BASF ist es natürlich sehr hilfreich, wenn Vitamine als gesund gelten und der Bedarf, etwa in Babynahrung, möglichst hoch angesetzt wird. Für einen Süßstoff- und Geschmacksverstärkerkonzern wie Ajinomoto hingegen ist es wichtig, dass seine Produkte wie der Geschmacksverstärker Glutamat und der Süßstoff Aspartam als unbedenklich gelten und nicht etwa verboten werden.

Da wäre es natürlich aus Konzernsicht fahrlässig, solche Entscheidungen einfach den Behörden in irgendeinem Land zu überlassen, etwa in der Bundesrepublik Deutschland. Und weil die Entscheidungen darüber, was als gesund gilt und was nicht, auf wissenschaftlicher Grundlage getroffen werden, hat Ilsi alle in seine Obhut genommen. Ilsi hat die Grenzen aufgehoben zwischen den verschiedenen Interessenssphären. Staatliche Forschung, Industrieforschung: Hier arbeiten alle einträchtig zusammen. Aber natürlich immer nach den übergeordneten Vorgaben der Ilsi-Mitglieder, den Food-Konzernen.

In anderen Branchen würde das als Skandal eingestuft werden, als Sicherheitsrisiko. In der Atomindustrie beispielsweise, die ja ebenfalls als Risikobranche gilt. Es wäre ein Aufregerthema für die Abendnachrichten, wenn zum Beispiel der Chef der staatlichen Atomforschungsbehör-

Die Selbstentmachtung des Staates als Gesundheitsrisiko

de zugleich hoher Funktionär bei der Atomlobby wäre. Kein Wunder, würden die Kommentatoren sagen, wenn laxe Sicherheitsvorschriften dazu führen, dass Atomkraftwerke in die Luft fliegen.

Anders bei der Nahrungsbranche. Selbst wenn es um die angeblich besonders gesunde Nahrung geht, die zumindest bei den Versicherungen als Risiko von wachsender Bedeutung eingestuft wird. Bei den Lebensmitteln haben sich die interessierten Industrien als neue Weltmacht etabliert, die über Sicherheitsfragen selbst entscheidet. Der Staat kontrolliert sie nicht, der Staat unterstützt sie.

Bei der Ernährung ist, ganz diskret, ohne dass es die Öffentlichkeit so recht gemerkt hat, eine Entwicklung vorangeschritten, die die demokratischen Institutionen faktisch entmachtet hat. Wenn es um die Ernährung geht, hat die Demokratie Pause.

Nicht nur die Bewertungen, was als gesund gilt und was als ungesund, werden auch von den Herstellern der Produkte gefällt. Nicht nur der Bedarf an Nährstoffen, Vitaminen und Mineralstoffen, was die Menschen essen sollen, wird von den Industriegruppen mit festgelegt. Auch die weltweiten Standards zur Lebensmittelqualität, zur Lebensmittelsicherheit, die globalen Richtlinien und Vorschriften über Gentechnik, Babynahrung, Zusatzstoffe werden in den internationalen Gremien der Weltgemeinschaft von den zuständigen Konzernen verabschiedet, unter Mitwirkung von Staatsvertretern. Selbst die Ernährungsaufklärung, die Information der Bevölkerung, wird den Food-Unternehmen übertragen, die Europäische Union bezahlt sogar noch dafür.

Wenn so alles in eitler Eintracht von Konzernen und Staatsvertretern festgelegt wird, dann gewinnen die Geschäftsinteressen der Konzerne zwangsläufig an Gewicht, auf Kosten der Gesundheitsinteressen der Bevölkerung. Ein neues Gesundheitsrisiko hat sich etabliert: die enge, freundschaftliche Verbindung zwischen Nahrungskonzernen und staatlichen Organen.

Man könnte sagen: Lobbyismus gefährdet Ihre Gesundheit. Es handelt sich natürlich nicht um Korruption, jedenfalls nicht um etwas, was verboten wäre. Solche freundschaftlichen Verbindungen sind in vielen Regionen dieser Welt nichts Verwerfliches, sondern ein Bestandteil der jeweiligen Kultur. Das ist in Afrika so, in Asien, das war auch im Westen so, in New York und Chicago zu Zeiten von Al Capone. Der war natürlich ein richtiger Krimineller. Hier sind es hochseriöse Herrschaften, die sich zusammenfinden in Netzwerken zwischen verschiedenen gesellschaftlichen Sphären.

Auf dem Felde der Ernährung haben sie so ganz besondere Beziehungen gesponnen zwischen Wirtschaft, Wissenschaft und Politik.

Die freundschaftlichen Bande zwischen Staat und Industrie haben sich zwar hinter dem Rücken der Öffentlichkeit etabliert, aber stets unter den Augen und mit Billigung, ja Förderung der Politik. So haben die Akteure auch kein Unrechtsbewusstsein. Es ist einfach ein bisschen das Bewusstsein verloren gegangen, dass ein Unternehmen wie Coca-Cola andere Interessen hat als der Staat. So kann sich der Einfluss der Industrie immer weiter ausbreiten, bis hinein in die Überwachung, eine genuin staatliche Aufgabe. Das ist natürlich schön für die

Die Selbstentmachtung des Staates als Gesundheitsrisiko

Company, wenn sie sich selbst überwachen darf, aber womöglich weniger schön für die Konsumenten.

Wenn die Demokratie Pause hat, dann haben auch die Prinzipien der Demokratie Urlaub. Zum Beispiel das Prinzip Öffentlichkeit. Wenn die weltweit wichtigen Entscheidungen über Regeln und Vorschriften fallen, wenn die Vorgaben über die gesunde Ernährung erlassen werden, dann werden die Korrespondenten der Weltpresse nicht eingeladen. Wenn Ilsi, wenn Coca-Cola, McDonald's und der Doppelfunktionär Professor Rechkemmer am Werk sind, erfährt die Öffentlichkeit nichts über die Mechanismen und die Geldflüsse im Hintergrund. Nur von den offiziellen Ergebnissen: den Richtlinien über die Vitaminzufuhr oder die Babynahrung, den Unbedenklichkeitserklärungen für Zusatzstoffe, den einschlägigen Gesetzen und Verordnungen.

Ilsi ist unsichtbar. In der Öffentlichkeit wird Ilsi nicht wahrgenommen. Und doch ist nahezu jeder von Ilsi betroffen. Ilsi wirkt weltweit. Ilsis Macht ist sehr diskret, aber umfassend und effizient. Ilsi verabschiedet keine Gesetze und Vorschriften. Aber Ilsi schreibt den Text. Und Ilsi regelt auch die Überwachung.

Ilsi ist auch tätig für jene Instanzen, die für die Überwachung der Nahrungsmittel zuständig sind: zum Beispiel für die Europäische Lebensmittelsicherheitsbehörde Efsa (European Food Safety Authority) im italienischen Parma. Ilsi übernimmt Aufgaben für die Efsa. Etwa bei der Überprüfung der Gesundheitsversprechen für die neuen Joghurts, Margarinen, die »Actimels« und »Becels«. Das ist natürlich sehr wichtig, wenn die Werbesprüche jetzt bewiesen werden sollen. Hier hat Ilsi die Grundlagen gelegt, bei der Vorbereitung des Verfahrens mitgewirkt. Das ist ganz normal in der Europäischen Union. Solche Vorschriften und Kontrollverfahren müssen ja auch vorbereitet werden. Das wird dann ausgeschrieben wie Malerarbeiten und Fliesenlegen. Und weil Ilsi offenbar besonders kompetent ist, bekommt Ilsi besonders oft den Zuschlag.

Das ist so, wie wenn die Stadtverwaltung das neue Konzept für Tempokontrollen im Straßenverkehr ausschreiben würde, um Standorte für Radaranlagen festzulegen und die Zeitpunkte, wann geblitzt werden soll. Da wäre es auch ganz normal, wenn der ADAC aufgrund seiner Kompetenz den Zuschlag bekäme, auf Steuerzahlerkosten ein Konzept erarbeiten würde und die Radarkontrollen dann nachts um drei auf Feldwegen stattfänden.

Und so finden sich dann die Passagen aus Ilsi-Schriftstücken wortwörtlich in Efsa-Stellungnahmen. Zur Gentechnik beispielsweise. Bei der Frage, ob Gen-Nahrung gefährlich ist oder nicht, wäre es ja sehr wichtig zu erfahren, wie sie auf den Organismus wirkt, zum Beispiel durch Fütterungsversuche. Ilsi ist gegen Fütterungsversuche bei der Sicherheitsbewertung von Gen-Nahrung. Die Efsa jetzt auch. Wie Testbiotech, eine genkritische Organisation des ehemaligen Greenpeace-Genexperten Christoph Then, nachwies, finden sich die entscheidenden Formulierungen aus Ilsi-Papieren wortwörtlich in Efsa-Stellungnahmen.

Auch wenn die Food-Kontrolleure von der Efsa gesundheitsrelevante Entscheidungen fällen, etwa über Zusatzstoffe, wirken Ilsi-Berater mit. Zum Beispiel in Sachen Süßstoffe. Vor allem gegen den »Cola light«-Süßstoff Aspartam wachsen die Bedenken von Wissenschaftlern stetig.

So hatten dänische Forscher vom Statens Serum Institut in Kopenhagen auf ein erhöhtes Risiko für Frühgeburten hingewiesen bei Frauen, die Light-Limonade trinken. »Ein Konsum dieser Art von Produkten könnte für Schwangere nicht angeraten sein«, so Studienleiter Thorhallur Halldorsson. Das Baby könnte nicht nur früh, sondern auch mit erhöhtem Krankheitsrisiko zur Welt kommen. Das Ramazzini-Institut im italienischen Bologna weist immer wieder auf Krebsgefahren durch künstlichen Süßstoff hin, sogar für Kinder, die schon im Mutterleib den künstlichen Stoff aufnehmen. Es stellte ein erhöhtes Risiko für Leukämie fest, für Lungenkrebs, Lymphknotenkrebs, Leberkrebs. Und das teilweise bereits bei einer täglichen Dosis von 20 Milligramm Aspartam pro Kilogramm Körpergewicht – der Hälfte des in Europa gültigen Grenzwertes für den Süßstoff, der auch in Bonbons, Kinderkaugummis und Vitaminpräparaten enthalten ist.

Doch die Efsa sträubt sich seit Jahren, gegen diese weit verbreiteten Süßstoffe vorzugehen. Die Efsa-Entscheidungsträger, die darüber befanden, waren häufig auch für die Ilsi oder für Süßstoffproduzenten tätig. So etwa der Vorsitzende des Efsa-Expertengremiums bei der Aspartam-Entscheidung von 2009, der Däne John Christian Larsen. Neben Larsen sind oder waren auch andere Mitglieder der Efsa-Gremien, die sich für die Unbedenklichkeit von Aspartam ausgesprochen hatten, zumeist beratend, für Ilsi aktiv, so etwa die holländische Professorin Ivonne Rietjens und der Franzose Jean-Charles Leblanc, auch die Britin Susan Barlow, die Vorsitzende bei einer früheren Aspartam-Bewertung, sowie Riccardo Crebelli aus Italien und Kettil Svensson aus Schweden. Die französische Professorin Dominique Parent-Massin war für gleich drei Ilsi-Mitglieder tätig, den Aspartam-Konzern Ajinomoto, den Aspartam-Großkunden Coca-Cola und den dänischen Süßstoff-Lieferanten Danisco.

In der europäischen Hauptstadt Brüssel ist das Miteinander zwischen Food-Firmen und den Entscheidungsträgern besonders reibungslos organisiert. Brüssel ist auch die Lobby-Hauptstadt Europas, die Kultur des Miteinander hat dort eine lange Tradition. Das Zentrum der Macht ist das Europaquartier rund um das Berlaymont-Gebäude der Europäischen Kommission in der Rue de la Loi, ein kreuzförmiger, riesiger Büropalast mit 14 Stockwerken, über 200 000 Quadratmetern, 2700 Europa-Mitarbeitern, 33 Konferenzsälen und 880 Besprechungsräumen. Davor wehen 27 Europafahnen. Vor dem Eingang parken die Limousinen, Mercedes, Audi, Jaguar. Ganz in der Nähe liegen die anderen Machtzentren, der Europarat, das Europäische Parlament.

Es ist eigentlich ein schönes Stadtviertel um die Europa-Paläste herum. Kleine Straßen und Gassen, zwei-, dreistöckige Häuser mit teils hübschen Jugendstilfassaden. Um die Mittagszeit strömen die Europabeschäftigten in die Restaurants der Umgebung, in blauen Anzügen, grauen Anzügen, Trenchcoats oder Kostümen. Zu hören sind englische Satzbrocken, mit und ohne Akzent, Französisch, Italienisch, Deutsch.

Bei der Restaurantkette »EXKI natural fresh & healthy« mit gleich mehreren Filialen hier im Quartier gibt es Nudeln in der Plastikbox oder Spinat-Quiche und Suppe

»Authentique«. Manche nehmen sich den Lunch mit, andere essen hier, wärmen ihn in der Mikrowelle im Restaurant auf. Natur meets Plastik. Hier trifft sich eher das junge EU-Milieu, alles ist hell, schick, stylish.

In den Straßen rund um die Büropaläste herrscht Vielfalt, auf wenigen Metern gibt es eine Pizzeria, ein Steak House, einen Griechen, an der Ecke die »Sushi-Factory«, gegenüber »Kitty O'Shea's Pub«. Ein Stück weiter hat »Take Eat Easy« geöffnet, eine »Casa Italiana« in der Straße weiter oben, nahe der »Rosticceria Fiorentina«. Und ein koscheres Restaurant kocht korrekt nach den rabbinischen Gesetzen.

Es gibt alles, was der EU-Büromensch braucht, auch ein »International Press Center« mit der Mittagslektüre, dazwischen ein »Hair Spa«: Wellness bis in die Haarspitzen, auch in den Nachbarstraßen: Friseure, Friseure, Friseure. Und überall Polizisten, die Stacheldrahtbarrikaden, Barrieren und Sperren aufbauen: Die Belgier demonstrieren heute wieder. Ein Kamerawagen filmt schon mal.

Es ist ein sonniger Tag, weiter oben im Parc du Cinquantenaire (»Jubelpark«) flanieren Spaziergänger, ein weißer Mann und seine schwarze Frau schieben einträchtig ihren Kinderwagen. Junge Menschen lagern auf dem Rasen in der Sonne. Liebespaare knutschen.

Und rund um die Schaltzentralen gruppieren sich die Einflüsterer der Industrie. 15 000 Lobbyisten sind es nach Angaben der Initiative Lobby Control. Die großen Firmen wie BASF, Nestlé und Unilever haben ihre eigenen ständigen Vertretungen, auch die Branchen haben ihre Botschaften, die Stärkeindustrie, die Kaffeevereinigung, die Schnapsproduzenten und die Bierbrauer, die Schokoindustrie, die Zucker-, Hühner-, Fleischbarone.

Und auch die Produzenten der Zutaten für die Neue Gesunde Ernährung haben hier ihre kleinen Paläste. Die Europäische Zusatzstoffvereinigung ELC, die auch Aromen, Süßstoffe, Vitamine vertritt, hat ihren Sitz in der Avenue des Gaulois, in einem kleinen Stadtpalais mit schmalem Vorgarten, oben beim Jubelparkmuseum (Musée du Cinquantenaire) mit seinen Kuppeln und Säulen. Die ELC, sagt sie, »unterstützt die EU-Politik bei der Verbesserung der europäischen Nahrungsqualität, um den Verbrauchern zu helfen, die gesündeste Ernährung auszuwählen«.

Die EU-Politik wird von vielen Seiten unterstützt. In der Nachbarschaft residiert der türkische Industriellenverband. Weitere Nachbarn: eine Firma für Agriconsulting, Anwaltskanzleien, die Botschaft von Polen, der World Shipping Council und die Dänische Reedervereinigung.

Die Food-Lobby hat sich über das ganze Quartier verteilt. In einem stilvollen Haus in der Rue de l'Association zum Beispiel residiert Erna, die Europäische Allianz für Verantwortliche Ernährung (European Responsible Nutrition Alliance). Erna klingt sympathisch, so nach Hausfrau.

Erna ist aber gar nicht Hausfrau. Ernas Mitglieder sind: BASF samt Tochter Cognis, Innēov, die gemeinsame Schönheitstochter von Nestlé und L'Oréal, auch der holländische Vitamin- und Chemikalienkonzern DSM, die Pharmakonzerne Novartis und GlaxoSmithKline Consumer Healthcare, außerdem der US-Nahrungsergänzungshersteller Herbalife, der US-Agroriese Archer Daniels Midland und viele mehr. Erna kümmert sich darum, wie viel Mineralstoffe die Menschen in Europa brauchen sollen. Erna hat sich bei der EU mit ihrem Modell durchgesetzt, in dem es um die Maximalmengen bei der Aufnahme von Mineralstoffen ging, so wie Ilsi bei den Vitaminen.

Müssen nur noch die Verbraucher aufgeklärt werden über Risiken und Vorzüge von Nahrungsmitteln. Dafür ist Eufic zuständig. Eufic residiert in einem prächtigen Stadtpalais, dem altehrwürdigen Tassel House in der Rue Paul-Emile Janson 6. Eufic ist das Europäische Informationszentrum für Lebensmittel (The European Food Information Council). Eufic klingt schwer amtlich, gebärdet sich auch so. Eufic macht Verbraucheraufklärung in elf Sprachen, darunter Deutsch, Englisch, Französisch, Polnisch, Ungarisch. Es klingt wie eine offizielle Aufklärungskampagne der Europäischen Union. Es geht um gesundes Essen und Fettleibigkeit bei Kindern.

Eufic informiert auch über Zusatzstoffe, etwa den »hochintensiven Süßstoff Aspartam«, der »aus natürlich vorkommenden Aminosäuren, Asparginsäure und Phenylalanin hergestellt wird«. Diesem intensiven süßen Stoff wurde eine Vielzahl unterschiedlicher und nachteiliger Effekte angelastet, was aber wohl üble Verleumdung war. Denn Eufic weiß, dass diese angeblichen Nebenwirkungen »durch keine wissenschaftliche Studie Bestätigung fanden«. Das ist natürlich Quatsch, schließlich gibt es eine Fülle von Studien, die nachteilige Effekte von Aspartam nachweisen. Eufic schreibt es trotzdem so.

Aber Eufic ist ja auch keine Aufklärungszentrale der

Europäischen Union, sondern eine interessengeleitete Einrichtung von Ajinomoto, dem japanischen Hersteller von Aspartam, und vielen anderen Food-Companies, darunter den Süßigkeitskonzernen Ferrero und Mars, von Coca-Cola und PepsiCola und all den anderen Bekannten: McDonald's, Nestlé, Danone, Kraft, Unilever...

Denen kann man es nicht verdenken, wenn sie die Verbraucher ein bisschen für dumm verkaufen wollen. Die Verbraucher müssen allerdings auch noch dafür bezahlen. Genauer: der europäische Steuerzahler. Denn Eufic bekommt, das sagen sie ganz offen, »Projektfinanzierung durch die Europäische Kommission«.

Das ist das Schöne an dem harmonischen Miteinander: Die Firmen, die da in Europa ihre Interessen vertreten, die Politik betreiben, festlegen, was gesund ist und was schädlich, die die Gesetzesvorlagen liefern für das, was erlaubt ist und was verboten, sie müssen da gar nicht mehr viel Geld aufwenden. Das Geld kommt von der Europäischen Union, den Mitgliedsländern, dem Steuerzahler.

Besonders perfektioniert hat das Verfahren Ilsi. Ilsi ist keine gewöhnliche Lobbygruppe. Ilsi ist die maßgebliche Instanz bei zentralen Festlegungen, die alle Verbraucher betreffen: über die Nahrungsaufnahme, den Bedarf an Nährstoffen, die Nährstoffempfehlungen (Projekt-Kürzel: EURRECA), Ilsi hat auch übernommen, als die Europäische Kommission eine konzertierte Aktion zur Lebensmittelsicherheit in Europa gestartet hat (Food Safety in Europe, FOSIE), Ilsi ist in der Europäischen Union auch zuständig für die Risikoeinschätzung zu Schadstoffen in der Nahrung und die Risiko-Nutzen-Abwägung

Die Selbstentmachtung des Staates als Gesundheitsrisiko 171

(Benefit-Risk Analysis of Foods, BRAFO). Alles natürlich finanziert von der Europäischen Union und alles im Interesse der Mitgliedsfirmen.

Ilsi hat die Institutionen längst durchsetzt. Ilsi ist drin, auch wenn die Schaltzentrale draußen liegt, auf dem Campus der Katholischen Universität, draußen vor der Stadt.

Vögel zwitschern, Studenten pilgern übers Gelände, einige rauchen, schwatzen. Die Uni-Gebäude sind weit verstreut über den Campus, auch Firmen und Organisationen haben hier ihren Sitz. Die Avenue Emmanuel Mounier führt bergauf, Hausnummer 83 ist ein mehrstöckiges Bürogebäude. Im dritten Stock logiert llsi. Alles sieht eher schlicht aus, wie eine etwas in die Jahre gekommene Firma, und nicht sehr groß. Ein langer Flur führt zu den Büros. Der Teppichboden wirkt etwas abgetreten. Ein großer Empfangsraum, in Ständern Publikationen, die von den Aktivitäten der Vereinigung zeugen, Broschüren, Veröffentlichungen über Konferenzen, wissenschaftliche Literatur. Freundliches Personal gibt Auskunft. Die Chefs sind heute nicht da, die sind schon im Crown Plaza.

Zum Beispiel Nico van Belzen, der glatzköpfige Geschäftsführer, der ebenfalls gern Auskunft gibt, etwa über den Etat der Vereinigung: der liegt bei nur drei Millionen Euro. Und davon bezahlt die Europäische Union 600 000 Euro.

Dann gibt es noch die einzelnen Spezialtruppen, wie die »Task-Force« zur Gesundheitsnahrung (»Functional Foods«), in der Doppelfunktionär Rechkemmer unter den Vorgaben der Mitgliedsfirmen mit den Firmenforschern kollaboriert, gemeinsam mit den Konzernleuten. Hier zahlen die 32 Firmen laut Ilsi je 4000 Euro ein. Ein genauer Ablaufplan stellt sicher, dass die Firmen ihre Interessen gewahrt sehen. Jedes Jahr im August werden die Mitgliedsfirmen eingeladen, ihre Interessen und finanziellen Beiträge zu formulieren. Der Beitrag des einzelnen Mitgliedsunternehmens hängt von der Zahl der Firmen ab, die eine Task-Force finanzieren.

Besonders lustig ist Ilsis Expertengruppe für Zahngesundheit (»Expert Group on Oral Health«). Den Vorsitz führt zuständigkeitshalber eine Vertreterin von Südzucker, weitere Mitglieder sind unter anderem Mars, der dänische Zucker- und Zusatzstoffkonzern Danisco, Coca-Cola und ein paar Zahnprofessoren. »Niemand arbeitet für Ilsi wegen des Geldes. Die Leute machen es wegen der intellektuellen Herausforderung«, sagt Geschäftsführer van Belzen. Die intellektuelle Herausforderung ist in dieser Expertengruppe sicher besonders reizvoll.

So eine Herausforderung hat wohl auch Professor Gerhard Eisenbrand gesucht, früher Uni Kaiserslautern, jetzt Präsident von Ilsi Europe. Für einen pensionierten Professor ist das ein schönes, wichtiges Amt, und für eine Lobbytruppe ist es auch ein prima Aushängeschild, so ein echter Universitätsprofessor an der Spitze.

Ilsi ist ja auch keine normale Lobbyorganisation. Ilsi erscheint eher wie ein Bestandteil des Entscheidungsapparats. Dass Ilsi keine Lobbyarbeit betreibt, stellt das Industrienetzwerk sogar in seinen Statuten fest. Lobbying ist laut Ilsis »Code für Ethik und Organisations-Standards« sogar förmlich verboten, jedenfalls Lobbying für eine einzelne Firma oder eine Gruppe von Unternehmen.

Die Selbstentmachtung des Staates als Gesundheitsrisiko 173

Wäre ja auch noch schöner, wenn alle bezahlen und nur manche profitieren. Ilsi ist die Hohe Schule der Einflussnahme. Ilsi hat die Grenzen aufgehoben zwischen den Sphären der Macht. Und Ilsis Einfluss reicht weit über Europas Grenzen hinaus. Ilsi ist ein weltumspannendes Netz. Es gibt nicht nur Ilsi Europa. Es gibt Ilsi in Nordamerika und Ilsi in Argentinien, Ilsi in Brasilien und Mexiko, Ilsi für Nordafrika und die Golfregion, Ilsi für Südafrika. Praktisch jeder Flecken auf der Welt, wo es Lebensmittel gibt von Coca-Cola, Kraft und Unilever, wird von Ilsi-Netzwerken abgedeckt. Ilsi hat Südostasien im Griff, auch Japan, Korea, und hat auch schon eine Niederlassung in China. Ilsi wacht sogar über die Nordanden und die Südanden.

Die Interessen der Food-Giganten müssen natürlich überall gewahrt werden. Und wenn irgendwo Regeln erlassen werden sollen über Nahrungsmittel, dann ist Ilsi immer schon da. Zum Hoheitsbereich von Ilsis Anden-Truppe gehört auch die chilenische Hauptstadt Santiago. Dort trafen im Herbst 2010 Delegationen aus aller Welt ein, um über Vitamine, Babynahrung und dergleichen zu beraten. Es war eine offizielle Tagung des zuständigen Gremiums der Vereinten Nationen, das Regeln und Vorschriften für Lebensmittel verabschiedet: der sogenannte Codex Alimentarius. Er ist sozusagen die Weltregierung in Sachen Lebensmittel.

Der Codex legt seit 1962 weltweit gültige Normen für Lebensmittel fest: für Gen-Food und für Bio-Waren, aber auch für die Qualität von Obstsäften und Margarine, für Suppen und Geflügel, für Cornflakes, Zucker, Schokolade, Käse. Die Codex-Mitglieder erlassen Hygienerichtlinien, legen Grenzwerte fest für Gift im Gemüse und Arzneimittelrückstände im Fleisch, regeln die radioaktive Bestrahlung von Gewürzen und untersuchen Gesundheitsgefahren, wie etwa Allergien, die von Lebensmitteln ausgehen können.

Und sie treffen Vorgaben für das, was auf dem Etikett zu stehen hat. Der Codex setzt Regeln für alle Arten von Nahrungsmitteln, die auf dem Globus gehandelt werden. Dafür gibt es mehr als zwei Dutzend Untergruppen, die sogenannten Codex Committees. Offizieller Sitz des Codex Alimentarius ist Rom, die Sitzungen finden in aller Welt statt. 184 Staaten sind Mitglied.

In Santiago tagte im Jahre 2010 jene Untergruppe, die sich mit den ganz besonders gesunden Nahrungsmitteln befasst, den Vitaminen, den aufgerüsteten Joghurts, der Babynahrung. Dafür ist das Unterkomitee für besonders gesunde Nahrung und Diäten zuständig (»Codex Committee on Nutrition and Foods for Special Dietary Uses«, CCNFSDU), und die Bundesrepublik Deutschland ist Moderator, auch bei Treffen in Andenstaaten.

Ilsi Südanden war zur Stelle. In Santiago de Chile trieb Ilsi Südanden die Harmonisierung der Bestimmungen voran, mit Vertretern der Gesundheitsminister verschiedener Länder, am Rande der offiziellen Tagung der Weltgemeinschaft.

In der eigentlichen Sitzung des Codex-Gremiums, wo die weltweit geltenden Standards verabschiedet werden, standen dann in der deutschen Delegation zwei Vertreter der deutschen Regierung drei Industrieleuten gegenüber. Eigentlich noch eine starke Minderheitsposition der Regierungsgesandten. In der Codexsitzung zuvor waren die

Die Selbstentmachtung des Staates als Gesundheitsrisiko 175

vier Vertreter der Regierung hoffnungslos in der Minderheit gegenüber zehn Delegationsmitgliedern aus der Industrie: von Milupa, von Coca-Cola, von Pfizer und Südzucker, dreien vom Lobbyverband Bund für Lebensmittelrecht und Lebensmittelkunde (BLL), auch der Lobbyverein Diätverband war doppelt vertreten, und dann noch eine private Einzelperson, die auch für die Bundesrepublik Deutschland ihre Stimme erheben durfte.

Denn das ist das Schöne hier für Coca-Cola und die anderen: Sie werden hier behandelt wie Staaten. Wenn sie ihre Interessen durchsetzen wollen, nehmen sie einfach das Schild »Germany« und sprechen für die Bundesrepublik Deutschland. Bei den Abstimmungen sind eigentlich nur die Ländervertreter stimmberechtigt. Aber: Meist wird gar nicht abgestimmt. Alles wird im Konsensverfahren abgewickelt.

Bisher dachten die Bürger, es gebe eine Trennung zwischen Staat und Industrie. Jetzt ist es so: Die Bürger wählen zwar noch ihre Abgeordneten in den Parlamenten, sie finanzieren den Staat, die Behörden und die Professoren. Doch nun, wie bei Ilsi, betreiben die Vertreter des Staates das Geschäft der Industrie. Und die Industrie vertritt gleichsam hoheitliche Aufgaben im Codex Alimentarius.

Der Chef einer deutschen Bundesbehörde dient offenbar in wichtiger Position den Konzernen: Gerhard Rechkemmer, Präsident des Bundesforschungsinstituts für Ernährung und Lebensmittel. Ein halbes Jahr nach seinem Auftritt in Brüssel hatte Rechkemmer schon die nächste Stufe in seiner Karriere als Funktionsträger der Lobbytruppe Ilsi erklommen. Jetzt war er der »Overall Chair«, der Veranstaltungsleiter bei einem Ilsi-Symposion im »Hilton«-Hotel in der tschechischen Hauptstadt Prag. Thema: Der Gesundheitsnutzen der Lebensmittel. Von Fortschritten in der Wissenschaft zu innovativen Produkten (»Health Benefits of Foods – From Emerging Science to Innovative Products«). Innovative Produkte gehören eigentlich nicht zum Dienstgeschäft des obersten staatlichen Ernährungsforschers.

Rechkemmer ist der Präsident des Max-Rubner-Instituts, der früheren Bundesforschungsanstalt für Ernährung. Er ist der Herr über acht Institute in ganz Deutschland, für Fleischforschung, Fettforschung, Milchforschung. Für Lebensmittel und Gesundheit aber ist er in der Tat zuständig, sagt Präsident Rechkemmer: »Uns interessiert die Qualität und Sicherheit der Lebensmittel. Wir untersuchen, wie sich Lebensmittel und Ernährungswege auf bestimmte gesundheitsrelevante Lebensvorgänge auswirken.«

Zum Eingang seines Hauptquartiers in der Karlsruher Oststadt führt eine Birnbaumallee, gleich links liegt die Kantine, die aussieht wie ein Café, mit Sonnenschirmen und Tischen auf der Terrasse. Im Hörsaal im ersten Obergeschoss finden Veranstaltungen statt, bedeutende Kongresse. Es ist ein großes, helles, freundliches Gebäude, transparent, überwölbt von einem Glasdach, darüber blauer Himmel. Überall stehen Zimmerpflanzen, Palmen, auch in Rechkemmers Präsidialbüro, oberste Etage, Zimmer 1.03 078. Der Chef hat ein nüchternes Büro mit Regalen, einem Schreibtisch mit Designerlampe, einen Besprechungstisch, darauf die maßgeblichen wissenschaftlichen Zeitschriften, »Science«, »Nature«, die »Ernährungsumschau«, das Zentralorgan der deutschen Ernährungswis-

Die Selbstentmachtung des Staates als Gesundheitsrisiko 177

senschaft. Und die Fachzeitschrift »European Journal of Nutrition«. »Da bin ich Hauptherausgeber«, sagt Rechkemmer. Auch vom Süßwarenmulti Mars liegt ein Brief auf dem Tisch, nebst Broschüre über das Mars-Nachhaltigkeitsprogramm. In der Ecke steht auch hier ein Kunstwerk, eine Skulptur, der Mann mit der Karotte. Rechkemmers Büro liegt gegenüber der Brauerei Hoepfner, einer der markanten schlossartigen Türme ist durchs Fenster des Präsidialbüros zu sehen. Er trägt heute, es ist ein schöner Tag im Juli, ein kurzärmeliges blaues Hemd, eine beige Sommerhose.

Bei seinem Nebenjob für Ilsi, sagt der Präsident, geht es ihm eigentlich nur um das fachliche Gespräch: »Mir ist es wichtig, mich mit anderen Wissenschaftlern auszutauschen. Mir kommt es darauf an, die besten wissenschaftlichen Informationen zu bekommen. Ob die aus der Universität kommen oder aus der Industrie.«

Eigentlich ist er in einer komfortablen Position. Besoldungsgruppe B 6, er ist gut abgesichert. Es gibt eigentlich gar keinen Grund, sich auf die andere Seite zu schlagen. Eigentlich kann er hier eigenständige Forschung treiben, im Auftrag des Gemeinwohls, so wie es die Statuten vorsehen.

Das Institut ist gut ausgestattet, mit einem Etat von 45 Millionen Euro und einer Infrastruktur für wissenschaftliche Studien aller Art. Es gibt Kabinen für Geschmackstests, die Testpersonen können sogar einquartiert werden wie in einem Hotel, es gibt Zimmer mit Dusche, einen Aufenthaltsraum mit Tischfußball und Fernseher: Zwei Wochen leben die Versuchspersonen manchmal hier. Es gibt natürlich eine Bibliothek mit wissenschaftlicher Literatur, sogar ein Labor für die Genforschung. »Gentechnische Arbeiten« steht an einer Tür. Und daneben ein Schild: »Derzeit keine gentechnischen Arbeiten«. Der Bereich ist in letzter Zeit verwaist. Der wichtigste Gentechnik-Förderer ist nicht mehr da, der legendäre Professor Klaus-Dieter Jany, der schon früh stilbildend war und sehr zwanglos zwischen Staatsinstitut und Wirtschaftsinteressen pendelte. Jetzt ist er bei der europäischen Lebensmittelsicherheitsbehörde Efsa, Mitglied des Efsa-Expertengremiums für Lebensmittelkontaktstoffe, Enzyme und Aromen (CEF-Panel). Zu Jany möchte Rechkemmer nichts sagen.

Er selbst ist jedenfalls nicht auf eigene Faust als Ilsi-Funktionär tätig, sondern mit Unterstützung unseres Ministeriums, sagt Rechkemmer. »Da hab ich natürlich gefragt. Ilsi, das ist für mich eine wichtige Informationsquelle. Politik umfassend beraten kann ich nur, wenn ich auch mit der Industrie rede und über die Entwicklungen informiert bin. Ilsi bietet eine Plattform, wo man sich austauschen kann. Die Wissenschaftler aus der Industrie, die bei Ilsi mitarbeiten, sind nicht die Marketingleute, die sind aus der Forschung. Unter Wissenschaftlern kann man sich da gut austauschen.« Nun ja, es könnte ja unterschiedliche Interessen geben zwischen, sagen wir, Coca-Cola und der Bundesrepublik Deutschland. »Das Interesse muss sein, die beste wissenschaftliche Grundlage zu haben.«

Ganz neutral also. Nur der Wissenschaft verpflichtet. Leider ist die Forschung nicht immer so ganz neutral. Manchmal gibt es auch ganz schöne Tricks. Die dienen zwar nicht immer der Wahrheitsfindung, aber dem Ge-

Die Selbstentmachtung des Staates als Gesundheitsrisiko

schäft, wenn es zum Beispiel um die Unbedenklichkeitserklärung für einen berühmten Geschmacksverstärker geht, der offiziell als völlig harmlos gilt: Glutamat. Zwar gab es immer wieder kritische Erkenntnisse über eine mögliche unheilvolle Rolle als Dickmacher, sogar über Hirnschäden, etwa Alzheimer. Das fiel alles unter den Tisch bei den offiziellen Unbedenklichkeitserklärungen für den Zusatz Glutamat.

Die Deutsche Gesellschaft für Ernährung (DGE) sagt: »Doppelblindversuche« bei angeblichen Opfern des Geschmacksverstärkers hätten »keinen Hinweis auf Glutamat« ergeben. Und der industrie-amtliche europäische Aufklärungsdienst Eufic verkündet: »Natriumglutamat wurde für eine Vielzahl von Nebeneffekten wie Kopfschmerzen und Körperkribbeln verantwortlich gemacht. Wissenschaftliche Studien zeigen jedoch keinen Zusammenhang zwischen Natriumglutamat und diesen Reaktionen und gehen davon aus, dass andere Bestandteile des Essens oder sogar eine psychologische Reaktion für diese unangenehmen Effekte verantwortlich sein könnten.«

Diese Entlastungsstudien hatten eine ganz spezielle Methode. Bei diesen »Doppelblindstudien« wurden die Reaktionen auf Glutamat mit einer Kontrollsubstanz verglichen, einem sogenannten Placebo. Darauf reagierten die Versuchspersonen genauso wie auf Glutamat. Damit war bewiesen: Glutamat hat keine spezifischen Wirkungen, auf das Placebo, die Kontrollsubstanz, reagierten die Versuchspersonen ja genauso.

Das Geheimnis der einschlägigen Glutamat-Doppelblindstudien war nun ein ganz besonderes Placebo. Es war erhältlich beim IGTC, dem International Glutamate

Technical Committee. Der besondere Witz: Es enthielt den Süßstoff Aspartam, einen Stoff, der ganz ähnlich wirkt wie Glutamat. Es war also gar kein richtiges Placebo.

Das räumt auch Professor Hans Konrad Biesalski ein, der Unterstützer des Geschmacksverstärkers, der Veranstalter des legendären »Hohenheimer Konsensusgespräches«, des maßgeblichen Entlastungstreffens hochrangiger Professoren, das ergeben hatte, dass Glutamat »auch in hohen Dosen keine spezifischen Nebenwirkungen aufweist«, und das gekauft worden war vom Verband der europäischen Glutamathersteller (Cofag). Auf Nachfrage gibt Biesalski zu, dass »die Placebos im Grund genommen keine echten Placebos waren. Das muss man schon so sagen.« Das sei, »zwischen den Zeilen«, in seinem Konsensus-Papier auch angedeutet worden – was allerdings nur für sehr geübte Zwischen-den-Zeilen-Leser zu erkennen ist, denn Professor Biesalski spricht in seiner Konsens-Expertise über »einwandfrei durchgeführte Doppelblind-Versuche«, die »keinen Hinweis« auf Glutamat als Ursache für die einschlägigen Symptome ergeben hätten (siehe Hans-Ulrich Grimm: Die Ernährungslüge).

Für die Verbraucher ist das nicht so erfreulich, wenn umstrittene Stoffe mit Hinweis auf unseriöse Studien für unbedenklich erklärt werden. Die Verbraucher sind ein bisschen die Opfer geworden bei der Verbrüderung zwischen Staat und Industrie. Auch in den globalen Entscheidungsgremien sind die Interessen der Verbraucher an den Rand gerückt. Zum Beispiel im Codex Alimentarius.

Das wurde bei jenem Codex-Treffen in Peking deutlich, als ein freundlicher Herr aus den hinteren Reihen

Die Selbstentmachtung des Staates als Gesundheitsrisiko 181

das Thema Aspartam anspricht, ein Konsumentenvertreter aus den USA: Der Süßstoff sei doch umstritten und er plädiere für eine kritischere Bewertung durch das Codex-Gremium. Der Chairman gibt das Wort routinemäßig an jene Dame auf dem Podium, die den höchsten wissenschaftlichen Sachverstand repräsentiert, die Vertreterin des Expertenkomitees von Welternährungsorganisation (FAO) und Weltgesundheitsorganisation (WHO) zu Zusatzstoffen, Jecfa (»Joint FAO / WHO Expert Committee on Food Additives«). Von ihr wird der Konsumentenvertreter ganz kurz abgefertigt. Zu dem Süßstoff gebe es keine aktuellen Erkenntnisse, die eine Neubewertung rechtfertigten, sagt die Dame auf dem Podium, eine sympathische Frau mit grauem Kurzhaar und vorwärtsdrängendem Temperament. Ende der Debatte.

Ob er sich mehr erwartet hätte? Nein, sagt der Mann, ein Anwalt aus San Francisco mit rundem Haarkranz und ruhiger Stimme. »NHF« steht auf seinem Schild, »National Health Federation«. Ihm war es nur wichtig, dass auch mal die Position der Verbraucher zur Sprache komme: »Immerhin bin ich hier die einzige Konsumentenorganisation, die sich zu Wort meldet.« So ganz allein ist er nicht: Es gab noch zwei Verbrauchervertreter aus Japan, unter 262 Delegierten.

Für die Frage, ob solche Zusätze ein Risiko darstellen für die Verbraucher oder nicht, ist es sehr wichtig zu wissen, wie viel sie davon essen. Denn ab einer gewissen Menge wird es ungesund. Eigentlich sollte die Bundesrepublik Deutschland seit 1995 herausfinden, wie viel von welchen Zusatzstoffen die Menschen verzehren. Die EU hatte das verlangt, weil neue Chemikalien zugelassen wurden, die nur bis zu einer bestimmten Menge unschädlich sind. So schrieben es verschiedene EU-Richtlinien vor. Eine solche Zusatzstoffverzehrsstudie wäre dringend nötig, denn immerhin essen Kinder, so ergab eine vorläufige Erhebung der Europäischen Union, bei bestimmten Zusatzstoffen, die etwa in »Pfanni-Püree« enthalten sind, bis zum Zwölffachen der akzeptablen Menge. Die Industrie erkannte die Brisanz des Themas und forderte zu verstärkten Lobbyaktivitäten auf. Das »Hauptrisiko«, so das Kunstnahrungsfachblatt »International Food Ingredients«, seien gesetzliche »Begrenzungen bei einzelnen Zusatzstoffen«. Die Gefahr ist gebannt. Es wurden keine Verzehrdaten erhoben.

Die Bundesrepublik Deutschland sträubt sich seit 1995 gegen eine solche Erhebung. Auch Professor Rechkemmer und sein Institut wollen das nicht wissen. Er fühlt sich dafür nicht zuständig. So verzichteten sie zum Beispiel bei der »Nationalen Verzehrsstudie II« auf solche Fragen. »Wir fragen ja nicht, ob Sie die Haferflocken von Hersteller X oder Y gegessen haben. Wir fragen: Haben Sie Haferflocken gegessen? Haben Sie Chips gegessen?« Wie viele Zusatzstoffe die Deutschen verspeisen, das will Rechkemmer erst gar nicht erfahren. Da müssten ja die Hersteller erklären, wie viel Chemie sie in eine Fünf-Minuten-Terrine mixen. Zu viel verlangt, findet er. »Dann müssten Sie die Informationen von den Firmen haben, wie viel Zusatzstoffe enthalten sind. Keine Firma kann gezwungen werden, ihre exklusiven Formulierungen für die einzelnen Produkte anzugeben. Sie hat schließlich die Urheberschaft einer bestimmten Zusammensetzung. Das ist etwas, worauf der Hersteller ein bestimmtes Anrecht

Die Selbstentmachtung des Staates als Gesundheitsrisiko 183

hat, wenn er solche Produkte entwickelt hat, das nicht offenzulegen.«

Aber hat der Staat nicht ein Interesse daran, das zu erfahren, im Interesse der Verbraucher? Rechkemmer verneint: »Da muss ich widersprechen. Es ist nicht notwendigerweise so, dass die Interessen des Staates und der Industrie konträr sein müssen. Der Staat hat ein Interesse daran, dass die Industrie floriert und dadurch Arbeitsplätze geschaffen oder erhalten werden. Daher kann der Staat kein Interesse daran haben, die Grundlagen einer industriellen Produktentwicklung zu zerstören.«

Dem obersten Vertreter der staatlichen Ernährungsforschung liegt eben auch das Wohl der Ernährungsindustrie sehr am Herzen. Schließlich ist er ihr Funktionär bei der Lobbygruppe Ilsi. Privat scheint er eher ein Freund der klassischen Lebensmittel zu sein: »Ich kann kochen«, bekennt er stolz: »Spätzle mach ich selber. Ich bin ein großer Freund von Blattsalaten. Den mochte ich schon als Kind. Wenn Sie so wollen, ist mein Lieblingsgericht Feldsalat. In unserer Familie essen wir relativ viel Obst und Gemüse. Ich war gerade in Dänemark im Urlaub. Da hab ich wunderbaren frischen Fisch gegessen.«

Schön wäre es natürlich, wenn sich die staatlichen Forscher auch den gesundheitlichen Vorzügen der traditionellen Speisen widmen würden. Spaghetti bolognese zum Beispiel. Das mag ja jedes Kind, und die Erwachsenen sowieso. Es scheint also gesundheitliche Vorzüge zu geben. Doch mit der Sauce haben sich Rechkemmers Forscher nicht beschäftigt. Zu kompliziert: »Spaghetti bolognese haben wir nicht erforscht. Die Vielzahl der möglichen Kombinationen von Speisen können Sie nicht untersuchen, weil es viel zu komplex, zu teuer und zu umfangreich wäre.« In der Forschung zu schwierig, in der Küche ganz einfach:

Man nehme 200 Gramm Hackfleisch, brate es kurz an, bis es hell wird, füge dann ebenso viel Tomaten hinzu, eine Hühnerleber, eine Karotte, ein bisschen Thymian und Oregano, lasse es köcheln, bis alles schön zusammengeschmort ist. Am Schluss noch einen Schuss Olivenöl drüber und servieren mit einem bisschen Butter und geriebenem Parmesan.

Das hat natürlich auch gesundheitliche Vorteile, etwa die sogenannten Lycopine in den Tomaten, die können vor Sonnenbrand schützen, was die Italiener ja zu schätzen wissen. Das wissen sie an Rechkemmers Institut, die Lycopine werden auch als Pulver verkauft, und das ist wiederum leicht zu erforschen.

So steht zu befürchten, dass die Transformation der Natur weiter vorangetrieben wird – auch von staatlicher Seite. Das Nahrungsangebot in den Supermärkten wird von solchen Aktivitäten nachhaltig beeinflusst. Auch die Verbraucher orientieren sich an dem, was die Ernährungsforscher sagen. Die einflussreichste Kampagne zur gesunden Ernährung war sicher die zum fettarmen Essen. Ganze Industrien haben sich mit ihren Angeboten darauf eingestellt. Für die Verbraucher hatte das Folgen. Vor allem für die Psyche.

8. Einfach toll

Das Magermilch-Syndrom: Die Gesundheitsfolgen der fettarmen Ernährung

Salat ohne Dressing und ein mageres Steak: Der weltweite Siegeszug einer Kampagne / Leben wie die Made im Speck: Heute leider verboten / Fettarm und freudlos: Trübe Stimmung durch Ernährungstipps / Der US-Professor fordert eine psychiatrische Landwirtschaft / »Du darfst« versteht die Frauen / Schlank: Was raten Profis? / Niedrige Cholesterinwerte und der Tod durch äußere Einwirkung / Die vielen Vorteile der echten Fette

Wer zu ihm kommt, ist zumeist in sehr schlechter Verfassung. Betrübt, melancholisch, von Selbstmordgedanken gequält. Oder hin- und hergerissen zwischen Stimmungsschwankungen, mal himmelhoch jauchzend, dann zu Tode betrübt.

Es sind die großen psychischen Erkrankungen, mit denen er zu tun hat. Manche Patienten haben Psychosen, schizophrene Angststörungen, aber vorrangig beschäftigt er sich mit den Stimmungserkrankungen, den Depressionen, und den Patienten mit den bipolaren Störungen, die früher als manisch-depressiv bezeichnet wurden. Dr. Emanuel Severus ist Psychiater und Neurologe. »In ihren manischen Phasen sind sie aktiv, werden risikofreudiger, kaufen in teuren Geschäften ein, wollen sich plötzlich vom Partner trennen, den Job kündigen, verreisen. Es gibt auch Menschen, die denken, sie seien Jesus, die glauben, sie hätten den Schlüssel zur Welt. Dann gibt es die depressiven Phasen, da gibt es kaum etwas, an dem sie Gefallen haben, mit nächtlichem Grübeln, Selbstmordgedanken, und sie können sich nicht vorstellen, dass das jemals wieder vorbeigeht.«

Die Patienten liegen bei ihm nicht auf der Couch, er führt aber Gespräche mit ihnen, einzeln oder in Gruppen. Manche kommen in die Ambulanz, wenn ihr Leiden besonders akut ist, andere sind auch stationär, sie müssen mitunter Monate auf der Station B3 verbringen, im ersten Stock der Psychiatrischen Klinik der Ludwig-Maximilians-Universität, auf dem Gelände der Münchner Unikliniken beim Sendlinger-Tor-Platz, mitten in der Stadt, ein paar Gehminuten vom Hauptbahnhof.

Schon Alois Alzheimer hat hier geforscht, es gibt noch einen Alois-Alzheimer-Saal, in dem heute Konzerte stattfinden. Neben der Pforte hängt ein Plakat. Links geht es in den Oberarztflur. Ein langer, hoher Gang, mit Kunst an den Wänden. Severus hat ein kleines Büro, die Tür zum Vorzimmer steht offen.

Wenn jemand zu ihm kommt, dann kann das viele Gründe haben. Die Gene spielen eine Rolle, die Lebensumstände, ob einer seinen Job verloren hat oder eine ihren Mann. Und bei manchen könnte es auch eine Rolle spielen, ob sie immer fettarmen Joghurt essen oder 1,5-Prozent-H-Milch trinken, weil sie sich gesund ernähren wollen. Und sich dadurch sozusagen ins Unglück stürzen.

Die Gesundheitsfolgen der fettarmen Ernährung

Das klingt nun wiederum verrückt. Aber bestimmte Inhaltsstoffe der Nahrung haben tatsächlich Auswirkungen darauf, wie sich jemand fühlt. Und in den Magerprodukten fehlen wertvolle Fette, die der Körper braucht, auch für die seelische Balance. Dr. Severus untersucht die Patienten natürlich auch medizinisch, Blutwerte, Auffälligkeiten. Harte klinische Diagnostik. Manche Patienten bekommen dann Psychopharmaka, und bei manchen können auch bestimmte Fette zur Therapie gehören. Severus hat sich ein bisschen darauf spezialisiert, welche Rolle das Fett für die Seelenlage spielt. »Dieses Thema ist durchaus in der Öffentlichkeit. Man wird auch darauf angesprochen. Offenbar haben einige Patienten zumindest den subjektiven Eindruck, dass das ihnen bei ihren Depressionen hilft. Und die Datenlage geht auch in diese Richtung.«

Er drückt sich vorsichtig aus. Bei Befindlichkeitsstörungen ist es immer schwer, handfeste Beweise zu finden. Aber zumindest subjektiv fühlen sich die Patienten besser. Bei mehreren seiner Patienten hat sich offenbar das Befinden gebessert, durch die Pillen mit den Fetten. »Ich hatte eine Patientin, die jetzt nach Berlin übergesiedelt ist, eine Jurastudentin, sehr smart, die hatte eine bipolare Erkrankung, und die hat damit gute Erfahrungen gemacht. Die anderen Medikamente, die sie nahm, hatten Nebenwirkungen. Gewichtszunahme, man wird müde. Auch bei anderen Patienten hat es geholfen, bei einer Lehrerin mit bipolarer Erkrankung. Ein Ingenieur aus Bayern, bei dem hat es zusammen mit anderen Medikamenten gewirkt.«

Die Stimmung wird offenbar nicht nur durch die Lebensumstände beeinflusst, durch die Erfahrungen oder

Schicksalsschläge, sondern auch durch die Substanzen, die im Körper wirken und die auf das Gehirn und die Psyche Einfluss nehmen. Drogen, Medikamente, Alkohol, und auch körpereigene Substanzen, und solche, die aus der Nahrung kommen.

Severus hat eine Zeitlang in Amerika geforscht, an der Harvard-Universität, und sich dort mit diesen Substanzen beschäftigt, vor allem den gesunden Fetten. Sie spielen nicht nur bei den psychiatrischen Erkrankungen eine Rolle, sondern auch bei der normalen Alltagsbefindlichkeit. Die Leute essen sie nur nicht, weil ja fettarm im Trend liegt, weil das empfohlen wird. Die Fette, die seine Patienten als Pille nehmen, sind auch in normalen Lebensmitteln enthalten, in Fisch, Fleisch, Milch, Leinöl.

Es sind nicht nur die Patienten von Dr. Severus, bei denen die magere Kost aufs Gemüt schlägt. Millionen von Menschen schneiden den Fettrand vom Schinken ab, nehmen nur mageres Schnitzel, am liebsten Hähnchenbrust. Sie kaufen die fettarme Milch, die fettreduzierten Joghurts, die Halbfettmargarine. Sie verzichten aufs Frühstücksei: Cholesterin. Es war sicher die folgenreichste Empfehlung zur gesunden Ernährung.

Die bislang wertvollen Fette wurden eliminiert. Zugleich wurde mit großem Aufwand ein neues Bewusstsein geschaffen, mit neuen Werten und neuen Idealen. Salatdressing ohne Öl, Vollkornbrot mit Magerquark, cholesterinsenkende Margarine. Du darfst. Die Kampagne gegen das Fett hat es geschafft, jahrhundertealtes Erfahrungswissen komplett zu entwerten, mit Hilfe von Professoren, Medien und Werbung. Es war eine Kampagne gegen den Körper und seine Erfahrung.

Die Gesundheitsfolgen der fettarmen Ernährung

Jahrhundertelang galt Fett als gut: Fette Gans, ein fettes Huhn, und leben wie die Made im Speck. Fettlebe: Das war das Kürzel fürs Wohlleben. Die Sprache hatte sozusagen die erfreulichen Körpererfahrungen reflektiert und aufgehoben. Nur noch in der Sprache ist bewahrt, was traditionell als nahrhaft, luxuriös, erstrebenswert galt. Was in der Menschheitsgeschichte stets hoch geschätzt wurde, wird nun geächtet. Neue Vorstellungen vom gesunden Essen traten an die Stelle der alten.

Neue Züchtungen und Fütterungsmethoden veränderten die Schweine, die Hühner, die Puten. Auch die Kühe haben, dank Kraftfutter, weniger von den gesunden Fetten. Ganze Supermarktregale zeigen die Ergebnisse der Fettreduktion. »Actimel« und »Activia« mit 0,1 Prozent Fett, die abgemagerten 0,1 Prozent-Drinks in den Plastikflaschen von Müllermilch, »Lätta«, die Halbfettmargarine. Die mageren Serien von Unilevers Marke »Du darfst« oder den Weight Watchers. Die Zusammensetzung der Nahrungsmittel hat sich fundamental verändert.

Nur der menschliche Körper blieb der alte. Es sind Millionen Menschen in aller Welt, die leiden durch die Kampagnen fürs fettarme Essen. Vor allem psychisch, aber auch körperlich. Sie wollen sich gesund ernähren, folgten den Ratschlägen der Experten und der Werbung und erreichten das Gegenteil.

Auch das Diktat der Cholesterin-Normen hat nach Meinung von Kritikern wenig Nutzen gebracht – und vielen geschadet. Die Mediziner fördern mehr und mehr dramatische Folgen zutage, bis hin zur womöglich herzschädigenden Wirkung der cholesterinsenkenden Margarine. Doch der Kampf gegen das Fett ist vor allem auch ein dickes Geschäft. Und so geht die Kampagne weiter.

Die Folgen sind dramatisch, und sie gehen nicht nur auf die Stimmung. Das zeigen immer neue Forschungsergebnisse. Sie kommen vor allem von einer der renommiertesten Adressen in der Welt der Medizin: von Wissenschaftlern der Harvard-Universität in Boston, den Teams um Professor Walter Willett zum Beispiel. Er ist ein ausgewiesener Epidemiologe, ein Spezialist also für die Volksgesundheit. Seit Jahren lehrt er an der weltberühmten Harvard Medical School. Über 1000 medizinische Fachartikel hat er in seiner Publikationsliste. Er ist ein sehr häufig zitierter Autor in der klinischen Medizin. Willett veröffentlicht in den angesehensten Journalen. Er äußert sich auf Kongressen. Er wird auch in Massenmedien wahrgenommen, etwa in der »New York Times«. Sie titelte schon vor Jahren: »Was, wenn alles nur eine dicke, fette Lüge war?«

Damals hatte Willett zum ersten Mal mit seinen Kollegen die Hintergründe und Folgen der Fettkampagnen untersucht. Sein Fazit: »Es gibt keine einzige Untersuchung, die einen langfristigen gesundheitlichen Nutzen einer fettarmen Diät belegt.« Mit immer neuen Studien untersuchte er die Folgen der Fett-Furcht für den Körper. Auf einem Kongress der Amerikanischen Gesellschaft für Ernährung (American Diet Association) forderte er sogar, die Angaben zum Fettgehalt von den Verpackungen zu streichen, weil sie die Verbraucher irritieren – und sogar dazu führe, dass die Leute eher krank werden.

Er konnte in seinen Studien keinen Nachteil von Fett für die Gesundheit feststellen, im Gegenteil. Die Unter-

Die Gesundheitsfolgen der fettarmen Ernährung

suchungen zeigten: Wenn die Leute weniger Fett essen, werden sie nicht unbedingt gesünder als jene, die zu Butter, Mandeltörtchen und Sahne greifen. »Wenn überhaupt etwas, dann zeigt die Literatur einen leichten Vorteil der fettreichen Ernährung«, so Willett. Manche Fette seien sogar gut fürs Herz, somit könne fettarmes Essen das Risiko für Herz-Kreislauf-Erkrankungen eher erhöhen. So wäre es also besser, die Menschen würden mehr Fett essen.

Willett übte auch Kritik an den weiteren Folgen der Anti-Fett-Kampagne für die Gesundheit, vor allem durch die fettreduzierten Produkte der Food-Konzerne: »Die Ernährungsindustrie verstand schnell, dass Zucker billiger war, und freute sich über die schnellen Profite auf Kosten der Leichtgläubigen«, so der Harvard-Professor. Es könnte sogar sein, dass die Leute dadurch erst recht dick gemacht wurden, meinte der US-Wissenschaftsautor Gary Taubers im Wissenschaftsmagazin »Science«. »Der Grund für die sich ausbreitende Epidemie des Übergewichts könnte sein, dass die Leute weniger Fett essen und mehr Kohlenhydrate.«

Nicht einmal das allseits geschmähte Cholesterin sei zu Recht in der Rolle des Bösewichts. So sei längst nicht belegt, dass hohe Cholesterinwerte dem Herz schaden. Es sei sogar »sehr gefährlich« zu behaupten, das sogenannte »böse« (LDL-)Cholesterin führe zu Herzerkrankungen, solange die Zusammenhänge nicht zweifelsfrei nachgewiesen seien, so Dariush Mozaffarian, Privatdozent der Harvard Medical School in Boston.

Die einschlägigen wissenschaftlichen Fachgesellschaften ließen sich von ihrer Politik nicht abbringen. Die amerikanische Herzgesellschaft AHA und die offiziellen US-Stellen verschärften sogar noch ihre Normen. LDL, das böse Cholesterin, wurde auf weniger als 100 herabgesetzt, für Hochrisikopatienten auf unter 70 Milligramm pro Zehntel Liter Blut. Nach den Leitlinien der amerikanischen Gesellschaft für Kinderheilkunde sollen schon achtjährige Kinder mit erhöhten Blutfettwerten Statine nehmen. Statine, das sind die Cholesterinsenker, die großen Blockbuster der Pharmakonzerne.

Die sogenannten Statine senken Cholesterin zuverlässig. Auch die Margarine mit den neuen Zusätzen. Die Frage ist, ob es der Gesundheit dient.

Der Arzneimittelexperte Professor Peter Sawicki, ehemals Leiter des Kölner Instituts für Qualität und Wirtschaftlichkeit im Gesundheitswesen (IQWiG), hat die Studien zum Cholesterin überprüft. Er meint: »Der Effekt der Cholesterinsenkung ist so gut untersucht wie kaum etwas in der Medizin. Man kann sagen, dass gesunde Menschen bezüglich einer Lebensverlängerung nicht davon profitieren. Man kann aber auch sagen, dass Menschen, die einen Herzinfarkt schon hatten oder die eine Herzkranzgefäßerkrankung haben, schon einen Nutzen davon haben; sie leben länger. Es sind aber nicht so viele. Es müssen hundert Menschen behandelt werden, damit zwei länger leben. Nur ist auch nicht belegt, dass diese Menschen tatsächlich durch Cholesterinsenkung ihr Leben verlängern. Vielmehr gibt es Anhaltspunkte dafür, dass die Statine, also die Präparate, die das Cholesterin senken, auch an anderen Stellen des Stoffwechsels wirken. Und es könnte gut sein, dass das Cholesterin gar nichts damit zu tun hat.« Sein Fazit: »Man hat früher

Die Gesundheitsfolgen der fettarmen Ernährung

gedacht, das Cholesterin wäre der Hauptbösewicht beim Herzinfarkt. Diese Meinung mussten wir in den letzten Jahren revidieren. Es ist nicht so.«

Offenbar spielt das Cholesterin im Essen auch gar nicht die wesentliche Rolle: »Es ist nicht belegt, dass die Menge des Cholesterins, die wir mit der Nahrung zu uns nehmen, tatsächlich ursächlich verantwortlich ist für Erkrankungen. Das meiste Cholesterin wird ja in der Leber hergestellt. Und dies bedeutet, dass der Körper Mechanismen besitzt, um sich vor einem Cholesterinmangel zu schützen, weil Cholesterin ja ein wesentlicher und wichtiger Bestandteil unseres Körpers ist.«

Cholesterin wird zur Stabilisierung der Zellwand gebraucht und zur Produktion von Hormonen, auch bei der Produktion von Vitamin D. Wenn er zu wenig Cholesterin hat, kann der Körper weniger Vitamin D produzieren. Manche Organe enthalten viel Cholesterin, das Herz besteht zu zehn Prozent daraus, das Gehirn zu 20 Prozent, die Nebenniere bis zu 50 Prozent. Der Körper achtet daher sorgfältig und wirksam auf seine Cholesterinwerte. Warum also gegen den Körper kämpfen? Der Heidelberger Arzt und Autor Gunter Frank (»Lizenz zum Essen«) sagt: »Es geht wieder einmal um sehr viel Geld. Der weltweite Umsatz mit Diät-, Margarine- und Fettersatzprodukten ist gigantisch, und medikamentöse Cholesterinsenker sind die umsatzstärksten Medikamente der Welt.«

Es gibt wohl keine andere Firma, die so von den Empfehlungen zum fettarmen Essen profitiert hat wie der britisch-niederländische Konzern Unilever. Er produziert die cholesterinsenkende Margarine »Becel pro.activ«, die schlankmachende »Lätta«, er hat die Marke »Du darfst« ins Leben gerufen: Du darfst essen, wenn es nur wenig Fett enthält, ein ganzer Kosmos auf Minus-Fett-Basis, mit Butter und Margarine, Wurst, Käse, Fertiggerichten, und Salaten aus der Plastikbox: Putensalat, Shrimps-Salat, Eiersalat, Lachssalat, auch kleine Plastik-Kübel mit »Streichgenuss«, »Streichgenuss Tomate-Mozzarella«, »Streichgenuss Thunfisch«, über 80 Produkte insgesamt.

»Du darfst« gibt es seit 1973, und »Du darfst« liebt vor allem die Frauen, sagt der Werbetext: »›Du darfst‹ findet: Frauen sind einfach toll. Sie sind heute so und morgen ganz anders. An manchen Tagen fühlen sie sich gut – und an anderen nicht, ohne zu wissen, warum. Mal essen sie voller Lust und dann wieder mit schlechtem Gewissen. Das ist typisch Frau! Wir von ›Du darfst‹ verstehen das und glauben: Frauen, die Spaß am Essen haben, sind einfach glücklicher. Denn Ernährung spielt für das Wohlbefinden eine wichtige Rolle. Deshalb geht mit ›Du darfst‹ beides: geschmackvoller Genuss und kalorienbewusste Ernährung.«

Die von Unilever verstehen nicht nur die Frauen, die verstehen auch ihr Geschäft. Und das dicke Geschäft mit der mageren Kost ist natürlich eine ganz besondere Kunst. Die Kunst liegt darin, die Köpfe der Menschen zu erreichen. Unilever betreibt dieses Geschäft mit großer Perfektion in 170 Ländern auf dem Planeten. 200 Millionen Mal am Tag greift auf der Welt jemand zu einem Unilever-Produkt.

Unilevers Hauptquartier für Deutschland, Österreich und die Schweiz ist in Hamburg. Es ist ein stolzes Gebäude direkt am Wasser, in der Hafencity, mit einer beeindruckenden, halbtransparenten Glasfassade. Vor dem Gebäude stehen riesige Blumenkübel in Schiffsform. Ein Lastkahn schiebt sich vorbei, Jollen kreuzen, Möwen krächzen. Blick auf Kräne, Frachter, wir sind in der Nähe des Kreuzfahrt-Terminals, wo die großen Luxusliner anlegen, auch die Queen Mary 2. In der Nähe gibt es noch alte Handelsschuppen, die Speicherstadt mit ihren Backsteingebäuden und neue schicke Wohnungen.

Von der Kommandobrücke am Hamburger Hafen werden Kampagnen gesteuert, Denkprozesse dirigiert, Gesundheitsideologien propagiert. Lanciert auf allen Ebenen, über Frauenzeitschriften, Fachjournale, Tageszeitungen, wissenschaftliche Kongresse. Im Headquarter am Hamburger Hafen gibt es auch Kochkurse mit Sanella, für Kinder. Eine hochprofessionelle Maschinerie, eingebunden in das globale Netz eines Weltkonzerns.

Basis für die Erfolgsstory ist die Margarine. Unilever ist die Margarine-Company: »Becel«. »Lätta«. »Rama«. »Sanella«. Ein einziger Kosmos von Gesundheit, Schlankheit, Glück. So kennt es jeder aus dem Werbefernsehen. Es ist ein tolles Leben im Margarine-Reich von Unilever, wo die glücklichen »Rama«-Familien wohnen und die jungen schönen Singles in den coolen Wohnungen mit dem »Lätta«-Kühlschrank, dem Reich der Träume, wo man dank »Becel« »gesund genießen und gleichzeitig dem Herzen etwas Gutes tun« kann. Kaum zu glauben, dass das alles einen ganz ärmlichen Ausgangspunkt hatte.

In der Mitte des 19. Jahrhunderts komponierte in Frankreich der Chemiker Hippolyte Mège-Mouriès für Kaiser Napoleon III. ein Ersatzprodukt für Butter. Die weißlich schimmernde Rezeptur aus Nierenfett und Magermilch bekam einen Namen: Margarine, nach dem griechischen Wort für Perle, Margaron.

1870 kam das Produkt auf den Markt, unter dem schönen Namen »Sparbutter« (»Beurre économique«). 1888 etablierten die beiden niederländischen Familien Jurgens und Van den Bergh die ersten Margarinefabriken (später Unilever) in der Nähe von Kleve und in Goch am Niederrhein. Schon zuvor hatte der Apotheker Benedikt Klein in Köln-Nippes die Benedikt Klein Margarinewerke gegründet, das älteste Margarinewerk Deutschlands. Später kam es auch zu Unilever. Die butterartige Farbe wurde vom niederländischen Apotheker Lodewijk van Grinten erfunden – er gründete später eine auf Druckfarben spezialisierte Firma namens Océ.

Die Nachfrage stieg schnell, bald reichte der Rindertalg nicht mehr. 1902 konnte das Problem gelöst werden. Dank Fetthärtung ließ sich nun Öl streichfest machen. Ein Quantensprung. Gut fürs Geschäft, für die Gesundheit weniger, nach allem, was man heute weiß. Die Entwicklung ging weiter, mit Aromen, Emulgatoren, künstlichen Vitaminen. Nahrung aus der Retorte: Eigentlich ist die Margarine ein Kunstprodukt, mit viel Chemie aufgerüstet. Die Stiftung Warentest sagt: ein »Hightechprodukt«, das »ungenießbar« sei ohne chemische Kunstgriffe. Ein Wunder, dass sich so etwas überhaupt verkauft. Noch bewundernswerter, dass so etwas ein Image als gesundes Pflanzenfett bekommt und zum weltweiten Milliardenerfolg wird.

So ein Aufstieg will gut organisiert sein. Die Zielgruppe muss davon überzeugt werden, mit Werbung und möglichst vielen Artikeln in Frauenzeitschriften und an-

Die Gesundheitsfolgen der fettarmen Ernährung

deren Journalen. Die Tatsache, dass es sich um ein minderwertiges chemisches Ersatzprodukt handelt, muss überstrahlt werden von einer Gesundheitsaura mit bezwingender Kraft. Das neue Image muss errichtet werden auf einem Fundament scheinbar harter Fakten. Dafür werden die Wissenschaftler gebraucht. Sie werden daher von einem Konzern wie Unilever besonders umsorgt. Die Wissenschaft ist der zentrale Punkt des Geschehens.

Unilever hat ein feines Netz gesponnen, rund um den Globus, mit Agenturen für jede Ebene, Werbeagenturen, PR-Agenturen für alle Zielgruppen, von der Wissenschaft bis zu den Frauenzeitschriften. Unilever unterstützt Forschervereinigungen, hat sich mit der Internationalen Vereinigung der Ernährungswissenschaftler (»International Union of Nutritional Sciences«, IUNS) vertraglich verbündet, mit einem förmlichen »Memorandum« (»Memorandum of Understanding«), zum Spottpreis von 50 000 Euro pro Jahr. Wissenschaftler sind offenbar billig zu haben. Unilever unterstützt auch einzelne Professoren, sogar an der renommierten Universität im britischen Cambridge. Unilever sponsert die Deutsche Gesellschaft für Ernährungsmedizin (DGEM).

Die Professoren sind wichtig für die Grundlagen, etwa zum fettarmen Essen oder zur Cholesterinsenkung. Die Professoren sind auch wichtig, wenn es um aufkeimende Kritik an Produkten geht wegen möglicher Gesundheitsschäden. Die Professoren sind aber auch nützlich, wenn es darum geht, die Vorzüge von Unilever-Produkten anzupreisen. Und manchmal rücken sie sogar zu einer Telefonaktion an. So war zum Beispiel der Hamburger Professor Dr. Dr. Hans Steinhart der Experte bei einer Telefonaktion der Zeitschrift »Freundin« und Unilevers Tochter Du darfst. Thema: »Schlank: Das raten Profis«. Auf die Frage »Wie kriege ich meine Fettpolster auf Dauer los?« antwortete Professor Dr. Dr. Steinhart: »Bauen Sie fett- und kaloriensparende Produkte in Ihren Speiseplan ein.«

Solche Expertisen haben Heerscharen von Menschen auf der ganzen Welt vom Fettsparen überzeugt. Die Schattenseite des Erfolges sind die Mangelerscheinungen, die einer steigenden Zahl von Menschen in der Welt aufs Gemüt schlagen. Zum Beispiel den Patienten des Münchner Seelenarztes Dr. Severus. Er sieht die Anti-Fett-Kampagne daher eher kritisch. »Ich finde es absurd in dieser Radikalität. Fett ist schließlich nicht gleich Fett. Ich glaube, dass es Modetrends gibt, die wissenschaftlich nicht in der Weise unterfüttert sind, wie es wünschenswert wäre.«

Severus hat in den USA geforscht, auch in Harvard, bei Professor Andrew Stoll, dem Pionier der psychiatrischen Fettforschung, dem Spezialisten für die Auswirkungen des fettarmen Lebens aufs Gemüt, auf die Befindlichkeit. Schon gleich nach dem Studium, und dann später noch ein Dreivierteljahr als »Research Fellow«, als wissenschaftlicher Mitarbeiter. »Weil ich mich schon in meiner Studentenzeit für diese Fette und die bipolaren Störungen interessiert habe. Und dann ist ja die Harvard Medical School sehr renommiert, und ich wollte einfach mal wissen, wie das dort ist.«

Beim ersten Mal wohnte er im Studentenwohnheim auf dem Campus beim McLean Hospital, beim zweiten Mal hatte er sich eine kleine Wohnung genommen im

Die Gesundheitsfolgen der fettarmen Ernährung

North End, dem Italienerviertel von Boston. Von dort fuhr er jeden Tag mit Bus und Regionalbahn zum McLean Hospital, wo er mit Professor Stolls Arbeitsgruppe an Untersuchungen arbeitete. Es war für ihn eine höchst aufschlussreiche Erfahrung, und der US-Forscher war für ihn auch eine positive Erscheinung: »Professor Stoll ist ein sehr umgänglicher Mensch. Er ist sicherlich ein Pionier auf diesem Gebiet.«

Stoll hat die Bedeutung der Nahrung für die menschliche Psyche zu seinem Forschungsschwerpunkt gemacht. Er sieht die Veränderungen in den Nahrungsinhalten als wesentliche Ursache für die Veränderungen in der menschlichen Psyche. Stoll fordert sogar eine »psychiatrische Landwirtschaft«. Denn er fürchtet, dass »die gewaltigen Veränderungen in unserer Ernährung zu den steigenden Raten psychiatrischer Erkrankungen in der westlichen Welt beigetragen haben«. Er meint vor allem die sogenannten Omega-3-Fette. Sie sind in Fischen enthalten, aber auch in vielen anderen Nahrungsmitteln, etwa in Leinöl und in Milchprodukten, sofern sie naturnah erzeugt und nicht entfettet werden.

Omega-3-Fette sollen auch fürs Herz gut sein, für die Sehkraft, sie können womöglich vor Diabetes schützen, und sie können sogar die Entwicklung von Fettzellen unterdrücken – und damit zum Schlankmacher werden. Am wichtigsten aber scheint die Bedeutung fürs Gehirn, für Intellekt und Psyche. Wer zu niedrige Omega-3-Werte hat, leidet häufiger an Schizophrenie, Gedächtnisverlust, der Alzheimerkrankheit und Parkinson. Auch Hyperaktivität kann die Folge sein. Wenn diese Fette fehlen, trübt das die Stimmung, wie zahlreiche Studien über Depressionen ergaben. Die Omega-3-Fettsäuren erzeugen einen Wohlfühleffekt im Gehirn, weil sie den Spiegel der Botenstoffe Dopamin, Epinephrin und Norepinephrin erhöhen und das Glückshormon Serotonin besser an die Rezeptoren andockt. »Ich glaube, ein erhöhter Omega-3-Anteil in unserer Ernährung könnte bewirken, dass Depressionen und andere psychiatrische Erkrankungen seltener vorkommen«, sagt Andrew Stoll.

Natürlich spielen auch andere Faktoren eine Rolle, wenn es Menschen nicht gutgeht: Job weg, Frau weg, Mutter tot. Das sieht auch Psychiater Severus in München so. Aber der Fettmangel kann die Situation verschärfen: »Das ist ein sehr komplexes System. Es kann sein, dass dieses Zuwenig an Fettsäuren bewirkt, dass in Stresssituationen, wie beim Tod der Mutter, der Trennung vom Freund, wenn der Arbeitsplatz weg ist, diese depressiven Tendenzen eher verstärkt werden. Ich würde es auf jeden Fall Patienten empfehlen, die einen Mangel an diesen Fetten haben. Es ist kein Allheilmittel. Es kann dazu beitragen, dass es den Patienten bessergeht. Von Omega-3 nehmen die meisten Leute tatsächlich zu wenig zu sich.«

Es geht nicht nur um diese Fette. Es mehren sich die Anzeichen, das das veränderte Fett-Angebot infolge Ernährungsempfehlungen und industrieller Produktion der Nahrung insgesamt die menschliche Psyche belastet. Es kann nicht nur die Trübsal fördern, sondern auch die Angriffslust. Nach einer Studie, die im »British Journal of Nutrition« veröffentlicht wurde, zeigten Menschen, die ihren Fettkonsum von 40 Prozent auf 25 Prozent verringerten, ein erhöhtes Aggressionspotenzial und entwickelten zum Teil sogar Depressionen. Auch die Cholesterinsenkung hat offenbar solche Nebenwirkungen.

Wer den Cholesterinspiegel senkt, Tabletten nimmt, auf fettes Fleisch und Eier verzichtet oder die neuen cholesterinsenkenden Nahrungsmittel isst, bedroht womöglich den Familienfrieden, wird zur Gefahr für sich und andere. Denn niedrige Cholesterinwerte haben auch ihre Schattenseiten: Depressionen und Aggressionen kommen häufiger vor, ja sie können sogar das Risiko erhöhen, durch Mord oder Selbstmord ums Leben zu kommen. So zeigte etwa eine norwegische Studie an 254 Psychiatriepatienten, dass wenig Cholesterin im Blut mit erhöhter Neigung zu Gewalt und Selbstmord einherging.

Je niedriger die Cholesterinwerte, desto größer war der Hang zu krimineller Gewalt – das ergab auch eine frühere Untersuchung an knapp 80 000 Schweden durch amerikanische Mediziner. Niedrige Cholesterinwerte erhöhen auch die Wahrscheinlichkeit für einen Tod durch »äußere Einwirkung«, so eine amerikanische Studie von Joseph A. Boscarino vom Zentrum für Gesundheitsforschung im kalifornischen Danville. Er hatte dafür Daten von über 4000 Männern ausgewertet und Cholesterinwerte, die Neigung zur Depression und die Todesursachen über 15 Jahre hinweg betrachtet.

Ein Extrembeispiel dafür ist aus Neuseeland überliefert, von einer aus genetischen Gründen cholesterinarmen Familie. Forschern war ein junger Mann mit ausgeprägter Selbstmordneigung aufgefallen. Bei ihren Recherchen zur Familiengeschichte stellte sich heraus, dass die Hälfte seiner männlichen Vorfahren aus den letzten zwei Generationen sich umgebracht hatte. Einer von ihnen hatte zuvor zwei weitere Menschen getötet. Gemeinsames Merkmal der Familie mit Hang zur Selbst- und Fremdgefährdung: die niedrigen Cholesterinwerte.

Es ist nicht nur der Mangel an Fetten durch fettarme Diäten, die Senkung der Cholesterinwerte, die aufs Gemüt schlagen. Nachteilig für die Psyche können auch völlig neue Fette sein, die durch die Industrie in die Nahrungskette kamen: die sogenannten gehärteten Fette, die künstlichen Transfette. Auch sie können bei Depressionen eine Rolle spielen.

Zahlreiche Studien belegen den Verdacht auf ungesunde Wirkungen: So soll die Zuckerkrankheit Diabetes durch Transfett gefördert werden. Es kann auch zu Wachstumsstörungen im Kindesalter führen, das Risiko für Prostata-, Darm- und Brustkrebs erhöhen. Transfette stehen im Verdacht, dem Gehirn zu schaden und das Risiko für die Alzheimerkrankheit zu erhöhen. Sie können aber auch Herzleiden begünstigen. Und sie erhöhen das Risiko für Übergewicht sowie Unfruchtbarkeit. Diese industriellen Transfette werden hergestellt, um Öle schnittfest und länger haltbar zu machen für Margarine, Fast Food, Chips, Fertiggerichte. Sie entstehen durch industrielles Härten von natürlichen Pflanzenölen und kommen in der Natur nicht vor.

Vorteile bringen diese Fette nur der Industrie. Sie sind billig, haltbar, müssen in den Frittenbuden seltener ausgewechselt werden, färben die Pommes goldgelb, halten pflanzliche Schlagsahne steif und verhelfen Croissants zu ihrer knusprigen luftigen Konsistenz. »Im menschlichen Stoffwechsel«, sagt Harvard-Professor Willett, »verhalten sie sich allerdings wie pures Gift.« Diese Designerfette, maßgeschneidert für Margarineproduzenten, Backkonzerne, Fast-Food-Ketten, fordern jedes Jahr nach Harvard-Schätzungen allein in den USA 30 000 Todesopfer. »Wahrscheinlich sind Millionen von Menschen vorzeitig gestorben, weil unsere Nahrung zu viele Transfette enthält«, sagt Willett.

Und neuerdings mehren sich Hinweise, dass auch die Transfette zu Trübsal führen: So ergab etwa eine Studie spanischer Forscher (»The Sun Project«), die 12 000 Universitätsabsolventen zehn Jahre lang begleitet hatten, einen deutlichen Anstieg von Depressionen durch Transfettverzehr. Sie hatten unter anderem die Verzehrshäufigkeit von Olivenöl und Margarine erhoben.

In Deutschland besteht aber glücklicherweise kein Risiko durch Transfett. Dafür ist Kronzeuge wiederum Professor Dr. Dr. Hans Steinhart. Er trat auch an zum Interview mit dem »Margarine-Institut«, getragen von Margarinefirmen wie Unilever. »Beweisen lässt sich dies zwar nicht«, sagte er in dem Interview, aber bis zu fünf Prozent Transfette in der Nahrung könnten seiner Ansicht nach »kein Gefahrenpotenzial darstellen«. Deutschland liegt nach seiner Ansicht bei zwei Prozent, was sich allerdings mangels Daten auch nicht beweisen lässt.

Steinhart zog auch einen Vergleich zwischen Margarine und Natur – einen gewagten Vergleich: »Transfettsäuren werden in entsprechend geringer Menge im Pansen von Wiederkäuern gebildet und sind daher in allen Produkten dieser Tiere enthalten. Seit Jahrtausenden isst der Mensch Milch- und Fleischprodukte, und ich kann mir nur schwer vorstellen, dass dies gefährlich sein soll.« Ist auch nicht gefährlich, wie zahlreiche Untersuchungen ergaben. Die natürlichen Fette aus Butter und Sahne sind sogar gesund, etwa die konjugierte Linolsäure (CLA). Ungesund sind nur die industriellen Transfette. Steinhart vermischte einfach die ungesunden mit den gesunden Transfetten und konnte so die Margarine entlasten.

Immerhin: Seit Jahren wurden zumindest in Deutschland die Transfette in vielen Margarinen ersetzt. In der »Becel Diät Pflanzencreme« »für eine herzgesunde Ernährung« sind sie allerdings immer noch enthalten. Auch die Stiftung Warentest stieß weiter auf die ungesunden Fette. Zum Beispiel im Maggi-Kartoffelpüree »flockenlocker«, oder auch in den Pommes frites von Wienerwald, von Ikea, McDonald's, wobei die Hersteller meist schnell mit der Verbannung der bösen Transfette reagierten. Sie sind auf dem Etikett als »gehärtete Fette« oder »Fette, z. T. gehärtet« erkennbar.

Sie finden sich auch im »Ritter Sport Rum Riegel« und in »Nippon« Puffreis. Auch die »Feine Gebäckmischung aus erlesenen Gebäcken« aus der Edeka »Backstube« enthält solche Fette, die Depressionen fördern können: keine gute Basis für die Stimmung beim Kaffeekränzchen. Besser wären vielleicht Butterkuchen, Butterplätzchen.

Womöglich wäre es besser, einfach natürliche Fette zu essen. Zumindest für die Stimmung. Lebensfrohe Menschen nehmen jedenfalls deutlich mehr gute Fette auf als die selbstmordgefährdeten und depressiven Studienteilnehmer, stellte Professor Jian Zhang von der Universität in Columbia in seinen Studien an 7631 Männern und Frauen fest.

Nach einer 2011 veröffentlichten Studie von Lukas Van Oudenhove von der Universität Leuven in Belgien kann eine Infusion von Fett in den Magen die Stimmung verbessern, indem diesbezügliche Hirnareale beeinflusst werden. Seltsame Ideen, auf die die Belgier so kommen. Aber es zeigt: Dass Fett als Stimmungsaufheller dient, hat physiologische Gründe. Solche Fette, etwa die Omega-3-Fettsäuren, können den Informationsfluss im Gehirn verbessern, so dass Signale besser transportiert werden. Sie wirken aber auch auf Botenstoffe im Hirn, die bei depressiven Störungen eine Rolle spielen. So fördern sie etwa die Bildung des Glücklichmachers Serotonin und wirken ausgleichend auf Stresshormone wie Adrenalin, Noradrenalin und Dopamin.

So kann es sein, dass mancher Familienkonflikt, mancher Streit zwischen Paaren oder auch nur trübe Stimmung gar nicht unbedingt von tieferen oder bedeutenden Konflikten herrührt. Sondern von Fettmangel. Bevor es zum Scheidungsanwalt geht oder zum Psychiater auf die Couch, solle dies erst einmal geklärt werden, findet Seelenarzt Dr. Severus: »Was ich heute empfehlen würde, ist, den Gehalt dieser Omega-3-Fette im Blut bestimmen zu lassen. Es gibt schon Tests dafür. Wenn es so ist, dass ein Mangel an Omega-3 ein Risikofaktor ist für solche Erkrankungen, dann sind diese Fette ein sehr attraktives Gegenmittel, das keine Nebenwirkungen hat und noch den Appeal hat, da ursächlich etwas zu bewirken.«

Am besten ist es, wenn diese Stimmungsförderer ganz einfach ins alltägliche Leben Eingang finden. Mit Leinöl vorzugsweise (siehe Hans-Ulrich Grimm: Leinöl macht glücklich). Es enthält die meisten Omega-3-Fette von allen Ölen, kann nicht nur fürs Müsli genommen werden, sondern auch für Kräuterquark, aber auch bei anderen Gerichten, etwa für die Mayonnaise im Aioli-Stil.

Ganz einfach geht sie so:

Man nehme ein Eigelb, verquirle es mit dem Rührgerät, bis es hell wird. Sodann gebe man tropfenweise Öl hinzu, Insgesamt vielleicht 0,1 Liter, vom Leinöl nur ein bisschen. Man rühre, bis alles schön fest ist, füge den Saft einer halben Zitrone hinzu, ein bisschen Senf nach Geschmack, zerquetsche eine Knoblauchzehe mit der Gabel zusammen mit ein bisschen Salz, bis sie halb flüssig ist, und rühre alles zusammen. Wunderbar passt das zu Artischocken.

Bei Dr. Severus läuft es eher auf eine Pizza hinaus.

Am frühen Abend sitzt der Arzt in seinem kleinen Arbeitszimmer im Erdgeschoss der Klinik. Draußen fallen noch ein paar Sonnenstrahlen in den Hof. Wieder klingelt das Telefon. Es geht um die Abendverabredung. »Pizzeria? Gerne.« Er schlägt eine Pizzeria vor, auf Empfehlung eines Bekannten, der diese für die beste in ganz München halte.

Er selbst bevorzugt die klassische Pizza Marinara, mit Tomaten, Knoblauch, Olivenöl und Oregano. Nicht zu verwechseln mit der Pizza Frutti di Mare. Meeresfrüchte würde Severus nicht essen: Er lebt vegan. Das heißt, ohne alles Tierische. »Erst war ich Vegetarier, habe noch Käse gegessen. Bis ich dann gemerkt habe, dass für Käse ja auch Kühe leiden und sterben müssen. Milchkühe werden auch umgebracht.«

Das ist ethisch edel, aber fettmäßig verhängnisvoll. Wie

Die Gesundheitsfolgen der fettarmen Ernährung

hält er sich dann bei Laune? Wie kommen Sie zu den Omega-3-Fetten, die doch sonst im Fisch sind oder in Milch, Butter, Sahne? Er greift zu den neuen Gesundheitsprodukten. »Ich nehme langkettiges Omega-3 aus Algen.« Keine Angst wegen Nebenwirkungen? »Ich nehm ja nur ein Gramm am Tag.«

Vitamin B_{12} nimmt er auch zusätzlich in Pillenform. Er kann einschätzen, welche Dosis für ihn die richtige ist. Er kann auch die Risiken überblicken. Er ist ja Arzt. Und schließlich handelt er nur für sich selbst.

Anders ist es, wenn Eltern für ihre Kinder sorgen müssen und Verantwortung tragen für andere Menschen, sogar für deren Zukunft. Für die Kinder gibt es eine Fülle von gesunden Extras. Und es ist schwer für die Eltern, die richtige Entscheidung zu treffen. Sie können nicht wissen, was von den angeblich gesunden Produkten zu halten ist. Sicherheitshalber halten sich alle an das, was die Ärzte empfehlen.

Manchmal ist das Kind dann geschädigt fürs Leben.

9. Ins Auge

Wenn Vorbeugung krank macht: Wie viele Vitamine braucht das Kind?

An Weihnachten waren die Kinder im Krankenhaus / Vitamine ab Geburt: Im Einzelfall kann das tödlich sein / Warum hat die Muttermilch so wenig Vitamin D? / Voll auf die Mütter: Wie eine Vitaminkampagne gemacht wird / Die Professoren wollen jetzt umdenken / Der »Fruchtzwerg« läuft stolz mit seinem Gütesiegel herum / Erstaunliche Wissenslücken beim Sonnenvitamin / Der echte Brei fürs Baby geht ganz einfach

Die Symptome schienen anfangs nicht wirklich schlimm. Beunruhigend war jedoch, dass sie niemand erklären konnte. Die Mutter machte sich natürlich Sorgen, auch der Vater.

Sie ist eine junge, hübsche Frau, schlank, brünett, trägt eine braune Jeans, ein weißes T-Shirt mit blauen Streifen. Ihr Mann hat dunkelblonde Haare, er trägt eine Jeans und ein kurzärmeliges Hemd. »Das Kind hat nicht getrunken, nicht zugenommen, und keiner hat gewusst, warum.« Sie sind Spätaussiedler, sie kommt aus Kirgisien, er aus Kasachstan. Sie haben sich hier in Deutschland kennengelernt. Die Eltern waren schon hierhergezogen. Viele Bekannte und Freunde lebten schon da.

Wenn Vorbeugung krank macht

Sie leben in einem Reihenhaus am Stadtrand, mit einem kleinen Garten, Aussicht auf andere Reihenhäuser, im Hintergrund ein Maisfeld. Im Wohnzimmer vor dem Ledersofa steht ein Flachbildfernseher. Eine Treppe höher haben die beiden Buben ihr Kinderzimmer. Immer wieder hört man sie oben lachen, oder irgendein elektronisches Spielzeug macht »Biiep Biiep«.

Wenn sie ein halbes Jahr später ins Krankenhaus gegangen wären, wäre es vielleicht schon zu spät gewesen, meint Professor Martin Konrad. »Das hätte richtig ins Auge gehen können. Die hätten im schlimmsten Falle sterben können. Es sind schon Todesfälle bekannt geworden.«

Dass etwas nicht stimmt, zeigte sich eigentlich nur daran, dass die Kinder nicht zugenommen haben. Es sind Zwillinge, zwei Jungs. Vor allem der Kleinere fiel immer weiter zurück.

Heute weiß sie: Ihr Bub hatte ihnen gezeigt, dass etwas schiefläuft. »Der war der Erste, der uns gesagt hat, ich kann das nicht.«

Sie zeigt die Trinkprotokolle, die sie auf ärztliches Anraten führen musste. Handschriftlich hat sie akkurat notiert, wie viel die Buben gegessen und getrunken haben. »Wir waren alle paar Wochen beim Kinderarzt. Der fand das eigentlich nicht besorgniserregend. Der hat einen Ultraschall im Bauch gemacht. Und nichts gesehen. Dann haben wir gesagt, das reicht jetzt. Jetzt gehen wir ins Krankenhaus.«

Weihnachten haben die Kinder dann im Krankenhaus verbracht. Silvester auch. Der Kalziumgehalt im Blut war zu hoch. »Vier Komma null«, sagt der Vater. »Normal sind es eins bis zwei.« Sie wissen auch, was passieren kann, wenn zu viel Kalzium im Blut ist: »Wenn die Adern verstopfen, kann es zum Herzstillstand kommen«, sagt die Mutter. »Ich hab da noch gar nicht an Vitamin D gedacht. Ich wusste auch nicht, dass Vitamin D mit Kalzium zusammenhängt.«

Die Ärzte im Krankenhaus haben schließlich Professor Martin Konrad in Münster informiert. Der fand heraus: Es lag an den Vitamin-D-Pillen, die die Eltern ihren Buben gaben, so wie es allgemein empfohlen wird. Er kennt auch andere Fälle, in denen die Kinder plötzlich nicht mehr essen wollen. Die Symptome sind ganz typisch, und sie sind gefährlich, meint Professor Konrad. »Wenn die nichts mehr essen, dann werden die schlapp. Und wenn die so viel Pipi machen, da können die richtig austrocknen.«

Krank durch Vorsorge: Das dürfte eigentlich nicht passieren. Die Kinder kommen gesund zur Welt und sind dann fürs Leben geschädigt. Natürlich will das niemand. Vor allem die Eltern nicht. Sie folgen einfach den Empfehlungen und Ratschlägen. Was sollen sie auch anderes tun, sie wollen ja das Beste für ihr Kind.

Dass diese Vitamine manchen Kindern schaden können, wissen die wenigsten Eltern, auch die Ärzte nicht. Alle Kinder bekommen Vitamin D zur Vorbeugung gegen Knochenschwäche (»Rachitis«). Bei Vitamin D trifft es nur einige Kinder, die besonders empfindlich reagieren.

Doch auch bei den anderen Vitaminen, Mineralstoffen, Gesundheitszusätzen mehren sich die Zweifel, ob das wirklich gesund ist. Dabei sind die Kinderprodukte aus dem Supermarkt durchgängig vitaminisiert, sogar mit Vitaminen aus der höchsten Risikogruppe – obwohl staatliche Behörden eigentlich davor warnen. Doch die Eltern wissen das nicht, in der Werbung ist von Risiken keine Rede, und am Supermarktregal steht leider nichts davon.

Die Vitamine werden zugesetzt, weil sie so ein gutes Image haben. Vitamine sind schon in der Fläschchenmilch für den Säugling, in der Kindermilch von Milupa oder Hipp, im »Alete Getreidebrei«, auch in »Nesquik« und »Kaba«, vielen Cornflakes von Kellogg, in »Nimm 2«-Bonbons, im Multivitaminsaft sowieso. Viele Eltern geben dazu noch Extra-Vitamine aus der Apotheke oder dem Drogeriemarkt. Und Omega-3 in den Fischstäbchen. Und Kalzium in den »Fruchtzwergen«.

Eltern sind eine wehrlose Zielgruppe. Denn sie sind zutiefst verunsichert. Zwar haben Mütter seit ewigen Zeiten ihre Kinder großgezogen, sie genährt und gepflegt, und dabei Rat von den Großmüttern und den anderen Frauen erhalten. Mit wachsendem zivilisatorischem Niveau aber ging eine merkwürdige Verunsicherung einher. Die Mütter wurden immer gebildeter, selbstsicherer, sie bekamen immer mehr Zugang zu Informationen, mehr Unterstützung, auch die Väter kümmerten sich mehr – und zugleich wurden die Eltern immer mehr verunsichert, wenn es um ihre Kernaufgabe geht: das Nähren des Kindes. Die Eltern stehen unter Druck, sie fühlen sich ja auch für die Zukunft ihrer Kinder verantwortlich.

Sie hören immer mehr auf die Einflüsterungen der Industrie und ihrer bezahlten Experten. Sie verlassen sich auf die Botschaften der Werbung, der Kinderärzte und der Zeitschriften. Es bleibt ihnen ja gar nichts anderes übrig. Sie sind sich auch gar nicht sicher, ob das überlieferte Wissen ausreicht, um den Herausforderungen der Zukunft zu begegnen. Vielleicht ist die Natur ja unvollkommen. Vielleicht brauchen die Kinder ja die Extradosis an Vitaminen, Mineralien, Eisen, Folsäure, Kalzium, um sich zu stärken für die Welt von morgen. Manchmal sieht es allerdings eher so aus, als ob sie gerade dadurch krank werden. Zumindest erhöht sich das Risiko.

Es klingt zwar schön, Kalzium plus Vitamin D, wie in den »Fruchtzwergen«. Doch wenn beides die Verkalkung fördert, und Kalzium auch noch den Herzinfarkt, dann ist das eigentlich nicht das, was sich die Eltern erhoffen. Das Risiko hängt natürlich von der Menge ab. Die Kinder essen ja nicht nur die »Fruchtzwerge«, bei denen die zugesetzten Extras genau angegeben sind, sondern auch noch andere Produkte, viele mit dem Gesundheits-Plus. Aber erstens steht oft die Menge nicht drauf. Und zweitens ist es auch nicht sicher, wo das Risiko beginnt. Und die Behörden haben keinen Überblick über die künstlichen Vitamine und anderen Zusätze, die auf die Kinder einprasseln.

Die Expertenratschläge weisen auch nicht immer in die richtige Richtung. Oft gelten Stoffe als besonders gesund, sie werden von allen Ärzten empfohlen, und erst später zeigen sich dann die Schattenseiten.

Zum Beispiel das Vitamin namens Folsäure. An Folsäure kommt keine Mutter vorbei. Die Frauenärzte verschreiben sie jeder Schwangeren, empfehlen sie sogar schon vor der Empfängnis. Alle zuständigen Fachleute empfehlen es. Folsäure ist absolut hip. Wenn so ein Vit-

Wenn Vorbeugung krank macht

amin erst einmal eine gewisse Prominenzstufe erreicht hat, dann wird es zugesetzt auf Teufel komm raus. Bei Folsäure ist das so. Folsäure hat den höchstmöglichen Status erreicht: Empfohlen von allen.

Folsäure ist enthalten in den Milchprodukten für Säuglinge und Kleinkinder, wie zum Beispiel »Milupa Milumil meine Kindermilch«, »Bebivita Folgemilch Energie und Sättigung«, »Hipp Bio Combiotik«, »Alete Mahlzeit zum Trinken Schokolade«, »Nestlé Beba Kleinkind-Milch für die Wachstumsphase«. Und vielen anderen mehr: natürlich in den üblichen Vitamindrinks wie »Hohes C Multivitamin« oder der »Müller Frucht Buttermilch Multivitamin Plus 10 Vitamine«, auch in Kakaogetränken wie »Nesquik« und »Kaba«, in den industriellen Müslis wie »Kellogg's Special K classic« oder »Nestlé Fitness Knusprige Flakes mit Vollkornweizen«.

Folsäure: volle Dröhnung ab Stunde null.

Nach einer Erhebung der Gesellschaft für Konsumforschung (GfK) enthält knapp die Hälfte der in Deutschland verkauften Frühstücksgetreideprodukte (»Zerealien«) Folsäure. Auch Salz wird angereichert. In manchen Ländern wird das Mehl fürs Brot gefolsäuert. Dort herrscht sozusagen ein Folsäurezwang.

Folsäure war auch lange völlig unumstritten. Sie sollte, so wollte es die herrschende Lehre, die Kinder vor einem sogenannten Neuralrohrdefekt bewahren, dem »offenen Rücken«. Folsäure soll auch die Zahl der Frühgeburten verringern. Zeitweilig galt sie auch als hoffnungsvolle Kandidatin zur Vorbeugung gegen Alzheimer, Schlaganfall, sogar zur Verbesserung der Spermaqualität. Sie kann den Darmkrebs verringern. So dachte man.

Folsäure ist auch von Natur aus in der Nahrung enthalten. Der Name kommt aus dem Lateinischen: Folium, das Blatt. Wie die Folie. Tatsächlich enthalten die grünen Blattgemüse Folsäure, allerdings nicht sehr viel: Chinakohl kommt auf 65 Mikrogramm pro 100 Gramm, Endiviensalat auf 109, Spinat immerhin auf 145. Eigelb enthält 160 Mikrogramm. Der beste Folsäure-Lieferant ist Leber: Kalbsleber mit 240, Rinderleber mit bis zu 590 Mikrogramm.

Es gibt also keinen Folsäuremangel, jedenfalls in der Welt der natürlichen Nahrung. In der Parallelwelt der industriellen Nahrung geht tatsächlich Folsäure verloren, bei industrieller Verarbeitung, bei langen Transporten, dem Aufenthalt im Supermarkt. Außerdem durch Ernährungsberatung, denn leider empfiehlt ja keine Ernährungsberaterin, Leber zu essen. Die Frage ist allerdings, wie viel Folsäure der Mensch wirklich braucht, und vor allem das Kind. Und ab wann es dann schädlich wird.

Muttermilch enthält interessanterweise wenig Folsäure. Daraus könnte man den Schluss ziehen, dass das Kind wenig davon braucht. Schließlich wäre die Menschheit längst ausgestorben, wenn die Evolution oder der liebe Gott den kleinen Menschenkindern zu wenig Nährstoffe gegeben hätte.

Die Experten zogen allerdings den Schluss, dass Mutter und Kind dringend Extra-Folsäure brauchen. Sie muss also zusätzlich verabreicht werden. Möglichst flächendeckend. Die Kampagne ist sehr erfolgreich.

Tatsächlich sind die Neuralrohrdefekt-Raten, die ja als Hauptargument galten, stark gefallen. Bei genauerem Hinsehen allerdings zeigte sich: Der Rückgang begann schon vor der allgemeinen flächendeckenden Folsäure-Verabreichung. Es lag also gar nicht an der Folsäure. Womöglich verringert sie das Risiko für Neuralrohrdefekte gar nicht. Dann stellte sich heraus, dass manche Frauen, bei denen ein Mangel festgestellt wird, die Folsäure aufgrund bestimmter genetischer Umstände aus der Nahrung gar nicht aufnehmen können. Man kann ihnen also Folsäure verabreichen, soviel man will, und es hilft nichts.

Und den anderen, denen sie flächendeckend und mancherorts zwangsweise verabreicht wird, schadet es eher. Denn nach und nach stellte sich heraus: Folsäure hat auch Risiken und Nebenwirkungen. Zuerst waren es nur die Zwillingsgeburten. Das ergab eine schwedische Studie. Folsäure kann die Zahl der Zwillingsgeburten erhöhen. Dann kamen immer neue Verdachtsmomente: Festgestellt wurde zum Beispiel ein erhöhtes Asthmarisiko für die Kinder. Und dass sogar das Krebsrisiko steigt: Folsäure kann das Risiko für Lungenkrebs erhöhen und für Darmkrebs. Bei Frauen steigt das Risiko für Brustkrebs, für Prostatakrebs bei den Männern.

Wer freiwillig noch größere Mengen nimmt als die empfohlenen 400 Mikrogramm am Tag, kann unter Schlafstörungen leiden, unter dauerhafter Erregung, zu Hyperaktivität neigen und zu Blähungen. Außerdem wurden eine gestörte Geschmacksempfindung beobachtet und vermehrt Allergien, so das deutsche Bundesinstitut für Risikobewertung (BfR). Hinzu kommt: Wer seinen Kindern Extra-Folsäure gibt, macht sie zu Versuchskaninchen in einem Experiment mit offenem Ausgang. Die »Abschätzung der Langzeitwirkung« durch künstliche Folsäure bei Kindern, so das BfR, werde dadurch »erschwert«, dass für sie »kaum Erfahrungen« mit solchen Zusätzen vorliegen.

Erstaunlicherweise wurde die Folsäure forciert vermarktet, ohne genau zu wissen, mit welchen Wirkungen zu rechnen ist. Das BfR meint jedenfalls, dass es in Sachen Folsäure, ihrer Verarbeitung im Körper und der Krankheitsvorbeugung »noch viele Wissenslücken gibt« und dass die Supplementierung mit Folsäure nicht in jedem Fall und für jeden Genotyp von Vorteil sei. Bei Spinat und Rinderleber ist das natürlich anders. Da gibt es lange Erfahrungen. Durch die Folsäure »aus der üblichen Nahrung sind bisher keine unerwünschten Effekte beobachtet worden«, notierte das Risiko-Institut.

Womöglich war es also ein Irrtum, die künstliche Folsäure zu propagieren, womöglich wäre es besser gewesen, die werdenden Mütter hätten sich nicht um die Moden der Experten gekümmert und auch ihre Kinder davor verschont. Keine Vorsorge wäre vielleicht gesünder gewesen. Das räumen jetzt so langsam auch die Experten ein. »In den vergangenen drei Jahren hat sich in Sachen Folsäure so viel Neues ergeben, dass man vermutlich umdenken muss«, sagte im Jahr 2009 Professor Peter Stehle, damals Präsident der Deutschen Gesellschaft für Ernährung (DGE). Seine Gesellschaft gehörte zu den eifrigsten Propagandisten der Folsäure.

Folsäure ist ein besonders schönes Beispiel, wie in der Zielgruppe Mutter und Kind Märkte und Geschäftsfelder erschlossen werden. Es war eine groß angelegte Aktion, die zur allgemeinen Verbreitung der Folsäure führte. Überall auf der Welt wurde sie empfohlen, in Ländern wie den USA, Chile, Kanada, Australien und Costa Rica wurde sie sogar zwangsweise verabreicht, über das Mehl. So bekamen die Frauen flächendeckend Folsäure. Und die Männer auch. Sogar Kinder.

Das Fundament der Verkaufsförderungsaktionen bei Vitaminen ist immer der Normwert, der Vitaminbedarf. Daher engagieren sich Industrievereinigungen wie Ilsi und Erna so sehr in der Bedarfsermittlung. Bei Folsäure war die Festsetzung des Normwerts sehr gut fürs Geschäft. Immerhin erreichen 86 Prozent der Frauen und 79 Prozent der Männer in Deutschland den Normwert nicht.

Ein starkes Argument. Wenn der Normwert nicht erreicht wird, dann klingt das sehr nach Unterernährung, dann gibt es Alarm.

Namhafte Wissenschaftler bilden dabei stets die Geschäftsgrundlage. Ohne Wissenschaftler geht es nicht. In diesem Fall gab es in Deutschland den »Arbeitskreis Folsäure«, eine respektable Versammlung der verschiedenen medizinischen Gesellschaften, darunter unter anderem der Berufsverband der Kinder- und Jugendärzte, die Deutsche Gesellschaft für Ernährungsmedizin und viele andere, sogar das für Seuchenbekämpfung zuständige staatliche Robert-Koch-Institut, die Eidgenössische Ernährungskommission aus der Schweiz und diverse Initiativen in den Bundesländern. Und die Gesellschaft für angewandte Vitaminforschung. Das ist nun keine medizinische Gesellschaft, sondern ein Vitamin-Propagandaclub, in dessen Vorstand sich die Abgesandten der namhaftesten Vitaminhersteller versammeln.

Der Vorsitzende des Arbeitskreises Folsäure ist Professor Berthold Koletzko vom Haunerschen Kinderspital in

München, der auch schon mit Danone-Geldern über Folsäure geforscht hat, sein Stellvertreter ist Professor Klaus Pietrzik von der Universität Bonn, der sich offenbar schon so sehr um die Vitaminförderung verdient gemacht hat, dass er Ehrenvorsitzender der Gesellschaft für angewandte Vitaminforschung geworden ist.

Am wichtigsten für die Karriere der Folsäure waren sicher ein britischer Kinderarzt und die zuständige medizinische Fachgesellschaft im Vereinigten Königreich. Professor Richard Smithells, der erstmals postulierte, dass 360 Mikrogramm Folsäure am Tag die Neuralrohrdefekt-Rate dramatisch reduzieren könne. Die britische Fachgesellschaft für Fehlbildungen (»Teratology Society«) propagierte das Anliegen weiter, auch nach Smithells' Tod im Jahre 2002. Die Teratology Society ihrerseits wird freundlich unterstützt vom Industrienetzwerk Ilsi und den Konzernen Merck, Pfizer, Abbott, DuPont, Glaxo, Hoffmann-La Roche.

Die Folsäure-Kampagnen in den verschiedenen Ländern folgten einem ausgeklügelten Muster. Als besonders modellhaftes Lehrbeispiel gilt eine Kampagne auf den Philippinen, deren Erfolg in einer Studie ausgewertet wurde, unterstützt von Ilsi. Dort hatte der Pharmakonzern United Laboratories eine kombinierte Eisen-Folsäure-Aktion für schwangere und nichtschwangere Frauen unter dem Markennamen »Femina« lanciert. Dafür gab es unter anderem Werbung im Fernsehen und Radio. Die Einbindung staatlicher Stellen sei auch sehr erfolgversprechend, so die Marketingstudie: »Ministerien für Gesundheit, Bildung, örtliche Regierungen können helfen, die Programme zu implementieren.« Fazit: Kampagne geglückt, Kaufbereitschaft erzeugt. »Die aggressive Marketingunterstützung über ein Jahr war sehr erfolgreich für die Entwicklung eines Problembewusstseins unter den Zielfrauen.«

Gerade beim Gesundheitsmarketing ist es wichtig, wenn Autoritäten von hoher Glaubwürdigkeit eingebunden und die Produkte gleichsam von höheren Instanzen empfohlen werden. Von den Regierungen und von Wissenschaftlern, von medizinischen Fachgesellschaften und möglichst renommierten Einrichtungen. Bei der Kinderernährung: vom Forschungsinstitut für Kinderernährung (FKE) in Dortmund. Wenn dieses Institut etwas empfiehlt, dann ist es sozusagen amtlich.

Darum hatte sich das Danone-Tochterunternehmen Milupa bei der Einführung eines neuen Produktes, der »Milupino Kindermilch«, auf so eine Empfehlung gestützt. »Milupino Kindermilch«, das ist ein industriell erzeugtes »Kindermilchgetränk«, das neben Wasser und Magermilch verschiedene Vitamine enthält, darunter Vitamin A, sowie industrielles »Aroma«.

Um der Mixtur die höheren Gesundheitsweihen zu verleihen, hatten die Milupa-Leute bei der Einführung einen schönen Text formuliert: »Laut den Empfehlungen des Forschungsinstituts für Kinderernährung in Dortmund sollen Kleinkinder täglich einen Drittelliter Milch und Kinder bis zwölf Jahren täglich fast einen halben Liter Milch trinken.« Und: »Deshalb gibt es die gesunde und leckere ›Milupino Kindermilch‹ für Klein- und Schulkinder.« »Milupino Kindermilch« sei sogar, so behauptete Milupa in bunten Einführungsprospekten, »gesünder als normale Kuhmilch«.

Klingt gut. Nur: Das Dortmunder Forschungsinstitut war, wie auch die Deutsche Gesellschaft für Ernährung (DGE), auf die sich die Milupa-Leute ebenfalls beriefen, davon nicht begeistert. Denn sie raten von Produkten ganz grundsätzlich ab, zu denen auch die »Milupino Kindermilch« zählt. Mit den oft übersüßen und zu fettigen Kindermilchprodukten »wird eine bedarfsgerechte Ernährung der Kinder eher erschwert«, meinte die DGE.

Mittlerweile rät auch das Bundesinstitut für Risikobewertung (BfR) ab: »Aus ernährungsphysiologischer Sicht sind die besonderen Kleinkindermilchgetränke nicht notwendig«, sagte BfR-Präsident Andreas Hensel. Sie seien womöglich sogar schädlich, weil sie mehr Eisen und Zink enthielten als normale Kuhmilch und sogar mehr Fett als die – meist fettreduzierte – Kuhmilch, die die Kinder kriegen.

Das Forschungsinstitut für Kinderernährung findet, mit ganz normaler Milch und einer ausgewogenen Kost seien Kinder gut versorgt: »Wir raten zu den herkömmlichen Lebensmitteln«, sagt Mathilde Kersting vom Kinder-Forschungsinstitut. »Da brauchen die Kinder keine ›Milupino Kindermilch‹.«

Einspruch gegen die Nutzung seines Namens hat das Forschungsinstitut jedoch nicht erhoben. Und die Werbung war sehr erfolgreich: »Sie sehen uns hier als Innovationsführer«, sagt Milupa-Vertriebsdirektor Gerald Hübner stolz zur »Lebensmittelzeitung«, »und zugleich als Marktführer bei solchen Produkten.«

Das Forschungsinstitut für Kinderernährung hat offenbar daraus gelernt. Wenn schon Werbung mit seinem Namen getrieben wird, soll auch das Institut etwas davon

Wenn Vorbeugung krank macht

haben. Jetzt macht das Forschungsinstitut mit. Zum Beispiel bei den »Fruchtzwergen«, dem Kinderquark von Danone. Die »Fruchtzwerge« haben jetzt ein »Gütesiegel« des Dortmunder Forschungsinstitutes: das »Optimix-Gütesiegel«. Stolz wirbt der »Fruchtzwerge«-Konzern damit.

Das Forschungsinstitut für Kinderernährung? Empfiehlt »Fruchtzwerge«?

»Nein, der ›Fruchtzwerg‹ hat kein Gütesiegel bekommen«, sagt Mathilde Kersting vom Forschungsinstitut. Aber die »Fruchtzwerg«-Werbung hängt es doch ganz groß heraus, das Gütesiegel, und wiederholt es in seiner Reklame immer wieder.

Frau Kersting klärt auf: Der »Fruchtzwerg« hat das Gütesiegel nicht allein bekommen, sondern nur als »Teil einer Zwischenmahlzeit«, zusammen mit einem kleinen Roggenbrötchen mit Butter und Gurkenscheibe, einem halben Apfel und einem Glas Wasser. Und das Gütesiegel geht an das ganze »Ensemble«. Also mit Apfel und Gurkenbrötchen. Dass es jetzt so aussieht, als ob der »Fruchtzwerg« ein Gütesiegel habe, liegt daran, dass so ein Gütesiegel Geld kostet.

Es gilt zwar fürs »Ensemble«, aber nur einer läuft herum damit: Der »Fruchtzwerg« mit seinen Werbemillionen. Der Apfel und das Gurkenbrötchen könnten natürlich auch Gütesiegel beantragen. Nur: sie haben ja kein Geld. Was müsste man denn als gesunder Apfel so anlegen, um auch ein Gütesiegel wie Danone zu bekommen? Was hat denn Danone bezahlt? Das will sie »nicht nach draußen geben«, sagt Frau Kersting: »Das sind Sachen, die handeln wir mit Danone aus.«

So besteht auch hier die Gefahr, dass sich die chemisch verstärkten Nahrungsmittel weiter ausbreiten – obwohl die gesundheitlichen Wirkungen völlig ungeklärt sind. Ob der »Fruchtzwerg« mit seinen Aromastoffen, dem künstlichen Vitamin D und dem zugesetzten Kalzium wirklich gesund ist, ist ja noch offen: Es wurde niemals untersucht, wie sich »Fruchtzwerg«-Kinder entwickeln im Vergleich zu solchen, die echte Nahrung ohne Chemiezusätze essen.

Und mitunter schaden die chemischen Vitamine, die natürlichen aber nicht. So wie bei den Zwillingen in Süddeutschland, bei denen das künstliche Vitamin D Dauerschäden zur Folge hatte. Die beiden waren zu früh zur Welt gekommen, mit sieben Monaten, per Kaiserschnitt. Und sie waren winzig: Das erste der beiden Frühchen wog nur 1300 Gramm, das zweite hatte 1270 Gramm. Sie lagen auf der Intensivstation. Und als sie herauskamen, wollten sie auch nicht gedeihen. »Dreieinhalb Monate hab ich die Brust gegeben. Dann sind wir aufs Fläschchen umgestiegen. Wir haben immer gemessen, wie viel sie getrunken haben. Dann hab ich schon Gläschen gegeben. Ein paar Löffel am Tag. Und die Vitamine. Einmal am Tag.« Dann haben die Ärzte Kortison gegeben. Dann haben sie Infusionen gegeben, damit das Kalzium aus dem Körper rausgeht. Dann wurde ein spezielles Pulver bestellt, Milchpulver, ohne Kalzium. Die Kalziumwerte sind dann besser geworden. Nur die Nieren haben sich nicht erholt.

Solche Erfahrungen machten nicht nur die beiden Buben. Die Zwillinge gehören zu einer kleinen Gruppe von Menschen, die empfindlich auf Vitamin D reagieren. Die

Wenn Vorbeugung krank macht

Krankheit wurde erstmals in den 1950er Jahren beschrieben, als Säuglinge in Großbritannien große Mengen an Vitamin D durch verstärkte Milch erhielten. Auch in Ostdeutschland wurde zu DDR-Zeiten mit großen Mengen Vitamin D Vorsorge (»Stoßprophylaxe«) betrieben. Und auch dort litten Kinder an Verkalkung.

Vitamin D bekommen die Kinder zum Schutz vor Rachitis, der Knochenschwäche. Vitamin D wird eigentlich vom Körper selbst gebildet, unter Einfluss von Sonnenlicht. Es ist daher auch als »Sonnenvitamin« bekannt. Manche Nahrungsmittel enthalten Vitamin D, auch die Muttermilch, allerdings nur sehr wenig.

Auf das künstliche Vitamin reagieren manche Kinder wie die Zwillinge empfindlich. Typisch für die akuten Symptome sind: Erbrechen, Fieber, die Kinder scheiden zu viel Urin aus und nehmen ab. Die Krankheit heißt Idiopathische infantile Hyperkalzämie (IIH). Bisher war die Ursache unbekannt. Professor Martin Konrad, Leitender Oberarzt der Klinik für Allgemeine Pädiatrie des Universitätsklinikums Münster und Experte für Nierenkrankheiten, konnte zusammen mit seinem Mitarbeiter Karl Peter Schlingmann die Ursache nachweisen: Mutationen im Gen CYP24A1. Die Zwillinge haben einen »Gendefekt«. »Die können das Vitamin nicht abbauen«, sagt Konrad. Wie ist es, wenn der Körper selbst Vitamin D produziert, wenn sie in die Sonne gehen? »Sie können an die Sonne gehen. Da passiert nichts.« Und mit Milch? Dem natürlichen Vitamin D in den Nahrungsmitteln? »Da ist ja nicht so viel drin. Die Wirkungen des Gendefekts haben wir nur in Verbindung mit zugesetztem Vitamin D.« Es ist also ein Gendefekt, der niemals auffallen würde, wenn die Kinder nicht das künstliche Vitamin D bekämen.

Aber auch bei Kindern ohne Gendefekt können künstliche Vitamine zu Beschwerden führen. US-Kinderärzte haben in einer Studie mit 8000 Kindern nachgewiesen, dass die Einnahme von Multivitaminpräparaten das Allergierisiko erhöht. Je früher, desto mehr. Erklärt wird das dadurch, dass die künstlichen Vitamine die Aktivität der Immunzellen beeinflussen könnten.

Gleichwohl hoffen Mütter, wenn sie sich und ihre Kinder mit Vitaminen überfluten, täten sie Gutes. Doch wenn die Mütter die modischen Vitaminbomben nehmen, können auch plötzliche Nebenwirkungen auftreten. Im Internet meldete sich Opfer Sabine: »Hallo, ich habe vor 4,5 Monaten unsere Tochter entbunden und stille sie noch immer. Mit dem Zufüttern habe ich bereits begonnen. Gestern hat der Arzt ein Blutbild von mir gemacht. Es wurde eine geringradige Hyperkalzämie festgestellt. Im Internet kann ich über etwaige Zusammenhänge bezüglich des Stillens nichts finden. Ich nehme täglich ›Orthomol Natal‹, wo 400 mg Calcium enthalten sind. Muss ich mir Sorgen machen? Ich habe schon alles abgesucht über Normalblutwerte in der Stillzeit«, sagte Sabine B.

»Orthomol Natal« ist für 55,45 Euro in der Apotheke erhältlich, das blaue Paket wird verkauft als »Nahrungsergänzungsmittel für Frauen mit Kinderwunsch, während der Schwangerschaft und in der Stillzeit«. Es enthält eine Fülle von Zusätzen, Magnesium, Selen und diverse Metalle wie Eisen, Zink, Kupfer, natürlich ganz trendige Fettsäuren, darunter die prominenten DHA und EPA, und dazu ein paar Millionen Bakterien *(Lactococcus lactis, Lactobacillus casei, Lactobacillus acidophilus, Bifidobacterium bifidum)*. Und natürlich eine Ladung Vitamine, darunter die unvermeidliche Folsäure, eine kleine Portion Kalzium, und Vitamin D. Die »Hyperkalzämie«, also Verkalkung, könnte damit zusammenhängen.

Solche Mixturen sind offenbar nicht unproblematisch. Und das Vitamin D aus »Orthomol Natal« kann fürs Baby in höheren Dosen zum Problem werden. Wenn die Pülverchen aus dem blauen Paket, wie vorgesehen, auch von Schwangeren genommen werden. »Überdosierungen von Vitamin D in der Schwangerschaft müssen verhindert werden«, warnt das Berliner Bundesinstitut für Risikobewertung, da eine »langandauernde Hyperkalzämie« zu Schäden beim Kind führen kann, zu körperlicher und geistiger Behinderung, Herzfehlern (»supravalvuläre Aortenstenose«) und Augenschäden (»Retinopathie«).

Vielleicht reicht die Menge an Vitamin D aus »Orthomol Natal« auch nicht für eine Überdosis. Das Dumme ist nur: Man weiß gar nicht, wann die Überdosis beginnt, die zu den Fehlbildungen beim Kind führt. Das Berliner Risiko-Institut weiß es auch nicht. Denn es bestehe, so das Institut, eine »Unsicherheit, ab welcher Dosis die in Tierversuchen und bei schwangeren Frauen beobachtete teratogene Wirkung von Vitamin D auf den Fetus eintritt«. Teratogen, das bedeutet: zu Fehlbildungen führend.

Dafür, dass Vitamin D allerorten empfohlen, verabreicht, zugesetzt wird, sind die Kenntnisse darüber erstaunlich dürftig. Das Institut hat für eine umfangreiche zweibändige Vitamin-Bewertung alle wissenschaftlichen Untersuchungen gesichtet und ist dabei auf zahlreiche »Wissenslücken« gestoßen.

So ist offenbar nicht einmal sicher, wie viel Vitamin D der Mensch überhaupt braucht. Denn der Körper kann die nötigen Vitaminmengen ganz gut speichern, für zwei bis vier Monate. Genau weiß das niemand, und daher weiß auch niemand, wie viel Vitamin D mit der Nahrung zugeführt werden muss. Bekannt ist hingegen, dass das Vitamin aus der Nahrung und mithin auch aus den Pillen bei der Versorgung gar keine große Rolle spielt: »Die Nahrungsaufnahme an Vitamin D korreliert nur schwach« mit den Konzentrationen im Blut, so das Berliner Institut.

Viel wichtiger sei die Sonne und die »Aufenthaltsdauer im Freien«. Schon »3 mal 15 Minuten pro Woche« sei genug, so das BfR, »um die benötigte Vitamin-D-Menge bereitzustellen«. Wenn der ganze Körper besonnt wird, gibt es eine wahre Vitamin-D-Flut: Die Haut gibt dann in den nächsten 24 Stunden 10 000 bis 20 000 internationale Einheiten, also 250 bis 500 Mikrogramm, ins Blut ab – die normalen Vitamin-D-Tabletten enthalten häufig etwa zehn Mikrogramm und können schon in geringer Dosis schaden. Mit der Vitaminflut aus der Sonne kann der Körper hingegen umgehen, ohne zu verkalken.

So regelt der Körper die Versorgung ganz elegant selbst. Bei längerer Sonneneinstrahlung produziert der Körper das Hormon Melanin – und wird braun. In Afrika werden Menschen gleich ganz schwarz – ab Geburt, wohl auch als Schutz vor Vitamin-D-Überflutung.

Wie der Sonnenschein sich in den verschiedenen Regionen Europas auswirkt, auch das gehört zu den zahlreichen offenen Fragen, so das BfR. Es fehle etwa an vergleichenden Untersuchungen zu Vitamin-D-Mangelzuständen in Europa. Offenbar hat auch noch nie jemand untersucht, wie die Vitamin-D-Versorgung insgesamt aussieht, in verschiedenen Gegenden Europas, unter Berücksichtigung von Sonne und Nahrung.

Die Menschen in den Regionen mit langen dunklen Wintern, etwa Skandinavien, müssten ja längst ausgestorben sein – oder es genügt, dass sie mit Vitamin D aus fetten Fischen, Lebertran, Leber dagegen ankämpfen. Vielleicht können sie auch das Vitamin aus den Mittsommernächten im Juni speichern bis in den Winter. Alles ungeklärt. So fordert das BfR: »Die Entwicklung von Methoden, um den Speicher im Körper zu bewerten, ist notwendig, um den Bedarf an Vitamin D in Abwesenheit von Sonnenlicht, vor allem in den Wintermonaten, in allen Altersgruppen besser bewerten zu können.«

Es wäre vielleicht sinnvoll, erst eine Bestandsaufnahme zu machen, bevor die Menschen und vor allem die Kinder flächendeckend mit Vitamin D versorgt werden – zumal angesichts möglicher Nebenwirkungen.

So schlimm wie die Zwillinge trifft es aber nur wenige Kinder: etwa eines von 50 000. Das sind dennoch zu viel, meint Professor Konrad, der Vitamin-D-Forscher aus Münster. Denn es sei ja eine Vorbeugungsmaßnahme, und die sollte gesund erhalten und niemanden krank machen. »Von einer solchen Prophylaxe verlangen wir, dass sie Krankheiten verhindert ohne ein Risiko. Denn die Kinder waren ja gesund, bevor die Vorsorge kam.« Gleichwohl ist er weiter für die Vorsorge mit Vitamin D: »Das ist auf jeden Fall sinnvoll. Man müsste aber vielleicht über die Dosis reden. Das wird sicher noch eine Debatte geben.«

Das gerät leicht in Vergessenheit beim Vorsorgen und Optimieren: Das sollte eigentlich keine Opfer fordern. Wenn die Gesundheitsvorsorge krank macht, dann läuft etwas falsch.

Bei der Familie mit den beiden Zwillingen hat sich das Leben jetzt normalisiert, sagt die junge Mutter. »Jetzt ist alles in Ordnung. Die trinken auch Milch. Am Anfang hat's geheißen, wir sollen keine Milchprodukte geben. Wir machen auch keine Diät. Die kriegen alles.« Die echte Nahrung ist eben auch für die Kinder kein Problem, die unter den künstlichen Vitaminen leiden.

Für die Kinder wird es allerdings zunehmend schwieriger, echte Nahrung zu bekommen. Die vitaminisierte Nahrung ist zu Beginn des Lebens heute allgegenwärtig, erst in der Milch aus dem Fläschchen, dann im Brei aus dem Gläschen, dem Grundnahrungsmittel fürs Baby. Der Gläschenbrei ist das erste Gesundprodukt fürs Baby, und er schmeckt, wie Konserven schmecken, wie Ravioli aus der Dose. Armes Kind.

Besser schmeckt der echte Brei fürs Baby, er geht zack, zack, und Baby ist begeistert:

Man nehme drei bis vier mittelgroße Kartoffeln, schäle sie, dazu eine halbe Paprika oder eine Karotte oder eine halbe Fenchelknolle, was das Baby eben so mag, schneide alles klein, werfe es in den Schnellkochtopf, füge eine halbe Handvoll Fleisch dazu oder auch mal eine Hühnerleber, kippe einen Zentimeter hoch Wasser dazu, koche alles zehn Minuten, öffne den Schnellkochtopf und püriere alles fix mit dem Pürierstab durch. Das gibt dann ungefähr drei Gläschen, die halten zwei, drei Tage.

Die natürliche Nahrung scheint am besten fürs Baby, ob mit oder ohne Gendefekt.
Bei der Familie mit den Zwillingen haben die Ärzte dann auch noch die Eltern untersucht, schließlich hätte es sein können, dass auch sie ein Genproblem haben.
Sie: »Die Ärzte haben auch bei uns Ultraschall gemacht. Die glauben, dass wir das auch haben.«
Er: »Dass alles genetisch von uns kommen kann. Aber bei uns war das nicht der Fall.«
Sie: »Und da war die Frage, ob jemand in der Verwandtschaft das hat.«
Er: »Die haben das aber nicht gehabt. Ablagerungen in den Nieren haben wir auch nicht.«
So ist es offenbar nicht ganz einfach mit den Genen und der Nahrung. Die Forscher sind jetzt dabei, die letzten Geheimnisse zu entschlüsseln. Bisher dachten sie ja, die Gene seien das Schicksal, die Gene legten alles fest. Und sie steuern auch die Reaktionen auf die Nahrung, so wie bei den Zwillingen, bei denen das Gen CYP24A1 den Umgang mit künstlichen Vitaminen bestimmt.
Jetzt aber haben die Wissenschaftler herausgefunden, dass die Nahrung auch auf die Gene einwirken kann, ja dass die Nahrung sogar Gene abschalten kann, auch Krankheitsgene. Und in naher Zukunft soll jeder die Nahrung bekommen, die die ganz persönlichen Krankheitsgene abschaltet. »Individualisierte Ernährung« heißt das Projekt, auf das jetzt alle großen Konzerne und die Ernährungsforscher setzen.

Bald soll es Automaten geben, an denen jeder seine ganz persönliche Nahrung abholen kann, im Gen-Restaurant oder sogar in der Kantine, ganz einfach mit Chipkarte, auf der der ganz persönliche Gencode steht.

Zum Gencode gehören allerdings nicht nur Krankheitsrisiken, sondern auch mögliche Lebenserwartung, Intelligenzausstattung, Neigung zu Drogen – und so ist zu hoffen, dass die Karte in der Kantine keiner klaut. Oder im Internet veröffentlicht. Denn dort sind die persönlichen Gen-Diagnosen jetzt schon zu haben.

10. Ein bisschen Spucke

Ganz persönlich: Die beunruhigenden Perspektiven der Gen-Ernährung

Faszinierendes Wissen mit Gruselfaktor 100 Prozent / Mit dem Gen-Chip in die Kantine / Die Genjäger spürten Phantomen nach / Fütterungsversuche an Armen: Wie wirkt eigentlich der Goldene Gen-Reis? / Dem Enkel vom Hamster wuchsen plötzlich Haare im Maul / Was passiert mit den Genen, wenn ich ein Butterbrot esse? / Krankheitsrisiken, Intelligenz, Suchtgefahr: Soll das Genprofil jetzt bei Facebook rein? / Sicher für alle Gentypen gut: Risotto

Die Zwillingsschwestern liegen da wie zwei Astronauten in Zahnarztstühlen. Plexiglashauben über dem Kopf, Kanülen an den Handgelenken. Computermonitore im Hintergrund. Immer wieder huscht medizinisches Personal heran, im weißen Kittel, macht Notizen, nimmt Blut ab, sogar ein bisschen Fett aus der Bauchregion.

Sie sehen tatsächlich ziemlich gleich aus, auch wenn sie nicht das Gleiche tragen. Es sind, wie die meisten in dieser Untersuchung, eineiige Zwillinge. Sabine ist die Ältere, sie liegt am Fenster, mit Blick auf den Park des Instituts, sie trägt Sportschuhe, helle Baumwollhose, ein T-Shirt mit Ringelmuster, eine Strickjacke drüber. Sabines Schwester Andrea trägt Turnschuhe, Jeans, rosa Top, Pulli.

Klar, früher hatten sie immer das Gleiche an: »Mussten wir ja«, sagt Sabine. »Ich hab's nicht gemocht. Bei anderen fand ich's auch nett.« – »Ich fand's auch nicht so gut«, sagt Andrea. Sie sind sich tatsächlich in vielem einig. Das macht zum Beispiel das Schenken sehr einfach. »Wenn wir was aussuchen, um es der anderen zum Geburtstag zu schenken, wissen wir immer, dass es der anderen gefällt. Weil wir den gleichen Geschmack haben. Nicht, Andrea?«

Oder in der Schule: Fleiß gleich, Noten gleich, Interessen gleich. »Biologie, Chemie, Geographie«, sagt Andrea. »Und Geschichte«, ergänzt Sabine. »Wir passen ganz gut ins Raster. Wir lesen auch beide gern Krimis. So 'nen Thriller.«

Andrea: »Simon Beckett: Leichenblässe.«
Sabine: »Den hab ich davor gelesen.«
Andrea: »Wir leihen uns unsere Bücher immer aus.«
Noch was?
Andrea: »Wir arbeiten gern im Garten.«
Sabine: »Wir haben beide Katzen.«

Beide leben in einem Haus mit Garten, beide in Potsdam. Beide sind verheiratet, haben jeweils zwei Kinder, die jüngeren sind 27 und 28 Jahre alt. Sie waren sogar gleichzeitig schwanger, beide mit Buben, die sind jetzt 31.

Der Vorschlag, an der Zwillingsstudie teilzunehmen, kam von ihrer Mutter. Sie hatte davon in der »Märkischen Allgemeinen« gelesen. Dann hat sie angerufen: Das wär doch was für euch! Und jetzt sind die Zwillinge sozusagen Teil einer historischen Mission.

Professor Andreas Pfeiffer vom Deutschen Institut für Ernährungsforschung in Potsdam-Rehbrücke hat die Studie gestartet, weil er herausfinden will: »Wie groß ist die Bedeutung der Gene für die Verarbeitung der Nahrung im Körper.« Zwillingsstudien sind sehr beliebt, weil sie zeigen können, wie die Gene die Nahrungsaufnahme beeinflussen – und wie die Nahrung die Gene beeinflussen kann. Fundamentale Umwälzungen sind zu erwarten, bahnbrechende Erkenntnisse über das Verhältnis von Mensch und Nahrung. Das ist das große Projekt, an dem die Wissenschaftler weltweit arbeiten, in staatlichen Forschungseinrichtungen, Universitäten und den Labors der Unternehmen.

Denn viele Krankheiten werden durch die Gene beeinflusst, gerade die modernen Zivilisationskrankheiten wie Krebs, Diabetes, auch das Übergewicht. Andererseits können, das ist die sensationelle Entdeckung der jüngsten Zeit, auch die Nahrungsmittel die Gene beeinflussen, ja sie sogar an- und abschalten. Bald schon könnte jeder, so die Vision, die Lebensmittel essen, die seinem persönlichen Genprofil entsprechen – und damit die gefährlichen Gene einfach ausschalten. Die schlimmsten Krankheiten, die Geißeln der Menschheit, sie werden einfach abgeschafft – durch Essen.

Das Ziel ist die genetisch optimale Nahrung, die individualisierte Ernährung. Jeder lässt seinen Gencode checken, auf persönliche Neigungen, aber auch Krankheitsrisiken, und dann, so die Vision, geht jeder mit einem Chip in die Kantine, und statt Stammessen 1 oder 2 gibt es das Gen-optimierte Menü für jeden, genau abgestimmt auf das individuelle Risikoprofil.

Firmen bieten schon einen schnellen Gentest, mit dem genauen Risikoprofil. Und die Food-Unternehmen arbeiten am passenden Nahrungsangebot, allen voran der weltgrößte Nahrungskonzern Nestlé.

Optimisten wie Professor Pfeiffer halten das sogar für möglich: »Ich glaube, dass wir da hinkommen können. Die Frage ist nur, ob wir das wollen.« Es gibt ja auch wieder die Schattenseiten bei den neuen Verheißungen der Gentechniker.

Dabei klingt es ja sehr schön, so persönlich und privat: individualisierte Ernährung. Und wenn es dann auch noch gegen Krankheiten hilft! Das Leben verlängert! Bisher haben die Genforscher die Menschheit vor allem mit vollmundigen Ankündigungen in Atem gehalten. Sie haben die Backen aufgeblasen, viel Wind gemacht, die Bewunderer in den Medien auf Trab gehalten und die Investoren beeindruckt, die öffentlichen wie die privaten. Doch die Forschungsmilliarden haben das Menschengeschlecht nicht wirklich weitergebracht. Immer wieder stellten sich Überraschungen ein, die darauf hindeuteten, dass das Ganze komplexer ist als gedacht.

Klar scheint allerdings: Die Gene sind nicht unser Schicksal. Es sieht so aus, als ob die Genforscher nun wirklich in einer globalen Kraftanstrengung neues Wissen produzieren, das wirklich faszinierend ist. Von großer Bedeutung fürs Verständnis der Hintergründe des menschlichen Schicksals und zugleich völlig unnütz. Oder sogar schädlich. Denn dank automatischer Gen-Scans kann das individuelle Risiko für Hunderte von Krankheiten binnen kurzem abgerufen werden. Wissen um Krankheitsrisiken aber, die niemand einschätzen kann, niemand erklären,

Die beunruhigenden Perspektiven der Gen-Ernährung 235

niemand beeinflussen kann: Solches Wissen kann Unglück bringen. Denn der Betroffene kann ja nichts damit anfangen.

Wenn die persönlichen Risikodaten für Dutzende, vielleicht Hunderte Krankheiten in Umlauf gelangen, dazu die Reaktionen auf Nahrungsmittel und Medikamente, Informationen über Drogengebrauch, Fruchtbarkeit, möglicherweise auch Auskünfte zum Geisteszustand, jetzt und künftig, dann sind das Perspektiven, die nicht jeder reizvoll findet. Doch die Maschine läuft bereits. Und sie wird nicht zu stoppen sein, denn es soll ja ein Geschäft werden. Die Geschäftemacher sind schon wieder unterwegs und erzeugen eine Dynamik, die das Thema zum Selbstläufer macht.

Wie damals, in jener Goldgräberstimmung, als alles anfing, als sogar der amerikanische Präsident den Aufbruch in eine neue Zeit verkündete. Bill Clinton, der Präsident der damals mächtigsten Nation der Welt, hielt eine historische Rede, am 26. Juni 2000 im East Room des Weißen Hauses. Er verkündete, das Buch des Lebens sei entziffert: »Heute lernen wir die Sprache, in der Gott das Leben erschaffen hat.«

Der Genomforscher und Biochemiker Craig Venter war auch dabei. Er arbeitete mit seiner Firma an der Entschlüsselung der menschlichen Erbsubstanz und beschwor damals gar das »Ende des Unwissens«. Die Entschlüsselung des Genoms werde »das Selbstverständnis der Menschheit verändern«. Der britisch-amerikanische Molekularbiologe und Nobelpreisträger Richard Roberts versprach ganz praktischen Nutzen: »Letztlich wird man herausfinden: Dieses Gen wird zu einem Nasenkarzinom führen. Und dann wird man eben die schlechte Kopie durch eine gute ersetzen. Man wird es im Sperma tun.« Er kündigte sogar genetische Berufsprognosen an, mit interessanten Begabungsprofilen: »Es gibt 95 Prozent Wahrscheinlichkeit, dass du ein talentierter Mathematiker wirst, 5 Prozent Tischler und 50 Prozent Konzertpianist.«

Das Leben kann so einfach sein. In den Medien waren die zuständigen Wissenschaftsredakteure ganz außer sich vor Bewunderung. Die »Frankfurter Allgemeine Zeitung« räumte damals sogar ihr ganzes Feuilleton frei, dem bedeutenden Anlass gemäß. Der Text sollte ebenso bedeutend sein:

GAGGAT TGGGAG AAATAG GAACAC TTCTAT
TACCAT GATTAC AACGTT CAGTGT AAGACA
GGGCAC CACCCAT TTGGAG AACGAT GCGCAA
GTGGCA CTTTCT AAAGGG GGGTTA AAGTTG
CCGAG AAGGCA CGTAGC ATGTTT CCITTC
GTGGGC TAAGTT ATATAT TATTGA CCTAAA
ATTTCA ATTACA TGATTC AGTTGC TGTCGA
AAGCG AAAGCT AATGCT ATGCTT AAGGCT
GTACAG GAGAGA GATTGAA CGCGAT TTTACT
ACTAAA TAGATA CAAAAC CTCTCT TGATTT
AGGGCA TTAGAG

So ging es über sechs Seiten. Die letzte Sequenz des menschlichen Genoms in Gänze. Im Nachhinein zeigt sich indessen, dass der Text genauso war, wie er schien: Simpel und unverständlich.

Für Wissenschaftshistoriker ist der Tanz ums goldene Genom schon ein Beispiel für eine »Blase«, die es, ähnlich

Die beunruhigenden Perspektiven der Gen-Ernährung 237

wie bei Immobilien oder Aktien, offenbar auch im Wissenschaftsbetrieb gibt. Es ist viel Geld im Spiel, euphorische Akteure, Politiker, die sich mitreißen lassen, und Journalisten, die ganz kirre sind und in der allgemeinen Verblendung die kritische Distanz fahren lassen. Und irgendwann platzt die Blase.

Dann kam die Ernüchterung. So etwa zehn Jahre später. Die kühnen Visionäre kamen ganz kleinlaut und zerknirscht daher, als Opfer ihrer großen Worte. Großforscher Venter, der Urvater des Projekts, räumte ein: »Wir wissen nichts.« Der medizinische Nutzen des Genom-Projektes sei fast bei null. »Wir wissen das Genom immer noch nicht richtig zu lesen«, sagte er im »Spiegel«. »Wir haben das Genom aufgeknackt, schauen hinein und finden – nichts«, sagte David Goldstein, der Star-Populationsgenetiker von der Duke University im US-Staat North Carolina. Eric Green, Direktor des National Human Genome Research Institute in Bethesda, meldete sich auch: »Profunde Verbesserungen in der medizinischen Versorgung sind durch die Genomik realistischerweise auf viele Jahre hin nicht zu erwarten.« Eigentlich sei kein »einziges neues Medikament aus dem Genom-Projekt herausgekommen«, klagte der Biotechnologiechef des deutschen Pharmamultis Merck.

Der Fall hat auch einen Namen: »The case of the missing heritability«, das Rätsel der fehlenden Erblichkeit. Offenbar sind die Gene nicht dazu da, Eigenschaften von einer Generation zur nächsten zu tragen, wie es das Bild vom Buch des Lebens nahelegt. Offenbar kann man im Buch des Lebens auch radieren. Sie hatten irgendwie zu simpel gedacht. Ein Gen, eine Eigenschaft. Das »Kettenraucher-Gen«, das »Gen für schlechtes Autofahren«, das »Methusalem-Gen«. So viele schöne Gene: alles Unsinn. Der »Spiegel« bilanzierte: »Die Genjäger spürten offenbar Phantomen nach.«

Ein allgemeiner Gen-Rausch hatte die Welt erfasst, viele hatten Halluzinationen und Visionen. Eine der wichtigsten, die für große Aufmerksamkeit sorgte, war die Vorstellung, mit der Gentechnik sei der Hunger in der Welt zu besiegen. Weltverbesserung aus dem Labor. Der berühmteste aus dem Lager der Gen-Träumer ist der Biologe Ingo Potrykus, ehemals Professor an der Eidgenössischen Technischen Hochschule (ETH) Zürich.

Potrykus hat zusammen mit einem Kollegen den »Goldenen Reis« entwickelt, den Greenpeace immer nur den »Gelben Reis« nennt. Millionen von Menschen will Potrykus damit vor Mangelernährung und Blindheit retten. Tatsächlich ist die Lage dramatisch. Er hat recht, wenn er beklagt, dass täglich weltweit 6000 Menschen an Vitamin-A-Mangel sterben und 250 000 Kinder jährlich erblinden. Und er hat machtvolle Helfer. Die Bill-und-Melinda-Gates-Stiftung unterstützt ihn, der milliardenschwere Fonds des Microsoft-Milliardärs.

Die Bill-und-Melinda-Gates-Stiftung hat in Ouagadougou im westafrikanischen Burkina Faso ein »African Biosafety Network of Expertise« eingerichtet und mit zehn Millionen Euro ausgestattet, eine Gentechnikschule, in der afrikanische Landwirtschaftsexperten und Beamte den sicheren Umgang mit den genmanipulierten Pflanzen lernen, von amerikanischen Lehrkräften.

Die Stiftung des Microsoft-Milliardärs kooperiert auch mit dem Gentechnik-Konzern Monsanto, der engagiert sich nun für das Gute und Gesunde. Monsanto-Technologie-Chef Robb Fraley ist stolz: Monsanto sei ein »Champion des gesunden Essens«. Dank zweier neuer Gene hätten sie Sojabohnen mit 20 Prozent mehr Omega-3-Fettsäuren angezüchtet. Andere sollen weniger Transfett haben. »Effektiv haben wir Sojaöl so gesund gemacht wie Olivenöl.«

Im internationalen Maisforschungszentrum in Mexiko (International Maize and Wheat Improvement Center, CIMMYT) suchen sie mit Unterstützung von Monsanto und der Bill-und-Melinda-Gates-Stiftung nach neuen Sorten, die auch bei Dürre und Klimawandel bessere Erträge bringen, auch gegen Hunger. Doch nun zweifeln selbst die größten Gen-Freunde an den Chancen ihres Projekts. Howarth Bouis, Direktor von Harvest Plus in Washington, ebenfalls unterstützt von der Bill-und-Melinda-Gates-Stiftung, klagt: »Wir halten die Gentechnik für eine sichere und wirksame Methode, aber die Restriktionen und ewigen Kontroversen machen das Ganze aussichtslos.« Für die Welt ist das womöglich sogar besser. Denn die Gentechnik, nicht nur für die Armen, hat auch ihre Nebenwirkungen. Kritiker bezweifeln, ob die Welt gesünder wird durch Gentechnik, und ob sie gerechter wird.

Zum Beispiel mit dem »Goldenen Reis«. Unter dem Deckmantel der Menschenfreundlichkeit werde von den wirklichen Ursachen des Hungers abgelenkt, etwa von der global ungerechten Verteilung von Lebensmitteln, sagen Kritiker. Greenpeace hat ausgerechnet, dass eine Frau von den ersten Versionen des Wunderreises täglich neun Kilo essen müsste, um ihren Tagesbedarf an Vitamin A zu decken. In späteren Versionen war es dann

23-mal so viel – Dosierung ist eben Glückssache, wenn der Gen-Ingenieur Schöpfer spielen will.

Potrykus hat in seinen Reis ein Gen für das Provitamin A eingebaut, auch Betacarotin genannt, das für die Farbe sorgt und im Körper zu Vitamin A umgewandelt werden kann. »In den Reis bekommen Sie ohne Gentechnik kein Provitamin hinein, da können Sie machen, was Sie wollen«, sagt Potrykus. Die Frage ist freilich, ob das sein muss, wo doch in nahezu jedem Gemüse dies Provitamin A steckt: in Möhre, Tomaten, Spinat, Honigmelone, Feldsalat, Kürbis, Paprika, Kaki, Mango, Guave. Und vor allem und am meisten in Palmöl, das in Indien zum Braten sehr beliebt ist. Der vitaminbedürftige Inder müsste also nur in den nächsten Laden gehen, ein bisschen Gemüse und Palmöl kaufen, damit die Kinder nicht erblinden. Leider fehlt ihm oft das Geld. »Es gibt keine Wunderlösung gegen Vitamin-A-Mangel, da die Wurzel des Problems in der Armut liegt«, sagt Bruno Heinzer von Greenpeace Schweiz.

Die Frage ist auch, ob der Körper das Provitamin aus seiner neuen Umgebung, dem Reis, überhaupt lösen und nutzen kann. Potrykus selbst bestätigte, dass man bis heute nicht weiß, ob und wie weit der menschliche Körper das Provitamin A aus dem Goldenen Reis »überhaupt assimilieren und in gewöhnliches Vitamin A umwandeln kann«.

Das ist nun vielleicht doch nicht so menschenfreundlich, wenn Fütterungsversuche an Armen erst mal klären müssen, wie der Goldene Reis wirkt am lebenden Objekt. Zumal er, wie Dave Schubert vom Salk Institute im kalifornischen La Jolla warnte, durch das überdimensionierte

Betacarotin »potenziell schädliche« Nebenwirkungen auslösen kann, vor allem während der Schwangerschaft: Es könne zu Fehlbildungen beim Kind führen. Das war immer ein wichtiger Trumpf der Gen-Konzerne, dass die Nahrung gesünder werden könnte. Nun scheint das Gegenteil der Fall. Die Manipulationen zur Erzeugung von mehr gesunden Inhaltsstoffen können schwere Nebenwirkungen haben, sagt US-Forscher Schubert. Es sind nicht nur die überdimensionierten gesunden Inhaltsstoffe, die riskant sind, es sind auch die völlig unvorhersehbaren Veränderungen in Organismen durch die Genmanipulationen.

So sieht die staatliche US-Forschungsorganisation National Research Council eine »höhere Wahrscheinlichkeit für unerwartete Veränderungen durch einige Methoden der Genmodifikation«. Dadurch könnten gerade die Armen in Indien zu Versuchskaninchen für die Effekte genmanipulierter Pflanzen werden, etwa durch Monsantos Gen-Gemüse. Auberginen, in Indien »Brinjal« genannt, gehören dort zu den wichtigsten Nahrungsmitteln. Monsanto hatte sie gentechnisch verändert, um mit einem Gift, dem Bt-Toxin *(Bacillus thuringeniensis)*, Schädlinge abzuwehren. Doch offenbar gab es auch Nebenwirkungen. Die Monsanto-Auberginen können Leber- und Fortpflanzungsprobleme auslösen. Die neuseeländische Epidemiologin Lou Gallagher sieht Hinweise darauf, »dass der Verzehr dieser Pflanzen zu gesundheitlichen Schäden führen kann«. Gallagher schlussfolgert, dass das Gemüse für die menschliche Ernährung nicht geeignet sei. Und für Gilles-Eric Séralini von der Universität im französischen Caen ist klar, dass Monsantos Gen-Aubergine als »nicht so sicher« eingestuft werden kann wie das 4000 Jahre alte traditionelle Vorbild.

Immer wieder waren rätselhafte Dinge passiert im Zusammenhang mit den manipulierten Genen. Auch Monsantos Mais sei gefährlich, warnen Genexperten. Fütterungsversuche ergaben Veränderungen an Leber und Niere, Veränderungen im Blutbild, Anomalien im Immunsystem, Blutzuckeranstieg bei Weibchen, Unfruchtbarkeit. Genfachmann Arpad Pusztai, der eine Risikobewertung von Monsantos Mais MON 863 für die deutsche Regierung erstellt hatte, warnte vor einer Marktzulassung. »Es ist nicht anzunehmen, dass die Schäden an den inneren Organen der Ratten und dem Blutbild der Tiere auf Zufall beruhen. Die Akten zeigen zudem, dass der Versuchsaufbau ungenügend und die Datenauswertung fehlerhaft war.« Weitere Untersuchungen seien zwingend notwendig. Monsanto ist von der Unschädlichkeit seiner Produkte überzeugt, verweist auf amtliche Zulassung, kritisiert die Fütterungsstudien.

Offenbar kann die Genmanipulation die Qualität der Früchte und die Wirkungen auf den Organismus in unabsehbarer Weise verändern. Bei Versuchen russischer Wissenschaftler starben in einer mit Gen-Soja gefütterten Rattengruppe 55 Prozent der Versuchstiere drei Wochen nach der Geburt. In der Kontrollgruppe waren es nur neun Prozent. Auch bei Hamstern zeigten sich merkwürdige Effekte – über mehrere Generationen hinweg. Der russische Biologe Alexej V. Surov hatte die Hamster mit Gen-Soja von Monsanto gefüttert. Es kam zu erhöhter Kindersterblichkeit, vermehrter Sterilität, und in der dritten Generation wuchsen den Hamstern plötzlich Haare im Maul.

Womöglich lag es am veränderten Hormongehalt: US-Wissenschaftler entdeckten, dass Monsantos Roundup-Ready-Sojabohnen weniger Östrogene enthalten.

Der Brite Bob Orskov, Direktor der internationalen Forschungseinheit für Futtermittel im schottischen Aberdeen, sagte bei einem Hearing: »Mit unserem gegenwärtigen Wissensstand würde ich als Wissenschaftler niemals freiwillig Milch von Kühen trinken, die mit Genmais gefüttert werden.« »Nein, diese Kartoffeln würde ich nicht essen«, hatte auch Arpad Pusztai gesagt, der einst Genforscher war am Rowett Research Institute in Aberdeen, dann entlassen wurde und später zu einem Helden der Gen-Gegner avancierte. Er hatte Kartoffeln verfüttert, denen ein Maiglöckchen-Gen eingepflanzt worden war, um sie vor Insekten zu schützen. Bei den Ratten, die die Kartoffeln verspeist hatten, fand er veränderte Organgewichte und Anzeichen für eine Veränderung des Immunsystems.

Schon früher hatten die Genexperimente seltsame Effekte bewirkt. Australische Forscher zeigten, dass ein eingebautes Gen aus der Bohne in der Erbse allergieerzeugende Stoffe produziert, die es in der Bohne gar nicht gegeben hatte. Und Wissenschaftler der Universität von Verona und des Max-Planck-Instituts für Züchtungsforschung in Köln wunderten sich selbst über das Ergebnis ihrer gentechnischen Schöpfungen. Sie wollten eine kernlose Aubergine züchten und bauten ihr dafür ein Gen aus dem Bakterium *Pseudomonas syringe* ein. Das Experiment gelang, die Aubergine wuchs heran – viermal so groß wie ihre normalen Artgenossen. Die Genforscher konnten sich diesen Effekt auch nicht so recht erklären, freuten sich aber umso mehr darüber, dass die Monsterpflanzen – ebenfalls unerklärlicherweise – für ihr überdimensionales Wachstum nur eine Temperatur von 17 Grad benötigten. Offenbar hatten die Gene noch andere Aufgaben und Effekte.

Mittlerweile sind die Genforscher weiter. Neue rätselhafte Ergebnisse in Experimenten brachten sie den Mechanismen im Hintergrund näher. Offenbar können die Aktivitäten der Gene beeinflusst werden. Die Gene wirken nicht als unverrückbares Schicksal. Nicht einmal die Augenfarbe ist vom Erbgut zwingend festgelegt. Das zuständige Gen kann manipuliert werden – zumindest bei Fruchtfliegen. Die haben normalerweise weiße Augen. Sie können aber auch in rote Augen verwandelt werden: Man muss nur ihre Eier erwärmen, ganz leicht, bis sie 37 Grad erreicht haben. Dann kriegen sie rote Augen. Das fand Renato Paro, Forscher an der Eidgenössischen Hochschule in Basel, heraus. Und noch etwas: Auch die Kinder der rotäugigen Fliegen haben rote Augen. Auch wenn sie keinem Umwelteinfluss ausgesetzt waren. Das sei »eben epigenetisch«, sagte Paro.

»Epigenetik« heißt die neue Forschungsrichtung. Die Wissenschaft von der Beeinflussung der Wirkung unserer Gene. Das eröffnet wieder Raum für neue Visionen. Der Mensch ist befreit von der Herrschaft der Gene. Wer ein Gen in sich trägt, muss dennoch nicht dessen Programm befolgen. Der Mensch hat neue Freiheiten, er ist nicht mehr Sklave der Gene. Er kann sich einfach einen Gentest kaufen und wird zum Herrscher über sein Schicksal. Die Zukunft liegt in seiner Hand und der des Arztes seines Vertrauens. So weit das Versprechen der Firmen, die das Ganze schon in großem Stil vermarkten.

Als Musterbeispiel gelten die eineiigen Zwillinge. Zum Beispiel Anabel und Gemma Molero aus Barcelona. Sie wuchsen zusammen bei ihren Eltern auf. Mit sechzehn ging die eine Schwester nach England, die andere nach Mexiko. Gemma Molero sagt: »Ich kaufe ein, um etwas schnell zubereiten zu können. Meine Ernährung ist nicht die beste. Ich esse fast alles, bis auf ein paar Dinge, die ich nicht mag, und einige Sachen, gegen die ich allergisch bin. Aber sonst viel Pasta und Fleisch.« Anabel sagt: »Ich mache viel Sport und versuche auf meine Ernährung zu achten. Ich esse viel Obst und Gemüse. Denke, dass ich mich ausgewogen ernähre. Außerdem koche ich gerne.«

Der spanische Forscher Manel Esteller hat die beiden Zwillinge bekannt gemacht. Sie kamen im Fernsehen, er hat ihre Gene untersucht, es waren immer noch die gleichen, mit denen sie geboren wurden. Doch sie funktionierten unterschiedlich. Die Zwillinge haben unterschiedliche Krankheiten – »je nach Lebensstil«, so Esteller. Durch Nahrung, aber auch durch viele andere Faktoren kann die Erbsubstanz so verändert werden, dass bestimmte Genabschnitte nicht mehr wirksam sind, unter Forschern ist der Vorgang als »Methylierung« bekannt.

Die Gene sind nicht nur für Krankheiten zuständig, sie regeln auch den Umgang mit der Nahrung, sie stellen die Cholesterinwerte ein, regeln die Aufnahme von Folsäure, den Umgang mit Zucker, mit Fett. Die neuen Erkenntnisse könnten erklären, warum manche Menschen auf die Nahrung anders reagieren als andere. Manche können bekanntlich ohne Figurprobleme zehn Sahnetorten essen, und die anderen nehmen nur vom Blick auf die Torte zu. Das hatten eigentlich alle Menschen ohnehin gewusst, nur die Ernährungsberater nicht. Sie hatten einfach allen Menschen das Gleiche geraten. Fettarm essen, zum Beispiel. Jetzt denken sie um. »Wir sind in unseren Ernährungsempfehlungen noch etwas schlicht gestrickt, wir empfehlen in der Regel praktisch allen Menschen das Gleiche«, sagt Professor Pfeiffer, der Leiter des Zwillingsprojekts in Potsdam.

Die Ernährungswissenschaftler wollen jetzt auch ihre Ratschläge individualisieren. Womöglich gilt dann das Fettarm-Dogma nur noch für manche, und andere dürfen sogar Sahne essen. Sie sollten sich allerdings nicht zu früh freuen: Erst müssen die Gene überprüft werden, und die Wirkung der Nahrung, beispielsweise des Fetts. Und es sind viele Gene, mindestens 24 000 nach aktueller Zählung.

Die Zwillinge in Potsdam sind Teil des Projekts, sie sind sozusagen auf dem Weg zur individuellen Ernährung. Die Zwillinge ruhen in ihren Zahnarztstühlen. Ein ganzes Sortiment mit kleinen Röhrchen für die Blutproben liegt vor ihnen auf einem Tablett. Mit den Plexiglashauben wird der Ruheumsatz gemessen, wie viele Kalorien sie verbrauchen, wenn gar nichts passiert.

Von morgens halb acht geht das so bis nachmittags um vier. Den ganzen Tag gibt es nichts zu essen, außer einmal einen »Fresubin Energy Drink«, Geschmacksrichtung Kakao, und den auch nur, um einen Marker ins Blut zu transportieren. Danach wird wieder weitergemessen. Daher mussten die Zwillinge seit Wochen ein genau vorgeschriebenes Programm absolvieren. Mal durften sie eine Woche lang nur vorwiegend Fettiges essen, dann vorwiegend Kohlenhydrathaltiges. In der letzten Woche vor der Untersuchung mussten sie eine vom Institut gelieferte Ration mit nach Hause nehmen.

Andrea: »Fertigessen, entweder Lasagne oder Spinat-Kartoffel-Auflauf.«

Sabine: »Dann gab es noch Sahnejoghurt und Sahnepudding oder Rohkostsalat.«

Sabine: »Oder Apfel oder Birne.«

Andrea: »Das haben wir abgeholt hier. Das war immer eine Packung Nutella, eine Packung Butter. So wie im Hotel.«

Sabine: »Man konnte sich aussuchen, ob Salami oder Leberwurst.«

Andrea: »Ich hatte Salami die ganze Woche.«

Dann wird die Reaktion auf die 24 000 Gene gemessen, mit Blutwerten zum Beispiel. Deshalb kommt jetzt Dominique Zschau, die Arzthelferin, und serviert 53 sogenannte Monovetten, kleine Glasröhrchen mit Aufklebern.

NU-062-MTT.2
-20 min SERUM

46-mal am Tag wird das Blut abgenommen, daher die Kanülen am Handgelenk. Und zu jedem der Zeitpunkte wird die Reaktion auf die Nahrung gemessen. Pfeiffer will es ganz genau wissen: »Wie groß ist die Bedeutung der Gene für die Verarbeitung der Nahrung im Körper. Was passiert mit den Genen, wenn ich ein Butterbrot esse. Wie ändert sich mein Cholesterin. Wie regeln die Gene den Umgang mit Zucker, mit Fett, mit Proteinen, mit Ballaststoffen. Wie viel ist überhaupt Genetik, wie viel

Epigenetik. Was wir nicht wissen, ist, ob der Einfluss von dem, was ich esse, so groß ist für mein Risiko, zu erkranken. Kann ich eine Nahrung wählen, die mir das Leben leichter macht hinsichtlich des Gewichts?«

60 Genvarianten allein sollen das Gewicht beeinflussen. So hoffen die Forscher jetzt, verschiedene Gentypen zu identifizieren, Ess-Charaktertypen sozusagen, die auf die verschiedenen Nahrungsmittel unterschiedlich reagieren. Und dann können die Ernährungsexperten unterschiedliche Speisen empfehlen. Mit der personalisierten Ernährung sollen die Menschen genau das bekommen, was ihrem Gentyp entspricht. Und damit dem ganz persönlichen Krankheitsrisiko vorbeugen. Die Menschen sollen sozusagen die Herrschaft über ihre Gene übernehmen. Das klingt toll, doch einfacher wird das Leben dadurch wohl nicht. Denn dadurch steigt die »Eigenverantwortung der Konsumenten«, wie die Ernährungsberater das nennen, die schon ganz neue Szenarien entwerfen.

Frau Professorin Hannelore Daniel von der Technischen Universität München, Schwerpunkt individualisierte Ernährung, kündigte schon mal an, wie das aussehen könnte, im zuständigen Fachblatt »Fit For Fun«. »Großer Trend« seien differenzierte Produkte – zum Beispiel spezielle Lebensmittel für Schwangere, Heranwachsende oder Senioren. »Ein Computer überwacht unseren Gesundheits- und Versorgungszustand. Ernährungsberater versorgen die Menschen mit individuell auf sie abgestimmten Lebensmitteln oder Nahrungsergänzung.«

Der Chemiekonzern BASF arbeitet an der Hardware für die personalisierte Ernährung, gemeinsam mit einem neuseeländischen Unternehmen. Ganz persönlich, direkt aus dem Automaten: Der soll frisch zubereitete Milchshakes ausgeben, die speziell fürs Profil des Konsumenten gemixt werden. Vorher muss dieser nur noch einen Fragebogen ausfüllen. Das klingt noch ein bisschen nach Alter Welt. Weiter auf dem Weg in die Zukunft ist das kalifornische Unternehmen 23andME, eine Firma von Anne Wojcicki, der Frau des Google-Gründers Sergej Brin, die es zusammen mit zwei weiteren Frauen leitet. 45 Mitarbeiter arbeiten schon an den Gen-Visionen in einem Ort namens Mountain View. Sie bieten Diagnose Kits an, anfangs für 999 Dollar, später nur noch für 99 Dollar, und alles ist ganz einfach übers Internet.

Es klingt sehr vielversprechend: »Übernehmen Sie eine aktivere Rolle im Management Ihrer Gesundheit. Wenn Sie wissen wollen, wie Ihre Gene Ihre Gesundheit beeinflussen, können Sie besser Ihre Zukunft planen und Ihre medizinische Versorgung besser mit Ihrem Arzt abstimmen.« »Bestellen Sie jetzt.«

Es gibt verschiedene Preisgruppen, verschiedene Lieferumfänge. »Lernen Sie Ihre DNA kennen. Alles, was Sie brauchen, ist ein bisschen Spucke.« Es funktioniert eigentlich wie beim Internethändler Amazon. Auswählen, in den Warenkorb, und ab damit. »Wir senden Ihnen das 23andMe-Untersuchungs-Kit, und Sie haben Ihre Ergebnisse sechs bis acht Wochen nach Eingang der Proben in unserem Labor.«

Es ist echt total einfach. Jedenfalls am Anfang. Einfach ins Röhrchen spucken. Wenn das Ergebnis der Spuckeprobe vorliegt, wird es schon schwieriger: eine lange Liste mit Daten und Zahlen. Das sind dann die ganz persönlichen Risikoprofile, für all die schlimmen Krankheiten, Alzheimer, Parkinson, diverse Krebsarten, darunter Lungenkrebs, Brustkrebs, Schilddrüsenkrebs, Magenkrebs und Speiseröhrenkrebs, drohende Unfruchtbarkeit, Hautkrankheiten wie Psoriasis, die Zuckerkrankheit Diabetes, Darmkrankheiten wie Colitis Ulcerosa. Aber auch die familiäre Veranlagung für ganz seltene Krankheiten, darunter auch solche wie die Mukolipidose IV oder die Niemann-Pick-Krankheit vom Typ A. 113 Krankheiten, und es werden ständig mehr. Untersucht werden neben Krankheiten auch Reaktionen auf Arzneimittel, Konsum von Drogen und Alkohol, Rauchen.

Dann sitzt der Mensch, der sein Schicksal in die Hand nehmen will, auf dem Sofa und liest, dass er ein fünfprozentiges Risiko für die Creutzfeldt-Jakob-Krankheit habe, bei der das Hirn langsam weich wird und die mit dem sicheren Tod endet. 24 Prozent für eine Herzkrankheit, 4 Prozent für Nierensteine. Die Wahrscheinlichkeit für manische Depression liegt bei 14 Prozent, und Gott sei Dank nur bei zwei Prozent für Niemann-Pick. Und weiter durch die 113 Krankheiten. Dann viel Glück beim Vorbeugen.

Da fragt sich der Mensch, was er damit anfangen soll. Und manche fragen sich schon, was andere damit anfangen könnten. Die Firma der Ehefrau des Google-Gründers versichert natürlich, dass alles streng persönlich sei und sicher verschlüsselt werde. Doch, hallo, es ist die Ehefrau des Google-Gründers. Und sie soll gesagt haben: »Wir wollen Google in gewissen Bereichen sein.«

Da kommen in der Netzgemeinde schon die schönsten Social-Network-Visionen auf: Einer denkt schon mal vor-

Die beunruhigenden Perspektiven der Gen-Ernährung 251

aus, was mit der ganz persönlichen Gen-Charakteranalyse passieren wird: »In entfernter Zukunft könnte daraus sogar eine Art Real-Social-Network entstehen. Vergesst die selbstgeklickten Stammbäume bei Geni und verwandt. de – 23andME und der Großinvestor Google werden das irgendwann automatisieren und diesen Baum für euch aufbauen – wenn dann erst einmal genug Menschen teilgenommen haben. 23andME wird also nicht nur ein einfacher Dienstleister sein, sondern die Daten der ›User‹ auch weiter verwenden und eventuell auswerten. Ich glaube nicht, dass Google da nur ein finanzielles, sondern auch ein langfristig strategisches Investment gemacht hat. Werdet ihr eure Gene analysieren lassen? Wenn nein: Und würdet ihr es machen, wenn es umsonst wäre oder ihr sogar Geld dafür bekommen würdet?«

Es klingt nach einer Verschwörungsparanoia. Aber tatsächlich denken die großen Player aus der Food-Branche genau über die Facebook-Genprofile nach und wie die Menschen zu einem entspannteren Verhältnis im öffentlichen Genaustausch erzogen werden können. Beruhigend ist das nicht.

»Gentests ins Blaue hinein sind ein Sprengstoff. Für den Einzelnen, für Familien, für die Gesellschaft«, sagt Professor Wolfram Henn vom Institut für Immunologie und Genetik in Kaiserslautern. Er hat schon einige Opfer der Gendiagnostik kennengelernt. Er ist Professor für Humangenetik und Ethik in der Medizin an der Universität des Saarlandes, Mitglied der Kommission für Grundsatzpositionen und ethische Fragen der Deutschen Gesellschaft für Humangenetik und Mitglied der zentralen Ethikkommission der Bundesärztekammer. Die Menschen kommen in seine genetische Beratungsstelle, weil sie wissen wollen, ob sie an Chorea Huntington, Brustkrebs oder so erkranken. Zu ihm kommen die Opfer des Gen-Wissens.

Wenn sie die Liste in Händen halten mit den Schicksalsdiagnosen, zu Krebs, Herzinfarkt, Demenz und all den anderen Optionen, und den Prozenten für die Wahrscheinlichkeit, dann sind die Leute ratloser als vorher: »Was hat man von so einer Diagnose? Man kann die Krankheit nicht verhindern und versaut sich den Rest seines Lebens.« Er glaubt, dass allein »die Wahrscheinlichkeit, beunruhigt zu werden, gegen 100 Prozent geht«, sagt der Humangenetiker Henn.

Der Heidelberger Professor Paul Kirchhof sieht schon potenzielle Interessenten für die Gendaten und die bedrückende Perspektive für den Besitzer: »Würde dieses Wissen an Arbeitgeber, Versicherer, potenzielle Schwiegereltern weitergegeben, wäre der Betroffene in der Begegnung mit diesem überlegenen Wissen fast hilflos.«

Die Probleme sehen auch andere. Die »Frankfurter Allgemeine Zeitung« (FAZ) sprach am Rande des Weltwirtschaftsgipfels in Davos mit dem Leiter des Humangenomprojekts, dem US-Professor Francis Collins.

»FAZ«: »Wie in Davos zu hören war, erfolgen Gentests immer noch häufig ohne sachgemäße Beratung. So berichtete ein Mann, eine nahe Angehörige habe sich das Leben genommen, weil bei ihr das die Huntington-Krankheit verursachende Gen entdeckt worden war.«

Francis Collins: »Träger dieser Mutation zu sein ist auch besonders schrecklich. Denn in dem Fall erkrankt man sicher an Huntington. Vielleicht schon mit 25 oder erst mit 60. Es gibt jedoch kein Entkommen. Die meisten anderen Genvarianten verändern das Erkrankungsrisiko hingegen nur geringfügig. Dennoch sollte niemand solche Tests vornehmen lassen, ohne sachkundige Hilfe zu erhalten.«

»FAZ«: »Wer sollte denn die genetische Beratung bei den ›leichten Fällen‹ übernehmen – die Ärzte?«

Francis Collins: »Für die wachsende Zahl von Personen, die einen kommerziellen Gentest vornehmen lassen, stehen bei uns bislang noch nicht genügend sachkundige Berater zur Verfügung. Diese Aufgabe müssen in Zukunft wahrscheinlich noch stärker die Ärzte oder auch andere im Gesundheitswesen tätige Personen übernehmen. Denn auch ein leicht erhöhtes Risiko, an Alzheimerscher Demenz oder Parkinson zu erkranken, kann bei manchen Menschen Verzweiflung auslösen.«

Die Frage ist natürlich, was die Berater raten sollen. Denn es sind ja Erkenntnisse praktisch ohne jede Handlungsrelevanz. Es ist ein Berg von Wissen, das mit Hilfe von Maschinen, Gen-Scans, Computern angehäuft wurde – und den Betroffenen, die sich darauf einlassen, eigentlich keinerlei Chancen lässt, Konsequenzen zu ziehen.

So ist eine merkwürdige Situation entstanden, vielleicht zum ersten Mal in der Menschheitsgeschichte, dass medizinisches Nichtwissen besser sein könnte als Wissen. Die Wissenschaftler haben derart viel Wissen angehäuft, dass sie selbst nicht mehr wissen, was damit anzufangen ist. Es ist Wissen, das nicht nützt, sondern eher schadet.

Glücklicherweise müssen sich die Zwillinge in Potsdam mit solchen Informationen über Risiken bei 113 Krankheiten nicht herumärgern. Professor Pfeiffer, ihr Studienleiter, hat nicht vor, solche Daten zu erheben. Er will grundsätzlich Zusammenhänge erforschen. Die Zwillinge wissen nichts von ihren persönlichen Risiken und der Liste möglicher Krankheiten. Aber: »Sie erfahren persönlich ganz genau, wie sie auf Nahrung reagieren, da sie ja getestet werden, zum Beispiel, ob ihr Cholesterin steigt, wie der Zuckerstoffwechsel reagiert.« Da können sie eigentlich auch froh sein. Sonst müssten sie sich jetzt mit Krankheitsprozenten herumschlagen und sich die gute Laune verderben lassen. Die Studienwochen waren anstrengend genug.

Andrea: »Ich hab mir 'ne Waage auf den Tisch gestellt.«

Sabine: »Ohne Waage wäre es nicht gegangen. Ich hab mir extra eine gekauft.«

Gab es einen Unterschied bei den verschiedenen Ernährungsweisen? In der persönlichen Empfindung? In der Stimmung? Der Laune?

Sabine: »Keine Ahnung. Ich habs nicht gemerkt. Aber so übellaunig sind wir ja sowieso nicht.«

Andrea: »Laune? Det war gleich. Außer als du Hunger hattest und du übellaunig ins Bett gegangen bist.«

Sabine: »Das war, als wir eingeladen waren. Ich hab nur Pudding gegessen. Die haben Würstchen mit Kartoffelsalat gegessen und ich meine Stullen mit Salat.«

Natürlich haben die Studienpflichten die Laune bisweilen beeinträchtigt. So waren sie eigentlich am zufriedensten, als sie das essen konnten, was sie ohnehin am liebsten essen. Das war in der Kohlenhydratwoche. Die hat ihnen besser gefallen.

Sabine: »Weil wir uns gesundheitsbewusst ernähren.«

Die beunruhigenden Perspektiven der Gen-Ernährung

Andrea: »Deshalb hab ich gern Vollkornbrot gegessen, was bei der Fettwoche ja nicht drin war.«

Sabine: »Ich ess auch immer Vollkornbrot. Ja, und auch so dunkle Brötchen. Und Nudeln, Kartoffeln, Reis.«

Die Zukunft der personalisierten Ernährung sieht Pfeiffer nicht so euphorisch: Die Chipkarte in der Kantine, mit dem Stammessen für zwei Prozent Alzheimerrisiko, hält er für eine unrealistische Vision: »So wird's nie sein. Es wird auch nicht um einzelnes Essen gehen, es wird eher um ganze Gruppen gehen. Ob sie wirklich alles über ihre Gene wissen wollen, ist ja auch die Frage. Es geht ja auch um die Gene für Krankheiten oder die Intelligenz, ob einer klüger ist oder weniger. Ob sie das so genau wissen wollen oder ihre Kinder?«

Vielleicht haben die Konsumenten auch gar keine Wahl. Die Verbraucher werden sich schon an die neuen Verhältnisse anpassen, glauben die Propagandisten der persönlichen Ernährung, und irgendwann werden die Menschen ihre Gendaten nicht mehr als Privatsache betrachten, sondern eher als Thema für Facebook.

So glaubt zum Beispiel Karin Nielsen, Chefin von Bio-2com, einer Unternehmensberatung für Gesundheitsnahrungsprodukte aus Dänemark, dass kommende Generationen ihr DNA-Profil »durchaus auf ihrem Facebook-Profil mitteilen wollen. In 20 bis 40 Jahren wird es andere Normen für persönliche Integrität geben als heute.«

Vielleicht werden sich die Menschen nicht ganz ohne Zwang so entwickeln, vielleicht muss man sie mit sanftem Druck dazu bringen. So meint der US-Ernährungswissenschaftler Ram Chaudhari, gebürtiger Inder, Mitbegründer der US-Vitaminfirma Fortitech: »Die Herausforderung wird sein, die Forschung in ein Geschäftsmodell zu übersetzen, das die Konsumenten nicht nur verstehen, sondern begrüßen und sogar begeistert annehmen. Damit dies gelingt, muss man die Konsumenten erziehen, und das geschieht jetzt.« Mit der Umerziehung hat er schon begonnen, unter anderem mit der groß angelegten »Fortitech World Initiative for Nutrition« (Win), einer Kampagne für Nahrungsverstärkung mit Vitaminen und anderen künstlichen Zusätzen in ärmeren Ländern. »Das Businessmodell entwickelt sich immer noch«, sagt Nestlés Hilary Green. »Aber wir denken, dass die Konsumenten reif sind für die personalisierte Ernährung.«

Selbst wenn man sich damit abgefunden hat, dass die Genprofile später einmal im sozialen Netzwerk kursieren: Die ganz persönliche Gen-Ernährung kann ganz schön kompliziert werden.

Der Anti-Aging-Papst Professor Johannes Huber hat schon mal persönliche Ernährungstipps für die verschiedenen Gentypen entwickelt, für die verschiedenen Snips-Typen. Snips ist die saloppe Bezeichnung für Genabschnitte, an denen das individuelle statistische Risiko für bestimmte Krankheiten abgelesen werden kann (SNP, »Single Nucleotide Polymorphisms«).

Zum Beispiel für den »Snip im CYP-1A1-Gen plus CYP-1B1-Wildtyp«. »Bei dieser Konstellation haben Sie ein erhöhtes Risiko, eine verminderte Knochendichte und in Folge eine Osteoporose zu bekommen. Hier ist es besonders wichtig, dem möglichst frühzeitig durch eine darauf abgestimmte Ernährung vorzubeugen. Wichtige Nährstoffe sind für Sie Vitamin D, Kalzium und Bor.«

Das Herz macht vielleicht auch noch schlapp: »Außerdem besteht bei dieser Genkonstellation ein erhöhtes Risiko, eine Herz-Kreislauf-Erkrankung zu entwickeln.« Empfehlenswert sind daher Lachs, Eier, Parmesan, Vollmilch, Früchte, z. B. Äpfel, Gartengemüse, Nüsse. Und so weiter.

Aber es gibt natürlich auch noch den CYP-1A1-Wildtyp plus schnelle CYP-1B1-Variante. Und viele andere mehr. Insgesamt sind es 500 000 solche Snips, manche sprechen sogar von Millionen. Das kann ein umfangreiches Kochbuch werden. Außerdem können die Gene nicht nur durch Nahrung an- und abgeschaltet werden, sondern auch durch Lebensumstände, Schicksal, Liebe. Babys, die von der Mutter liebevoll gestreichelt wurden, sind als Erwachsene besser vor Stress geschützt. Beim Essen sollten also auch angenehme Begleitumstände herrschen. Sonst schaltet man mit schlechter Laune alle Herzinfarkt-Gene wieder an, die man eben mit Bor und Nüssen ausgeschaltet hat.

Angenehmer für die Stimmung bei Tisch ist es sicher, sich auf die Erfahrungen eines Kulturvolkes zu verlassen, das beim Essen nicht an Gene und Gesundheit denkt, sondern ans Genießen. Und das bewährte Kombinationen ersonnen hat, zum Beispiel mit Reis, Hühnerbrühe, Parmesan. Sie nennen es Risotto.

Man muss allerdings eine halbe Stunde rühren, rühren, nochmals rühren.

Man nehme ein, zwei Tassen Risottoreis, brate ihn zusammen mit einer kleinen Zwiebel in Olivenöl glasig, füge einen Teelöffel Thymian (ohne Stengel) bei und gieße mit Hühnerbrühe auf. Ein bisschen rühren. Wenn die Brühe aufgenommen ist, wieder einen Schöpflöffel zugeben. Das praktiziere man bei mittlerer Hitze ungefähr eine halbe Stunde lang, bis die Risottokörner schon ein bisschen weich sind. Zuletzt einen Schuss Weißwein zugeben. Wieder einkochen lassen. Dann ein bisschen Butter drüber, vielleicht einen Esslöffel, dazu zwei Esslöffel Parmesan und dann vom Feuer nehmen, zehn Minuten warten. Dann alles durchrühren.

Das schmeckt göttlich, und es geht schon fast ein bisschen in eine Richtung, die manche als Ausweg aus der modernen industriellen Ernährungssackgasse betrachten.

Schließlich gibt es die individualisierte Ernährung ja längst, seit Tausenden von Jahren, mindestens seit der Steinzeit. Und die großen Zivilisationskrankheiten gibt es erst, seit es die industrialisierte Nahrung gibt.

So finden viele die Hightech-Visionen nicht so verlockend. Sie propagieren eine ganz andere Diät, ein Gegenmodell zur industrialisierten Nahrung der Moderne mit ihren chemischen Zusätzen. Unseren Genen angemessen und mithin die artgerechte Ernährung des Menschen sei die Nahrung unserer Vorfahren vor Tausenden von Jahren: essen wie Ötzi, der Bergwanderer aus grauer Vorzeit.

11. Der große Schnitt

Mit der Steinzeiternährung aus der Industrialisierungsfalle?

Kinder auf Diät-Zeitreise: Manche werden schon vom Arzt geschickt / Auf der Suche nach der artgerechten Ernährung / Cola oder Kokosnuss: Die neue Nahrung auf Eroberungstour / Mit den Food-Konzernen kommen die Krankheiten / Leben im Gläschen: Wenn der Pfirsich zwei Jahre halten muss / Wie viel Chemie verträgt der Mensch? / Die Mädchen hatten nur noch braune Zahnstummel im Mund / Designerstoffe im Müsli: Und das soll gesund sein?

Sie bläst vorsichtig. Und bläst noch mal, ganz sanft in die Glut. Die ersten Funken hat sie mit zwei Steinen geschlagen und dem Publikum erklärt: »Das ist ein Pyritstein, und das ist ein Feuerstein.« Das dünne Schilfgras aber glüht nur leicht. Das Mädchen gibt Zunder dazu, als Brandbeschleuniger, und erklärt wieder: »Das ist das Fruchtfleisch eines Pilzes, der auf Bäumen wächst.« Später wechseln sich die beiden Mädchen ab. Isabell und Linda sind Schülerinnen aus dem Gymnasium Überlingen, 12. Klasse, und hier versuchen sie sich mit weinroten Polohemden als Animateure im Steinzeitdorf in Unteruhldingen am Bodensee.

Nebenan hat Peter Walter, der Archäologe im gleichfalls weinroten Polohemd, schon das Holz aufgeschichtet an der geschützten Feuerstelle auf einer kleinen Wiese, durch ein Wäldchen getrennt vom Ufer. Der tröstet: An manchen Tagen sei einfach die Luftfeuchtigkeit zu hoch, da ist es schwer mit Feuermachen. Der Archäologe hat einen Gasbrenner mitgebracht, mit dem er sein Feuerchen ganz lässig entfacht.

Mittlerweile haben sich schon immer mehr Zuschauer versammelt. Die Sonne scheint, es ist Ferienanfang, und die Pfahlbauten am Bodensee ziehen viele Touristen an. Ein Dorf aus der Steinzeit, ein originalgetreuer Nachbau, mit Holzhäusern, die auf Stelzen im Wasser stehen, verbunden über Stege.

Heute soll ein Steinzeitmenü zubereitet werden. Die Zutaten liegen neben der Feuerstelle auf einem Brett schon bereit: Gerstengraupen, Karotten, Linsen, Erbsen, Speck. Und dazu Körner, die es zu mahlen gilt, auf drei großen Steinplatten, sogenannten Sattelmühlen, wie der Steinzeitler sagt.

»Darf man noch mitmachen?« So fragt höflich der zehnjährige Paul aus Radolfzell. Er setzt sich in der Hocke auf die Sattelmühle, nimmt einen großen Kieselstein und fängt an, die Körner zu mahlen.

Ernährung war das Topthema in der Steinzeit, weiß Gunter Schöbel, der Museumsdirektor. »Bei den Steinzeitlern dreht sich alles um die Ernährung. Ernährung ist der Mittelpunkt. Hauptnahrungsmittel ist Getreide, und zwar Getreidebrei. Du bist viel schneller bei einem Brei. Getreide klein stampfen und mit Wasser vermischen, fertig.« Schöbel hat angefangen als Taucharchäologe im Bodensee. Zehn Jahre lang ist er getaucht und hat nach dem

Mit der Steinzeiternährung aus der Industrialisierungsfalle?

gesucht, was bei Steinzeitlers vom Tisch gefallen war und dann konserviert wurde, jahrtausendelang, bis der Forscher im Froschanzug vorbeischwamm: »Speisereste finden wir oft in den Töpfen. Die sind in den Schlamm gefallen. Und da liegen die halt seit Jahrtausenden. Oder Koprolithen. Versteinerte Exkremente. Wenn die ins Wasser fallen, dann halten die, und zwar jahrtausendelang.«

So ist relativ viel bekannt über die Ernährung in der Steinzeit, die jetzt bei manchen wieder als Modell gilt. Schließlich ist der Mensch seit damals eigentlich der gleiche geblieben, ganz grundsätzlich betrachtet, vom Körper her, meint Schöbel. »Der Mensch hat sich im Prinzip nicht verändert. Wenn ich einen Schädel habe von einem heutigen Menschen oder einem Steinzeitler, das ist das Gleiche.«

Das Steinzeitdorf ist eine Attraktion für Hunderttausende im Jahr. Mitunter kommen sogar Kinder, die ihr Arzt schickt, wegen ihrer Fettleber, und die hier im Pfahldorf lernen sollen, was ihrem Körper guttut: Steinzeiternährung als Therapie für zivilisationskostgeschädigte Kids. Es ist vielleicht ein bisschen verwegen, ausgerechnet in einem Dorf auf Stelzen nach den Wurzeln der Ernährungsprobleme unserer dicken Kinder von heute zu fahnden. Doch manche Experten wie etwa der Starnberger Ernährungswissenschaftler und Autor Nicolai Worm (»Ein Mammut auf den Teller«) propagieren tatsächlich die »Steinzeit-Diät«, weil sie die artgerechte Ernährung für die Spezies Mensch sein soll. Schließlich hätten sich die Gene der Menschen im Wesentlichen nicht geändert seit Tausenden von Jahren.

Die Steinzeitler haben sozusagen experimentell erkundet, was gut ist für den menschlichen Körper. Sie suchten sich aus dem Angebot in Wäldern und Wiesen das aus, was ihrem Organismus am besten entsprach. Sie begannen, jene Tiere zu jagen und zu domestizieren, die besonders schmackhaft und bekömmlich waren. Und jene Pflanzen anzubauen, die sie am besten nährten. Die Steinzeit war sozusagen das Ernährungslabor der Gattung Mensch, in dem aus der Fülle der Möglichkeiten jene entwickelt wurden, die gut waren für die Entwicklung des Homo sapiens. Der Beweis dafür ist die Existenz und die Fortentwicklung der Gattung Mensch.

Mittlerweile allerdings ist die Gattung unter Druck. Eine Fülle von Krankheiten breitet sich aus, die sogenannten Zivilisationskrankheiten. Herzinfarkte, Zuckerkrankheit, Krebs. Verantwortlich sei, meinen manche Experten, die »Western Diet«, die westliche Ernährungsweise, Fast Food und Industrieprodukte aus dem Supermarkt.

Mit dieser westlichen Nahrung und ihrer industriellen Produktion sind völlig neue Elemente in die menschliche Nahrungskette eingezogen. Der menschliche Körper wurde mit einer veränderten Zusammensetzung seines Nahrungsangebotes konfrontiert und neuen Substanzen, die es nie zuvor gab.

Diese Nahrung wird konstruiert speziell für die Bedürfnisse der industriellen Produktion und Vermarktung. Die oberste Maxime lautet: Haltbarkeit. Die Rezepturen orientieren sich vor allem daran – und die Zusammensetzung der Nahrung muss sich diesem Ziel unterordnen. Mit Naturprodukten ist das nicht zu schaffen. Frische Produkte, empfindliche Früchte der Natur haben in dieser Welt keine Chance. Eine zarte Himbeere übersteht ja kaum den Weg vom Garten in die Küche.

Die Natur ist der natürliche Feind der globalisierten Nahrungsindustrie. Sie muss bekämpft, bezwungen und transformiert werden. Was nicht lange genug hält, hat in dieser Parallelwelt keine Chance – und sei es noch so gesund. Es sind diese Gesetze der Supermarktkultur und der industriellen Produktion, die die Gesundheit gefährden, weil sie gegen die Natur gerichtet sind.

Nun bieten sich allerdings ausgerechnet die Lieferanten der »Western Diet«, die großen Food-Konzerne, als Experten für die Lösung des Problems an, rücken zur Schadensbeseitigung aus und wollen die Menschen endlich gesünder machen, mit neuen Zusätzen, womöglich angepasst an den individuellen Gentyp. Und von den Krankheiten befreien, die die »Western-Diet« ausgelöst hat.

Doch von den Sachzwängen des industriellen Systems, vom Diktat der Haltbarkeit können sich die Konzerne nicht befreien. Ihre Nahrung kann immer nur so gesund sein, wie die Gesetze des industriellen Systems es erlauben. Es sind just jene Sachzwänge, die den gesundheitlichen Wert der Nahrung aus dem industriellen System schmälern – und die natürlich auch die Produktion der angeblich ultragesunden Supernahrung aus den Forschungslabors dominieren.

Die Steinzeitnahrung, das ist die echte Nahrung, das sind die Früchte der Natur. Das Angebot damals entsprach, so sehen das jedenfalls die Archäologen, weitgehend dem heutigen. Das Angebot der Natur blieb auch weitgehend unverändert über die Jahrtausende. Erst die großen Food-Konzerne haben die Nahrung so grundlegend verändert, dass sie für den Menschen zum Problem wird.

Sie haben eine Parallelwelt der Nahrung geschaffen, die sich grundlegend unterscheidet von der Welt der echten Nahrungsmittel. In der Parallelwelt der industriellen Nahrung gelten andere Gesetze, andere Ziele, die Nahrungsmittel haben ihren Charakter verändert und ihre Zusammensetzung.

In der Welt der echten Nahrung gibt es Brokkoli, Karotten, Mangos, Pfirsiche, Hühner. In der Parallelwelt der industriellen Nahrung gibt es »Hühnersuppe für alle Geflügelgerichte« von Knorr, »Kartoffel-Püree« von Pfanni, »5 Minuten Terrinen« von Maggi und Babygläschen von Hipp. Der wichtigste Unterschied: Ein echter Pfirsich hält zwei Tage oder etwas länger, an die zwei Jahre aber Hipps Pfirsich im Gläschen.

Das ist das Wichtigste. In der Sprache der Parallelwelt heißt das »Shelf Life«. Die Lebensdauer der Produkte im Regal. Diesem Ziel der möglichst langen Haltbarkeit wird alles andere untergeordnet. Die Rohstoffe müssen den Transport vom Acker in die Fabrik überleben, sie müssen die Torturen in der Maschinerie dort überstehen, sie müssen dann den Transport in die Supermärkte überleben und dort den Aufenthalt, mitunter über Monate oder gar Jahre. Es ist eine ganz eigene Welt, die Welt von Big Food. In der Welt der echten Nahrung wachsen in unterschiedlichen Gegenden unterschiedliche Früchte. Es gibt Jahreszeiten, gibt einen Rhythmus der Natur. Die Welt von Nestlé und Coca-Cola, McDonald's und Unilever ist ein eigener Kosmos, der eigenen Gesetzen folgt –

Mit der Steinzeiternährung aus der Industrialisierungsfalle?

und sich sogar von den Naturgesetzen emanzipiert hat. Alles gibt es immer und überall, es gibt keinen Mangel, nur Überfluss. Es gibt auch keine Verderbnis, alles hält praktisch ewig.

Dafür müssen aber auch ganz spezielle Nahrungsmittel geschaffen werden, mit einer ganz speziellen Zusammensetzung. Es müssen neue Zutaten eingesetzt werden, völlig neue Designerstoffe, »maßgeschneidert«, wie sie sagen, für die Bedürfnisse der Fabriken und Supermärkte. Und andere Inhaltsstoffe müssen entfernt werden, wenn sie das Shelf Life gefährden.

Eine verhängnisvolle Kombination. Denn viele der zugesetzten Stoffe sind ungesund. Und just jene, die weggelassen werden, wären eigentlich ganz gut für die menschliche Gesundheit. Das ist natürlich schade, aber leider unvermeidlich. Die moderne Nahrung aus dem Supermarkt ist nicht für die Bedürfnisse der Menschen entwickelt worden, wie damals in der Steinzeit, sondern in erster Linie für das industrielle System. Die Hersteller müssen in diesem System einen ständigen Kampf gegen die Natur führen, die die Haltbarkeit begrenzt. Und genau dieser Kampf richtet sich auch gegen die menschliche Natur. Denn genau jene Bestandteile der industriellen Produkte, die die Haltbarkeit verlängern, können auch den menschlichen Organismus schädigen: Die Farbstoffe beispielsweise, die die Produkte für ein langes Leben im Regal aufhübschen sollen. Die Aromen und Geschmacksverstärker, die sie genießbar erscheinen lassen. Konservierungsstoffe, die aufkeimendes Leben fernhalten und Bakterien bekämpfen, Emulgatoren und Stabilisatoren, die die Produkte in Form halten sollen.

Zucker schließlich, der gut schmeckt und die Haltbarkeit verlängert. Mit Salz verhält es sich ähnlich. Das Schöne ist dann, wenn die Waren so aufgebaut sind: Sie halten nicht nur im Supermarkt länger. Man kann sie auch noch in den hintersten Ecken der Welt verkaufen, selbst dort, wo eigentlich noch die Steinzeiternährung zu erwarten wäre.

Zum Beispiel in der Südsee, jener Weltgegend, die viele immer noch für das Paradies auf Erden halten. Im kleinen Königreich Tonga zum Beispiel, einem Inselreich mit 169 Inseln und 100 000 Einwohnern, 4000 Kilometer östlich von Australien, ist die Nahrung aus der industriellen Parallelwelt auch schon angekommen – und erobert immer größere Marktanteile. Sogar an diesem kleinen Verkaufsstand des Ehepaars Kapussi, ideal plaziert, direkt an der Bushaltestelle, an der Uferpromenade in Tongas Hauptstadt Nuku'alofa. Frau Sia bearbeitet mit einem scharfen Hackmesser die Kokosnüsse, Gatte Paki verkauft sie und die Packungen mit den blitzschnell zuzubereitenden Instant-Nudeln. Einen Tonga-Dollar kosten die kleinen Nüsse (0,40 Euro), 1,50 die großen. Und 80 Cent die Packungen mit den Instant-Nudeln, sie kommen aus Indonesien, Marke »Happy Mie«. Die Kokosnuss liegt noch knapp vorn, die neue Nahrung aber kämpft sich voran.

60 Kokosnüsse verkauft er am Tag, aber schon 50 Packungen Instant-Nudeln. Die Kinder knabbern sie hier an der Bushaltestelle gleich aus der Packung – ungekocht.

In den Supermärkten der Stadt ist der Siegeszug der neuen Nahrung unübersehbar, dort gibt es auch die 2-Minuten-Nudeln von Maggi im Plastikpack, die Südsee-Version der »5 Minuten Terrine«. Es gibt japanische

Mit der Steinzeiternährung aus der Industrialisierungsfalle? 267

Instant-Nudeln, Marke Nissin »Top Ramen«, neuerdings auch chinesische Päckchen, Marke »Aufgehende Sonne«.

Die Globalisierung ist angekommen im kleinen Königreich Tonga. Die Fachleute in den internationalen Organisationen haben dafür einen Namen: Nutrition Transition. Den Übergang von der Welt der echten Nahrung zur industriell produzierten Supermarktnahrung.

Die Lebensmittel sind dem Menschen fremd geworden. In der Steinzeit hat er sie noch selbst angebaut. Dann hat er sie von Spezialisten aus der Nähe bezogen: Metzger, Bäcker, Müller, Gärtner.

Jetzt herrscht Globalisierung. In der Welt der echten Nahrung gab es lokale Gegebenheiten, Traditionen, Unterschiede. In der industriellen Parallelwelt gibt es nur noch die globale Einheitskost.

Es gibt noch Reminiszenzen an die Traditionen. Food is local, sagen die Konzerne. Und meinen, dass »5 Minuten Terrinen« für Iren anders schmecken als für Schweizer, für Deutsche anders als für Polen. Dafür sorgen dann industrielle Aromen, spezielle Zusammenstellungen der Zutaten.

Die Zutaten selbst kommen von irgendwo. In der Parallelwelt spielt die Herkunft, der natürliche Ursprung gewissermaßen, überhaupt keine Rolle mehr. Wie Schrauben, Radmuttern oder Dübel werden Nudeln, Karottenpulver, Hühnerkügelchen dort geordert, wo sie gerade am billigsten sind, irgendwo auf der Welt.

Und während Ernährungsberater, Politiker, Journalisten gern die Nahrung aus der Region preisen, legen die Food-Multis Wert auf größtmögliche Anonymität der Zutaten.

Als in der Europäischen Union zum Beispiel ein Gesetzesprojekt vorsah, fortan die Herkunft der Zutaten auf dem Etikett auszuweisen, protestierte Nestlé aufs schärfste. Unwillkommen, unpraktisch, kompliziert und ohne Wert für den Verbraucher nannte Konzernsprecherin Hilary Green am Nestlé-Hauptsitz in Vevey am Genfer See die neuen Herkunftsangaben. Die Lieferanten wechselten je nach Marktlage so häufig, dass die Herkunftsvorschriften des Europa-Parlamentes ständige Etikettenwechsel nach sich ziehen würden. Zu aufwendig sei das als »Cool« bezeichnete Kennzeichnungsprojekt (»Country Of Origin Labelling«, zu Deutsch: Kennzeichnung des Herkunftslandes), findet Nestlé: »Die Ausweitung von Cool ist nichts, was wir begrüßen. Das Ursprungsland der Zutaten in manchen unserer Produkte verändert sich je nach Verfügbarkeit und Qualität; und es wäre sehr unpraktisch, wenn wir bei jeder Veränderung die Etiketten austauschen müssten. Und ich befürchte, es bringt auch den Verbrauchern nichts.«

Nestlé und die anderen setzten sich durch; das Projekt war bald vom Tisch. Dabei hat die Herkunft durchaus etwas mit Verbraucherinteressen zu tun. Mangelnde Transparenz kann zum Sicherheitsrisiko werden – wenn etwa im Falle von Vergiftungen die Herkunft von Zutaten nicht schnell genug geklärt werden kann. Die Konsumenten hätten gern vertrauenswürdige, sichere Lieferbeziehungen. Schließlich wollen sie sich die Nahrung einverleiben. So entspricht die Information über die Herkunft auch einem verständlichen Sicherheitsbedürfnis. Und vielleicht einem steinzeitlichen Bedürfnis nach Nähe. Schließlich ist die Nahrung aus dem klimatischen Umfeld auch am besten für den eigenen Körper.

Im Steinzeitdorf kam das meiste natürlich aus der Nähe. Die Steinzeitler hatten noch die Kontrolle über ihre Nahrung. Sie stellten sie ja selbst her.

So wie Paul heute im Steinzeitdorf am Bodensee. Paul ist immer noch mit seinen Mahlsteinen am Werk, bearbeitet kniend mit dem großen Kiesel die Körner. Paul sagt: »Schon ein bisschen anstrengend.« Neben Paul haben noch zwei Buben Platz genommen. Oskar und Arthur aus Frankfurt. Sie mahlen, unter den wachsamen Augen ihrer Mutter, die im luftigen Sommerkleid daneben steht. Sie unterstützt immer wieder mit Ratschlägen und Hilfe ihre Buben beim Mahlen.

Der Archäologe Peter Walter fragt: »Wisst ihr, was der Supermarkt der Steinzeit war?«

»Draußen, in der Natur«, sagt Paul. Dann denkt er noch mal nach. »Eigentlich war es ja kein richtiger Supermarkt«, sagt Paul. »Man muss ja nichts bezahlen.«

Meldet sich von hinten der Vater von Arthur und Oskar. Er stellt klar: »Bezahlen muss man ja nur, weil die anderen dafür gearbeitet haben. Das ist die Arbeitsteilung.«

Oskars Vater Peter ist Professor für griechische und römische Geschichte, die Mutter ist Antiquarin. Die beiden kennen sich aus mit früheren Zeiten, in denen die Nahrungsproduktion noch der Selbstversorgung diente. Damals kam alles aus der unmittelbaren Umgebung, der Handel war ein Randphänomen. Und das blieb so über Tausende von Jahren, die steinzeitliche Ernährungsweise, auch die Palette der steinzeitlichen Nahrung. Die Ära der Steinzeit, meint Museumsdirektor Schöbel, hielt sich auf dem Felde der Ernährung recht lange. »Der große Schnitt ist erst 100 Jahre alt. Im 19. Jahrhundert gab es noch die

Ernährung auf Getreidebasis. Gemüse dazu. Sammelpflanzen dazu, Nüsse, Beeren. Fleisch hatte Seltenheitswert. Die Zutaten aus dem, was in der Natur so wächst. Man kann da ja fast jedes zweite Blättchen essen.«

Seither hat sich die Lage dramatisch verändert. Die Veränderungen in der Nahrungszusammensetzung haben natürlich Folgen für den Körper. Mit der Nutrition Transition, dem Übergang von der Steinzeiternährung zur »Western Diet«, der westlichen Ernährungsweise mit Fast Food und Fertigkost aus dem Supermarkt, verändert sich auch der menschliche Körper. Der Übergang findet nicht nur in der Südsee, er findet auch in anderen Weltgegenden statt. Auch für Mittelamerika haben Wissenschaftler in einer Studie nachgewiesen, dass die steigenden Nahrungsimporte die Menschen dick und krank gemacht haben.

Früher gab es regionale Spezialitäten. Es gab zum Beispiel Gegenden, in denen hatten auffallend viele Leute einen Kropf. In den Alpen war das so, in den Jodmangelgebieten. Heute gibt es kaum noch Leute mit Kropf. Dafür gibt es mehr Dicke. Und Menschen mit Allergien. Kinder, die hyperaktiv sind. Überall auf der Welt. Und dazu bekommen sie weitere Krankheiten. Diabetes zählt dazu, Herzleiden, Schlaganfall, Krebs.

Vor allem Kinder kommen heute früh mit den Erzeugnissen der Supermarktkultur in Kontakt und zeigen häufig die Spuren davon im Mund. Manche Kinder haben nur noch braune Stummel, die Reste ihrer Zähne, so wie diese Zwillingsschwestern. Die Zähne waren für die Zwillinge immer eine Problemzone gewesen, damals, als sie noch klein waren. »Die andern Kinder haben immer gesagt, warum habt ihr so braune Zähne«, sagte eines der

Mädchen, sie war damals acht. Ihre Zwillingsschwester erinnert sich noch, dass sich die Beißer auf einmal rauh anfühlten. Manches konnte sie schon gar nicht mehr essen. »Bei Apfel oder so, da wars immer blöd.« Sie ist dann auf Joghurt ausgewichen. Dann wurden die Zähne immer brauner, und brüchiger. »Die sind immer mehr abgebrochen, so stückchenweise.« Schließlich war bei ihr die obere Zahnreihe vollkommen zerstört, bei ihrer Schwester standen noch ein paar Stummel.

Dank Selbsthilfe konnten die Zwillinge wieder lächeln. Sie hatten früher vor allem Eistee, Fanta, Kindersäfte getrunken. Danach bevorzugten sie Mineralwasser. Braun und brüchig war bei ihnen glücklicherweise nur das Milchgebiss. Die Zähne kamen schön und gerade und weiß. Glücklicherweise wachsen die Zähne nach, wenn auch nur einmal im Leben.

Für die Erosionen, die die Zähne braun werden lassen, ist Zitronensäure verantwortlich, E 330. Das ergaben zahlreiche Studien. Zitronensäure ist eigentlich ein ganz natürlicher Stoff. Jetzt wird sie aber in riesigen Mengen industriell künstlich hergestellt – und dadurch zu einem Problem für die Volksgesundheit. Die Zitronensäure kann nicht nur ätzend auf die Zähne wirken. Sie kann auch eine bislang unterschätzte Rolle bei der Ausbreitung der Alzheimerkrankheit haben. Die Zitronensäure kann wie ein »trojanisches Pferd« wirken, wie der Heidelberger Alzheimerforscher Professor Konrad Beyreuther sagt (ausführlich dazu: Hans-Ulrich Grimm: Die Ernährungslüge), und das Leichtmetall Aluminium gleichsam huckepack ins Gehirn transportieren. Aluminium gilt als Hirnschädling.

Aluminium ist ebenfalls ein völlig natürlicher Stoff, es kommt im Erdboden vor und ist mithin in vielen Nahrungsmitteln von Natur aus enthalten. Es wird aber auch zugesetzt, etwa in Farbstoffen, damit sie schön bunt werden, knallig. Sie heißen »Aluminiumfarblacke«. So kommen schon Kinder mit Aluminium im Kontakt, in Süßigkeiten beispielsweise, etwa Schokolinsen.

Jüngsten Erkenntnissen zufolge kann Aluminium wie ein weibliches Geschlechtshormon wirken, es zählt zu den sogenannten »Metallöstrogenen«, kann die Geschlechtsfunktionen sowie die Nahrungsaufnahme stören. Es kann auch bei Hyperaktivität und Lernstörungen (ADHS) eine Rolle spielen. Und es kann, dieser Verdacht erhärtet sich mehr und mehr, Hirnerkrankungen fördern, wie etwa die Parkinson- oder die Alzheimerkrankheit.

Denn die Alzheimerkrankheit ist keineswegs eine zwangsläufige Folge des Alters. Dies war die überraschende Erkenntnis mehrerer Studien des US-Forschers Hugh Hendrie von der Universität von Indiana. Er verglich schwarze Amerikaner mit Nigerianern, später weitete er seine Untersuchungen auf die Karibik und auf ländliche Gebiete Chinas aus. Es stellte sich heraus: Alzheimer ist nicht allein eine Folge des Alters. Die Umwelt, der Lebensstil, insbesondere die Ernährung spielt eine zentrale Rolle. Und dabei sind es nicht nur Aluminium und die Zitronensäure als Transporter. Andere Inhaltsstoffe der industriellen Nahrung zeigen ebenfalls einen Zusammenhang mit der langsamen Zerstörung der Hirnzellen. Glutamat steht im Verdacht, der sogenannte Geschmacksverstärker.

Es sind viele Inhaltsstoffe der industriellen Nahrung,

die die Gesundheit bedrohen, Glutamat ist sicher einer der wichtigsten. Hersteller und Befürworter halten den Stoff für vollkommen harmlos, verweisen auf zahlreiche Studien, die das beweisen sollen. Es gibt allerdings auch die kritischen Studien, die zeigen: Es kann bei empfindlichen Menschen das sogenannte Chinarestaurant-Syndrom auslösen. Bei Asthmatikern kann Glutamat Anfälle verursachen, auch Kopfschmerz- und Migränepatienten berichten von Schmerzattacken. Außerdem kann es bei neurodegenerativen Erkrankungen eine Rolle spielen, neben Alzheimer und Parkinson, auch bei Multipler Sklerose (MS) oder Amyotropher Lateralsklerose (ALS). Glutamat kann nach Ansicht von Kritikern auch zu »Gefräßigkeit« und Übergewicht führen, weil es die Hirnchemie aus dem Gleichgewicht bringt.

Auch die industriellen Aromen können so wirken. Wer diese Geschmacksersatzsubstanzen isst, reagiert mit verstärktem Hungergefühl, nimmt mehr zu sich, als er braucht. Übergewicht, so räumte selbst die Aromaindustrie ein, ist die Folge. So werden die Menschen überall auf der Welt dicker, auch auf Tonga. »Die Zahl der Übergewichtigen steigt parallel zu den Lebensmittelimporten«, sagt Dr. Malakai Ake. Er ist eine prominente Persönlichkeit im Königreich, hatte schon eine eigene Fernsehsendung, in der es um Gesundheitsaufklärung und Ernährung ging. Hauptberuflich ist er Arzt im Krankenhaus der Hauptstadt, dort für die öffentliche Gesundheit zuständig, und er kooperiert auch eng mit der Weltgesundheitsorganisation WHO. »Früher starben die Leute an Tuberkulose, Typhus und Unterernährung«, sagt Dr. Ake. »Heute haben wir uns neue Probleme geschaffen«. Die vier »Top-Killer«, die häufigsten Todesursachen in Tonga, seien Herzkrankheiten, Bluthochdruck, Diabetes, Krebs.

Die »Coca-Kolonisierung« der Welt ist für den australischen Wissenschaftler Paul Zimmet die Ursache für die Ausbreitung von Zivilisationskrankheiten wie Diabetes rund um den Globus. Zimmet, ein renommierter Diabetesforscher aus Sydney und Autor zahlreicher Studien im Auftrag von WHO, hat die Wendung dem Schriftsteller Arthur Koestler entliehen, der sie in seinem Roman »Die Herren Call-Girls« verwendet hat. Der Ausdruck ist symbolisch gemeint, er zielt auf die Industrialisierung der Nahrungsproduktion nach amerikanischem Vorbild, bei der große Mengen von Zucker verzehrt werden.

Viele Inhaltsstoffe der neuen, lange haltbaren Produkte greifen den menschlichen Körper an. Etwa eine Zutat mit der Nummer E 223, Natriummetabisulfit. Es ist oft in Kartoffelpüree aus der Tüte enthalten. Es verhindert, dass die Kartoffelflocken braun werden.

Diese Sulfite können allerlei Unwohlsein von Bauch- bis Kopfweh, aber auch Übelkeit und sogar Asthmaanfälle hervorrufen. Ratten, die zu Testzwecken mit E 222 (Natriumdisulfit, Natriumhydrogensulfit) gefüttert wurden, erkrankten an Geschwüren im Vormagen. Solche Konservierungsstoffe können auch dazu führen, dass im Darm Bakterien wachsen, die die Darmwand angreifen. Die Bakterien leben von Schwefel und mithin von solchen schwefelhaltigen Zusatzstoffen, den sogenannten Sulfiten. Wenn der Darm angegriffen wird, kann das dazu führen, dass Allergene, Schadstoffe, Krankheitserreger leichter den Weg ins Körperinnere finden.

Solche Schwefelverbindungen können in Kartoffelgerichten enthalten sein, etwa in Pommes frites und Chips, auch in Trockenobst, in Senf, in Marmelade, in Süßwaren und in Hamburgerfleisch. Ein ganzes Sortiment dieser schwefligen Chemikalien ist für 61 Lebensmittelgruppen zugelassen, unter den E-Nummern E 220, E 221, E 222, E 223, E 224, E 226, E 227 und E 228. Vor allem Kinder sind offenbar gefährdet. Sie nehmen nach einer EU-Studie bis zum Zwölffachen dessen zu sich, was gesundheitlich als akzeptabel gilt.

Vielleicht wären also Paul und Oskar und Arthur gut beraten, wenn sie dauerhaft zur Steinzeitdiät überwechselten. Ihr Brei enthält garantiert keine solchen Zusätze. Der ist jetzt fertig. Das Tongefäß steht neben dem Feuer. Mit einem Holzlöffel holt Archäologe Peter die einzelnen Portionen heraus und verteilt sie an die Steinzeit-Crew. Die Reaktionen sind, nun ja, zurückhaltend.

Paul sagt: »Also, es schmeckt nicht besonders gut, aber auch nicht schlecht. Wenn man sich daran gewöhnt hat, dann ist's besser. Gesund ist es wahrscheinlich auch noch.«

Wahrscheinlich ist es ziemlich gesund. Allerdings hatten die steinzeitlichen Zubereitungsweisen auch ihre Nachteile. Denn beim Mahlen auf den Steinplatten produzierten die Steinzeitler auch Steinmehl, und das blieb auch nicht ohne Wirkung, weiß Archäologe Peter Walter: »Schon 25-Jährige hatten abgewetzte Zähne. Da lagen die Nerven blank. Um das auszuhalten, haben sie Fliegenpilze benutzt. Oder Birkenpech. Da ist Salicylsäure drin, wie in Aspirin.«

Salicylsäure. Es scheint etwas dran zu sein an der heilsamen Kraft der natürlichen Stoffe. Also könnte auch Birkenpech ganz gut sein, dachte wohl auch Paul: »Nimmt man das heute noch?« Fragt er den Archäologen. Der antwortet: »Man weiß heute, dass es krebserregend ist. Die Steinzeitmenschen wurden nur 30 oder 35 Jahre alt, die hat das nicht getroffen.«

Nun ja, zum Modell taugt die Steinzeit also nur bedingt. Die Gene mögen zwar die gleichen sein, aber mit den seither erworbenen Kulturleistungen lebt es sich vielleicht doch komfortabler, gesünder und auch länger. Die neuen Gesundprodukte aus dem Supermarkt können allerdings nur beschränkt als Hoffnungsträger dienen. Sie müssen ja den Gesetzen der industriellen Parallelwelt folgen, zuvörderst dem der Haltbarkeit, dem maximalen »Shelf Life«. So kann leider die neue, aufgerüstete Nahrung aus den Labors der Konzerne nur so gesund sein, wie es die Gesetze der Parallelwelt erlauben. Und so enthalten auch die angeblich extra gesunden Produkte wieder die chemischen Zusatzstoffe der Parallelwelt.

Zitronensäure zum Beispiel. Sie ist überraschenderweise sogar im Müsli aus den Food-Konzernen enthalten, in »Kellog's müslix vital« zum Beispiel. Oder in »Dr. Oetkers Vitalis Früchte Müsli mit Vitamin C«. Das enthält auch noch Aroma und als Emulgator die ominösen Mono- und Diglyceride von Speisefettsäuren, Designerstoffe, die es in der Natur gar nicht gibt. Unilever hält in seinen Margarinefabriken auch ganze Arsenale von Chemikalien vorrätig: Für »Becel pro.activ« zum Beispiel Zitronensäure und Aroma und als Farbstoff Carotin. Für »Rama Balance« auch ein paar Säcke mit modifizierter Stärke, noch so ein Designerstoff, der auch in der sympathischen Schwestermargarine »Lätta« enthalten ist, neben dem Konservierungsstoff Kaliumsorbat, und Aroma, damit die Mixtur auch genießbar wird. Die flüssige »Becel Diät Pflanzencreme Warme Küche« (»für eine herzgesunde Ernährung«) enthält sogar »pflanzliches Öl, gehärtet«, jene Transfette also, die unter anderem dem Herz schaden, und wieder Aroma. Aroma ist die Leitsubstanz auch bei den Gesundheitsprodukten. Es sorgt für den Geschmack in Richtung Erdbeer-Banane bei »Actimel 0,1 Prozent Fett«.

Müllers »Frucht Butter Milch Multivitamin plus 10 Vitamine« enthält zum Aroma noch Xanthan und ein Verdickungsmittel mit Namen Carboxymethylcellulose, Müllers »Fructiv« in Version ACE + F oder Multivitamin enthält zum Aroma aus dem Labor neben Zitronensäure noch den Süßstoff Aspartam.

Und in der »Milupino Kindermilch« kriegen die Kleinen die ganze Fülle der Chemie: Die lustigen Mono- und Diglyceride von Speisefettsäuren, den tollen Geschmack von Aroma, dazu Maltodextrin vom Designer, Zitronensäure für die Zähne und Kaliumcitrat und Natriumcitrat.

Oder »Orthomol Natal«, die teure Vitaminkiste aus der Apotheke. Sie enthält eine beeindruckend lange Liste mit chemischen Zutaten, darunter das Feuchthaltemittel Glycerin, als Füllstoff ein bisschen mikrokristalline Cellulose sowie vernetzte Natriumcarboxymethylcellulose, auch Lactit und Sorbit, als Trennmittel ein paar Calciumsalze von Speisefettsäuren, die Farbstoffe Titandioxid und Eisenoxid und als Überzugsmittel Hydroxypropylmethylcellulose.

Die schöne neue Welt der Nahrung: Alles aus dem Chemiebaukasten. Ob es gut für den Körper ist, wurde natürlich nie überprüft. Wer seine Gesundheit mit den neuen Nahrungsmitteln, den Extras, den Zusätzen fördern will, muss sich auf Überraschungen gefasst machen. Es ist ein großes Experiment, an dem die Kunden teilnehmen, allerdings ohne Plan und ohne Regeln.

Bewährt hingegen haben sich jene Nahrungsmittel, die es schon seit Jahrhunderten gibt. Zum Beispiel Kartoffeln. Zubereitet als Brei, wie in der Steinzeit, nur etwas schneller.

Man nehme vier bis fünf mittelgroße Kartoffeln, wasche und schäle sie, zerschneide sie in kleine Würfel, werfe sie in den Schnellkochtopf, gebe Wasser dazu, einen Zentimeter hoch soll es stehen, und eine Prise Salz. Man schließe den Schnellkochtopf und koche die Kartoffeln fünf bis zehn Minuten lang. Sodann lasse man den Dampf ab, öffne den Topf, gieße das Wasser ab und gebe eine halbe bis ganze Tasse Milch dazu, einen Esslöffel Butter, eine Prise Muskat. Dann zerkleinere man die Kartoffelstücke mit dem Kartoffelstampfer und schlage den Brei, je nach Laune, noch mit dem Rührbesen.

Manche zählen so einen Kartoffelbrei ja zu ihren ganz persönlichen Leibgerichten, neuerdings auch »Comfort Food« genannt. Die Menschen lieben ganz bestimmte Nahrungsmittel, weil sie bestimmte Erinnerungen, Düfte, Erlebnisse damit verbinden.

Das ist natürlich individuell und je nach Kultur verschieden. So haben sich die Menschen überall auf der Welt, auf der Basis ihrer Gene, ihrer Umgebung, der Angebote der Natur, schon immer ihre »individualisierte

Ernährung« zusammengestellt. Das ist in jüngerer Zeit, durch die globalisierte Einheitskost und die einfältigen Ratschläge der Ernährungsberater, in den Hintergrund geraten.

Jetzt aber suchen die Menschen wieder danach. Hilfe ist nah. Sie kommt aber manchmal aus der Ferne.

Und es riecht dabei mitunter ein bisschen ungewohnt.

12. Reife Früchte

Essen ist nicht alles:
Die Rolle der Ernährung im Leben

*Der Meister spricht mit seltsamem Akzent /
Mehr als Moleküle: Die Qualität von Mangos, Quark und
Feldsalat / Man gräbt sich sein Grab mit den Zähnen, sagen
die Franzosen / Typgerechte Ernährung: Für wen die Sahne
gut ist / So ein Reinfall: Eine erstklassige Runde, und
keiner hebt die Hand für das neue Herzschutz-Produkt /
Die Lehren der Hundertjährigen /
Essen für das Hier und Jetzt*

Eigentlich ist hier urbayrisches Gebiet, doch diesen Mann mit dem seltsamen Akzent haben sie offenbar eingemeindet. Sie pilgern sogar regelmäßig zu ihm. Er hat Einfluss. Und so kann es kommen, dass sie frühmorgens um acht Uhr seltsame Sachen frühstücken. Kohlrabi mit Kokosflocken, zum Beispiel.

Er ist ein kleiner Guru. Er wirkt sehr überzeugt von sich und seiner Mission. Er hat viele Bücher veröffentlicht, fährt sechs Autos, große Zeitungen haben über ihn berichtet. Der Meister sagt: »Es geht letztlich um unsere Gesundheit. Geld kann man nicht essen. Auch meine Autos kann ich nicht essen.« Er trägt eine Weste, eine weite Hose, einen Schnauzer. Seit er hier das Regiment übernommen hat, riecht es in der Klosterküche indisch. Er lehrt die Menschen, wie sie gesund kochen können, abgestimmt auf den eigenen Persönlichkeitstyp. Die personalisierte Ernährung, sozusagen.

Die Menschen, die aus München kommen oder aus Köln, erhoffen sich Gutes für ihre Gesundheit. Die meisten sind Frauen, aber auch zwei Männer sind dabei, Köche aus einer feinen Privatbank, sie haben den Kurs vom Chef geschenkt bekommen, wohl in der leisen Hoffnung, dass bald auch für ihn so gekocht wird, so wohltuend für Geist und Befinden.

Nicky Sitaram Sabnis hatte in Indien Frau und Tochter. Eines Tages war seine Frau weg, und die Tochter hat sie mitgenommen. Er ging nach Deutschland. Jetzt ist er Herr über die Klosterküche auf Frauenchiemsee, der Fraueninsel im Chiemsee, 100 Kilometer südöstlich von München. Es ist eine kleine Insel mit ein paar Häusern, vielen privaten Bootsanlegestellen, in 20 Minuten kann man sie bequem zu Fuß umrunden. Eine Schiffsstation weiter liegt die Insel Herrenchiemsee, mit einem imposanten Schloss von König Ludwig II. Das Kloster, in dem Nicky jetzt kocht, wurde im Jahre 772 gegründet. Seit ein paar Jahren gibt er nun Kurse in ayurvedischer Küche, sie dauern drei Tage, von Freitag bis Sonntag.

Nickys Jünger stehen in der Küche, schnippeln Gemüse, und der Meister gibt Anweisungen. Draußen vor dem Fenster sind alte Bäume zu sehen, zwischen den Blättern schimmert ein bisschen der See durch. Gestern Abend hat er seine Theorie vorgestellt, über die verschiedenen Persönlichkeitstypen, denen unterschiedliche Lebensmittel gemäß sind. Es geht um die Temperamente und die

Psyche, es geht auch um die Krankheiten, zu denen die verschiedenen Typen neigen, und wie die Früchte der Natur dagegen helfen können. Es war ein klösterlicher Seminarraum, schlicht, mit ein paar Tischen und dem Kruzifix an der Wand.

Plötzlich ging die Tür auf, jemand steckte den Kopf rein. »Ich bin für das Qi-Gong-Seminar.« Eine Tür weiter. Qi-Gong. Die sanfte Körperkultur aus der Traditionellen Chinesischen Medizin. Auch das gibt es jetzt hier im urbayerischen Kloster. Die Lehren aus Fernost, von Ayurveda und der Traditionellen Chinesischen Medizin, faszinieren hierzulande immer mehr Menschen. Sie haben offenbar eine Leerstelle besetzt in der abendländischen Moderne. Sie haben ein positives Image, beruhen auf uralter Erfahrung, sie umfassen Körper, Geist und Seele. Es klingt nach Exotik und Wellness, nach Wohlbefinden und Gesundheit. Und alles vollkommen natürlich. Und sie haben die verschiedenen Menschentypen im Blick. Personalisierte Ernährung, das kennen diese Kulturen seit Tausenden von Jahren. Sie haben Begriffe dazu entwickelt und eine Theorie.

Sie wissen seit jeher, dass es verschiedene Menschen gibt, von unterschiedlichem Charakter, mit unterschiedlichen Körpern. Sie haben ihre Lehren von den Lebensmitteln darauf aufgebaut und beobachtet, wie die verschiedenen Lebensmittel auf die unterschiedlichen Menschen wirken.

Während die westliche Medizin immer weiter mit den Molekülen kämpft und sich jetzt sogar in Millionen von Genkombinationen verheddert, haben die Lehren aus Fernost die Komplexität längst genutzt und in ihre Systeme integriert, die Komplexität des Körpers und die Komplexität der Nahrung. Was die westliche Ernährungswissenschaft jetzt anstrebt, die passende Nahrung für jeden Menschen, ist bei den fernöstlichen Lehren seit jeher Grundlage des Systems.

Sie nutzen die Vielfalt der Natur, die Qualitäten von Mango, Quark und Feldsalat, von Kohlrabi und Auberginen, Weißkraut und Karotte, während die westlichen Wissenschaftler nur Kohlenhydrate und Fett und sekundäre Pflanzenstoffe sehen und vor Sauce bolognese kapitulieren: zu kompliziert.

Die fernöstlichen Lehren erscheinen attraktiv, weil sie den westlichen Ernährungslehren einiges voraushaben: Sie beruhen auf Erfahrung, werden seit Tausenden von Jahren praktiziert. Sie haben das Ganze im Blick, den ganzen Körper, die ganze Artischocke, das ganze Gericht, ja das ganze Menü. Alles ist mit Bedacht komponiert – und es hat einen gesundheitlichen Bezug. Die westliche Wissenschaft hat die Wirklichkeit immer systematisch ausgeblendet; sie sucht nach immer kleineren Einheiten. Das rächt sich jetzt. Für Zusammenhänge hat sie keine Worte.

Die fernöstliche Ernährungslehre ist bei der Kommerzialisierung hinterher, sie hat sich nicht auf Gedeih und Verderb an eine Industrie gekoppelt, die die Natur zerlegt und ein paar einzelne Substanzen mit grandiosem Aufwand in den Körper einschleusen muss. So hat die fernöstliche Kultur noch einen Vorteil: Ihre Gesundheitsangebote haben weniger Risiken und Nebenwirkungen. Sie nutzen die subtilen Kräfte der Natur. Die westlichen Gesundheitsnahrungskonzerne hingegen können mit der

Natur gar nichts anfangen, sie haben sie nicht im Angebot. Auf die große Sehnsucht nach der Natur müssen sie wieder mit Tricks reagieren. Sie haben die Natur ja überwunden. Fast scheint es, als seien sie jetzt unter Druck. Sie haben auch keine Vorstellung von Gesundheit, und vom Leben erst recht nicht. Sie sind beschränkt auf den naturwissenschaftlichen Körperblick.

Ganz anders die fernöstliche Tradition, findet der »Spiegel«-Redakteur und Autor Ulrich Fichtner. »Wie aber alles zusammenhängt, wie Knoblauch und Kirschen, Rotwein und Eheglück, Mozart, Hund und Vollkornbrot am Ende zum mehr oder minder gelingenden Leben eines Menschen werden – das fällt zum Glück nicht in den Beritt von Naturwissenschaftlern. Dazu braucht es mehr kulturellen und philosophischen Mumm, wie ihn etwa die Chinesen seit Jahrtausenden beweisen. Wer sich mit ihrer Esskultur beschäftigt, staunt bald über die Tiefe der Erfahrung, die Genauigkeit der Befunde, den Reichtum an Essensspielen und -regeln, den immensen metaphorischen Reichtum der ›fünf Elemente‹, die in Chinas Ernährung von der Farbe bis zur Würze alles regieren. Und kann es nicht sein, dass der hiesige ernährungswissenschaftliche Ansatz, eine Tiefkühl-Lasagne nur in Brennwerte, Vitamine, Ballaststoffe aufzuspalten, die eigentliche Scharlatanerie ist? Dass unsere Ernährungswissenschaft beharrlich über die falschen Fragen nachdenkt? Dass es wichtiger wäre, über den Effekt von Tiefkühlnahrung auf die Seele des Konsumenten nachzudenken als auf seine Blutfettwerte? Oder darüber, dass beim Einkauf auf einem richtigen Markt und im Geplauder mit richtigen Bauern dort und bei der Berührung von richtigen

Rettichen und Kohlköpfen und beim Geruch von Waldpilzen und beim Probieren von Feigen der Stoff entsteht, der uns am Leben und gesund erhält? Ist es Glück? Befriedigung? Kindheitserinnerung? Ist es Qi, wie die Chinesen sagen?«

Das »Qi« (gesprochen Tschi) ist die Lebenskraft, eine Kategorie, die es im westlichen Verständnis gar nicht gibt. Immerhin: Die westlichen Naturwissenschaftler finden immer mehr Hinweise dafür, dass ihre bisherige Betrachtungsweise, aufs einzelne Molekül zu starren, in die Irre führt und dass es eigentlich Unsinn ist, viel Forschungsgeld und Grips in einzelne Substanzen zu investieren: CLA, Pufa, Vitamine. Fürs Marketing und für Quartalsbilanzen mag das förderlich sein, für den menschlichen Organismus nicht.

»Ecoimmunonutrition«, rief der schwedische Mediziner Stig Bengmark von der Universität von Lund zur »Herausforderung für das dritte Jahrtausend« aus. Natürliche Nahrung, die die Gesundheit fördert, weil sie die Abwehrkräfte des Körpers stärkt. »Man kann nicht erwarten, dass die Versorgung des Körpers mit ein paar Chemikalien, natürlichen oder synthetischen, zu maximaler Gesundheit und Performance führen wird. Meist ist eine Mischung aus verschiedenen Substanzen nötig. Nur natürliche Nahrung hat das Potenzial, uns mit diesen Komponenten zu versorgen.«

Der US-Epidemiologe David Jacobs von der University of Minnesota fand heraus: Immer wenn ein vermeintlich gesunder Nahrungswirkstoff isoliert verabreicht wurde, entpuppte der sich in Studien an Menschen als wirkungslos. So bringt Resveratrol, ein Stoff aus Rotwein und Trauben, nach Erkenntnissen britischer Forscher, veröffentlicht im »American Journal of Clinical Nutrition«, nichts fürs Gehirn, wenn es als Einzelsubstanz genommen wird. Im gleichen Blatt stand auch die Erkenntnis, dass Fischölkapseln mit Omega-3-Fetten fürs Hirn völlig nutzlos sind, wie eine Studie an 750 britischen Senioren ergab.

Verschiedene pflanzliche Stoffe wirken zusammen um ein Vielfaches besser gegen Krebs als einer alleine. Das wiesen Wissenschaftler vom Forschungszentrum für Lebensmittel in London nach, am Beispiel des Senföls Sulforaphan und des Spurenelements Selen. Sulforaphan kommt im Brokkoli vor und in grünen Salaten, Selen ist in Getreiden, Pilzen und Nüssen enthalten. Wenn Knoblauch und Ingwer zusammen verwendet werden, wie in der chinesischen Küche üblich, erhöht sich die antioxidative Wirkung um 50 Prozent. Auch gegen Alzheimer sind Lebensmittel in Kombination hilfreich, fanden Forscher der New Yorker Columbia University heraus. »Die gegenwärtige Forschung, die den Einfluss einzelner Nährstoffe oder Nahrungsmittel auf die Alzheimerkrankheit untersucht, geht an der Wirklichkeit vorbei, weil Menschen Mahlzeiten mit komplexen Kombinationen von Nährstoffen oder Nahrungsmitteln essen, die wahrscheinlich zusammen ihre Wirkung entfalten«, sagte Yian Gu vom Columbia University Medical Center in New York.

Der Körper ist ein höchst komplexes System. Er besteht, so schätzen Mediziner, aus zwei Millionen verschiedenen Substanzen. Sie müssen alle sieben Jahre erneuert werden. Der Nachschub kommt aus der Nahrung.

Essen ist nicht alles

Zwei Millionen Substanzen, die der Körper erneuern muss. Daher ist es Unsinn, nur die elf wissenschaftlich erforschten Superfrüchte zu nehmen. Oder die paar Dutzend besonders intensiv vermarkteten Vitamine, Omega-3-Fettsäuren, Mineralstoffe. Nur die echte Nahrung stellt die ganze Fülle zur Verfügung, die der Körper braucht.

Und die tradierten Küchenkulturen liefern die schmackhaftesten und schönsten Kombinationen, sozusagen die Rezepte der Evolution. Die Chinesen achten beim Kochen sehr auf die Farben. Jetzt stellt sich heraus: In den Farben stecken die wichtigen sekundären Pflanzenstoffe. Orange bei Karotten, Rot und Blau bei Himbeeren, Grün bei Spinat. Sie sind für verschiedene Gesundheitseffekte verantwortlich. Und auch für den Geschmack: Sie sorgen bei Chilis für Schärfe, bei Grapefruit fürs Bittere und bei Tomaten für Sonnenschutz. Wer viel davon isst, kann am Tag 10 000 verschiedene sekundäre Pflanzenstoffe aufnehmen. So finden die Prinzipien der traditionellen kulinarischen Kulturen jetzt überraschende Bestätigung auf breiter Front.

Zum Beispiel beim Saisonalen: Reife Früchte schmecken besser, das weiß jeder Gourmet und jeder Sternekoch. Dass sie gesünder sind, ergab eine TÜV-Prüfung vom TÜV Rheinland. Zu früh geernteten Früchten fehlen wichtige Nährstoffe. »Je mehr die Menschen auch bei der Ernährung dem Rhythmus der Natur folgen, umso gesünder leben sie«, sagt Dr. Sabine Schäfer, anthroposophische Ärztin und Ernährungsmedizinerin in Kassel.

Es sollte allerdings die Natur draußen vor dem Fenster sein, die in der eigenen Umgebung. Selbst die berühmte Mittelmeerdiät wirkt offenbar vor allem am Mittelmeer gesundheitsfördernd. Das hat die Ernährungsforscherin Antonia Trichopoulou von der Universität Athen herausgefunden. Bei deutschen Frauen hatte die Mittelmeerdiät keine Wirkung. Sie starben damit sogar eher früher.

Und natürlich gibt es, überall auf der Welt, auch die personalisierte Ernährung schon lange. Jeder hat seine Vorlieben. Manche mögen Artischocken, andere Auberginen, viele Schokolade. Manche Gerichte, die besonders gut zur eigenen Persönlichkeit passen, nennt man »Leibgerichte«. Oder neuerdings »Comfort Food«. Der Psychologe Jordan Troisi von der University of Buffalo im US-Bundesstaat New York fand heraus, dass diese mit Stimmung, Region, sozialen Beziehungen und leiblicher Verfassung zusammenhängen. Die globale Leibspeise sei: Hühnersuppe. Denn Hühner gibt es überall auf der Welt.

So scheint es am besten, der Mensch nimmt das, was in der Nähe wächst, zu der Zeit, da es reif ist, und bereitet es nach den Regeln der kulinarischen Hochkulturen zu. Bei vielen Wissenschaftlern jedenfalls wächst die Überzeugung, dass dies für den Körper am besten sei. Und die Menschen interessieren sich mehr und mehr dafür. Das ist ziemlich genau das Gegenkonzept zu der angeblichen Gesundheitsnahrung, mit der die Food- und Pharmakonzerne im dritten Jahrtausend ihre Geschäfte machen wollen. Es scheint fast, als gerieten diese Business-Modelle jetzt mehr und mehr unter Druck, von allen Seiten.

Manchmal könnte man fast den Eindruck haben, es formiere sich eine mächtige Bewegung gegen die Gesundheitslügen aus den Supermärkten, aus Fernsehen, Zeitungen, Magazinen. Es sind nicht nur die Verbraucherorganisationen, wie die Essenskämpfer von Foodwatch, die im Internet abstimmen lassen über die »dreisteste Werbelüge des Jahres« und dann etwa Danones »Actimel-Joghurt« (»Actimel activiert Abwehrkräfte«) zum Gewinner des »Goldenen Windbeutels« kürten: »Abzocke statt Gesundheit«. Die Universität Wien hatte »Actimel« mit Naturjoghurt verglichen und kaum Unterschiede festgestellt. »Windbeutel«-Gewinner Ferrero, ausgezeichnet für seine »Kinder-Milchschnitte«, reagierte beleidigt, wollte die Auszeichnung nicht entgegennehmen, nicht kommentieren und will überhaupt auch keine Anfragen der Verbraucherschützer mehr beantworten.

Oder der Chef der deutschen Verbraucherzentralen, Gerd Billen, der schon ein generelles Verbot gesundheitsbezogener Werbung forderte: »Solche Angaben haben auf Lebensmitteln nichts zu suchen. Egal, ob sie wissenschaftlich bewiesen sind oder nicht.« Man solle »Schluss machen mit dem Humbug«, fordert Billen. »Statt gesunde Lebensmittel wie Äpfel, Brokkoli oder Kartoffeln anzupreisen, werden Millionen ausgegeben, um Süßigkeiten oder Soft Drinks als gesund zu bewerben.«

Es gibt schon eine Bewegung für echtes Essen. Apfel, Brokkoli, Kartoffeln finden immer mehr Unterstützer. Die Foodies kommen. Sie versuchen, »die Esskultur aus dem Würgegriff der Lebensmittelriesen zu befreien«, wie die »Süddeutsche Zeitung« schrieb. »Ein Foodie zu sein ist in hippen, urbanen US-Kreisen dieser Tage Pflicht«, notierte die Zeitung. »Für meine Generation ist Essen die neue Popkultur«, sagt Jenna Krumminga, 26. »Statt in Clubs treffen wir uns zum Kochen, statt uns zu betrinken, tauschen wir auf Dinnerpartys Kombucha-Kulturen aus.« Sie treffen sich in illegalen Supper Clubs zum

Abendessen. Illegal sind sie, weil sie gegen Hygienebestimmungen verstoßen, jene Hygienebestimmungen, die wegen der Lebensmittelriesen erlassen werden, die mit ihren Praktiken Millionen gefährden können. Zwerge gefährden niemanden. Oder nur wenige.

Zu den Stars der Szene gehört die Bloggerin Laena McCarthy, auch »Marmeladenkönigin« (»Jam Queen«) genannt, die sagt: »Hausgemachte Konfitüre und eingekochte Früchte sind das neue Must-have.« Ihre Einmachgläser verkauft sie auf »Farmer's Markets«. Das ist noch so eine Bewegung. Du und dein Bauer. Die ganz persönliche Beziehung zwischen Produzent und Konsument, unter Ausschaltung der Food-Industrie. In den USA unterstützt das Landwirtschaftsministerium solche lokalen Projekte in Nahrungsverteilungszentren. Motto: Kennst du deinen Bauern, dann kennst du dein Essen (»Know Your Farmer, Know Your Food«). Von dort kommt auch die CSA-Bewegung (Community Supported Agriculture) mit schon über 12 000 Bauernhöfen, die von ihren Kunden getragen werden. Das ist die Gegenbewegung gegen die Nahrungsindustrie, gegen die Risiken der Globalisierung, gegen undurchsichtige Rezepturen und Lieferketten, für Saisonales und Angepasstes an die örtlichen Bedingungen, Boden, Klima, Landschaft.

Ein Dutzend solcher Höfe gibt es auch schon in Deutschland. Den Buschberghof in der Nähe von Hamburg, den Leitzachtaler Ziegenhof im Chiemgau. Die Münchner Ortsvereinigung der Genießergemeinschaft Slow Food hat die Initiative »Städter werden Bauern« ins Leben gerufen, die von der Stadt München gefördert wird.

Und immer geht es gegen die Entfremdung des Menschen von der Natur, vermittelt durch die weltweite Food-Industrie. Der Gründer der Slow-Food-Bewegung, der Italiener Carlo Petrini, hat daher schon eine »Entkopplung von der Marktlogik« gefordert, die weltweite Bewegung »Terra Madre« (Mutter Erde) hat dazu eine eigene Philosophie entwickelt – und eine Organisation. 250 Universitäten und Forschungszentren mit über 450 Wissenschaftlern in aller Welt gehören zum Netz von »Terra Madre«. Auch sie wollen den Menschen wieder näher an die umgebende Natur heranbringen. Die Aktion »Nutrire Milano« (»Mailand ernähren«) zum Beispiel will erreichen, dass sich die Stadt Mailand zu 60 Prozent regional ernähren kann. Die globalen Konzerne müssen leider draußen bleiben.

»Lebensmittel sind essbarer und konkreter Teil unserer Identität, sie sind das die Landschaft gestaltende Element und Ausdruck von Kultur«, so die »Terra Madre«-Philosophie. Überall auf der Welt sollen regionale, dezentrale Lebensmittel-Versorgungs-Systeme entstehen: »So wird eine neue Geografie für unseren Planeten entworfen, eine Landkarte des Essens, seiner Farben und Geschmäcker.« Auf dieser Landkarte ist für jene kein Raum, die überall die gleichen Farben, die gleichen Aromen und Chemikalien plazieren wollen – und jetzt auch noch die gleichen Gesundheitszutaten.

Was aber die gesunden Geschäfte der Konzerne noch mehr unter Druck setzt, sozusagen von innen unter Druck setzt, sind die Risiken und Nebenwirkungen ihrer Produkte. Sie zeigen die fragwürdige Basis, auf der sie operieren. Ihre Geschäftsgrundlage ist nicht Gesundheit, sondern Krankheit. Sie orientieren sich an Substanzen, die bei Krankheiten eine Rolle spielen können, und an Normwerten, die dafür bestimmt werden, Cholesterinwerte, Vitaminbedarf, Nährstoffnormen, die auch noch von den Firmen festgelegt werden. Darauf beruhen die neuen Produkte, die Extra-Vitamine, die Cholesterinsenker, all die Zusätze wie Eisen oder Kalzium. Das kann nun richtig gefährlich werden, da die Zufuhr von einzelnen, hochwirksamen Substanzen den Körper aus dem Gleichgewicht und früher ins Grab bringen kann. Sie können einen gesunden Menschen krank machen, weil gar nicht klar ist, was bei einem gesunden Menschen eigentlich angestrebt werden soll. Denn niemand hat eine Vorstellung davon, was Gesundheit eigentlich ist, im westlichen Verständnis.

Das haben auch die Mediziner schon gemerkt, deshalb suchen sie jetzt nach einer Antwort auf die Frage, was Gesundheit eigentlich sei. Zum Beispiel die Vertreter der »Salutogenese«, die sich der Gesundheitsentstehung widmen wollen. Der Kampf in Richtung Gesundheit sei permanent und nie ganz erfolgreich. Gesundheit müsse immer wieder aufgebaut werden. Das klingt leider etwas ungenau und wenig zielführend – und ist auch an der Krankheitsentstehung (»Pathogenese«) orientiert.

Gesundheit sei »das Schweigen der Organe«, sagt der französische Chirurg René Leriche. Das klingt super, ist auch gut gemeint, aber natürlich höchster Unsinn: Wenn die Organe schweigen, ist der Mensch tot.

Unüberbietbar ist bekanntlich die Definition der Weltgesundheitsorganisation (WHO): Gesundheit sei »ein Zustand des vollständigen körperlichen, geistigen und sozialen Wohlergehens und nicht nur das Fehlen von Krankheit oder Gebrechen.«

Klingt absolut erstrebenswert, hilft nur nicht weiter bei der Frage, ob ich Vitaminpillen nehmen soll, die CLA-Säckchen von BASF oder Sahnequark mit Pellkartoffeln.

Die Chinesen sagen: Gesundheit ist Harmonie. Und sie haben eine Theorie dazu, wie die Harmonie, das Zusammenwirken der Organe und der äußeren Natur, gefördert werden kann und welche Rolle die Nahrung dabei spielen kann.

Nicky, der indische Koch auf der Insel Frauenchiemsee, sieht das ganz ähnlich. Auch er hat eine Harmonielehre. Und er hat auch seine persönlichen Erfahrungen dazu. Als er nach Deutschland kam, war bei ihm alles aus dem Gleichgewicht. »Hier in Deutschland war alles noch trauriger, alles fremd und kalt, es war Januar, ich habe im Keller gewohnt.« Er wurde krank, kam ins Krankenhaus, traf Gabriele, die Sozialarbeiterin der Klinik, sie wurden ein Paar, machten einen Ausflug nach Frauenchiemsee, wo gerade ein Qi-Gong-Seminar gegeben wurde. Nicky bewarb sich mit seiner Ayurveda-Küche und bekam den Job.

Nicky stellt sich in Positur. In der Küche sind alle eifrig am Schnippeln, an vier Reihen mit Herden und Arbeitsflächen, auf einem Wagen liegen Blumenkohl und Chinakohl, neben den Herden Paprika und Zucchini, Mangos, Auberginen. Und indische Gewürze. Nicky fragt: »Was ist ›ayurvedisch kochen‹?« – »Typgerecht kochen«, antwortet die Sozialpädagogin aus München.

Das hatten sie schon gestern Abend gelernt. Nach ayurvedischer Lehre gibt es drei Grundcharaktere, drei Typen von Menschen: Vata, Pitta und Kapha. Der Vata-Typ (ausgesprochen Wata) ist eher schlank, sehr begeisterungsfähig, agil, hat schmale Lippen, oft trockene Haut, eine Abneigung gegen kaltes und windiges Wetter, macht sich leicht Sorgen und schläft schlecht. Der Pitta-Typ ist von mittlerer Gestalt, auch eher mittelschnell bei der Arbeit, dafür aber sehr systematisch und organisiert. Hitze mag er nicht, er hat starken Hunger, muss regelmäßig essen, mag kalte Speisen und kühle Getränke, ist unternehmungslustig und mutig, neigt aber zu Ungeduld und ist zudem leicht erregbar. Der Kapha-Typ ist eher schwer, eher ruhig und langsam und ein bisschen schwer von Begriff, neigt zu fetter Haut, hat wenig Hunger und schläft tief und ruhig.

Es klingt ein bisschen esoterisch, wie auch die Lehre von den Fünf Elementen in der traditionellen chinesischen Ernährung: Holz, Feuer, Metall, Wasser und Erde. Die Nahrungsmittel werden danach eingeteilt und die Organe im menschlichen Körper, und es gibt Regeln, wie sie aufeinander wirken. Aber eigentlich ist es genau das, woran die Gen-Ernährungsforscher heute mit einem Riesenaufwand arbeiten, ohne allerdings zu handlungsleitenden Erkenntnissen zu kommen.

Nicky weiß, was zu tun ist bei der typgerechten Ernährung. Er kippt Sahne in den Topf und fragt: »Mit Sahne ist für wen gut, ohne Sahne ist für wen gut?« Seine Jünger wissen es: Sahne ist für den dünnen Vata-Typ gut, für den eher phlegmatischen und ohnehin füllligen Kapha-Typ weniger. Den kann man allerdings auch auf Trab bringen, weiß Nicky: »Ich koche für einen Kapha-Gast, der kommt gleich. Dann geb ich noch ein bisschen

Chili rein.« Die typgerechte Ayurveda-Küche kann also auch die Harmonie wiederherstellen, wenn die drei Charaktere aus der Balance kommen und der ohnehin behäbige Kapha-Typ zu schwerfällig wird. So etwas wollen sie erfahren, deswegen sind sie da, die Sozialpädagogin und die Telefonseelsorgerin, die Produktmanagerin bei einem Reiseveranstalter und die Immobilienmaklerin. Besonders schicke Schürzen tragen Dieter und Alfons. Sie hantieren mit ihrem Keramikmesser höchst professionell, häckseln Äpfel, schälen Karotten, würfeln Mangos. Dieter sagt: »Das ist das Interessante, was ist das Gute für diesen Typen oder nicht gut für ihn.« Die beiden führen das »Betriebsrestaurant« (»Kantine ist für uns so abwertend«) in der feinen Privatbank in Köln, wo es vielleicht bald schon das typgerechte Menü gibt für die Investmentbanker und die Börsenbroker.

Fast könnte man meinen, den Nickys und seinen Jüngern gehöre die Zukunft, den Foodies in aller Welt, den Kämpfern fürs Regionale und der Kenn-deinen-Bauern-Bewegung. Es scheint, als sei Big Food unter Druck, ein Opfer der Natur-Sehnsüchte, wo doch die gar nicht im Angebot ist. Die richtigen Antworten haben die Konzerne in der Tat nicht auf die Fragen und Bedürfnisse der Menschen. Ihre Rezepte haben ja lange funktioniert seit Justus von Liebig (1803–1873), dem Urvater der industrialisierten Nahrungsproduktion, der begann, die Lebensmittel in immer kleinere Bestandteile zu zerlegen, und der, als die kleine Emma, Tochter eines Freundes, an Typhus erkrankte, ein gutes Huhn nahm, manche sagen auch, ein Stück Rindfleisch, es in kleine Stücke hackte, in verdünnter Salzsäure tränkte und durch einen Filter ließ.

Es half, und Emma wurde wieder gesund. Die Geschichte von Emma ging um die Welt, weil es der Beginn dieses Denkens war. Und es hat lange funktioniert.

Doch jetzt werden die Menschen krank durch die »Western Diet«, und auf der Suche nach dem Gesunden ist die nahrungsindustrielle Parallelwelt zum Opfer ihrer eigenen Zwänge geworden. Es gibt nicht nur keine Idee von Gesundheit, es gibt auch keine Definition von »natürlich«. Das ist kein Wunder, weil es »natürlich« aus industrieller Produktion nicht geben kann.

Jetzt wollen sie immerhin die Etiketten von den hässlichen chemischen Bezeichnungen befreien. »Clean label« ist das Zauberwort und die Antwort der Food-Konzerne auf den Naturfimmel der Verbraucher. »Wir helfen den Firmen, ihre Etiketten zu säubern«, verspricht etwa Kent Snyder, ein Top-Manager der amerikanischen Firma Senomyx. Sein Unternehmen hat einen Stoff zur Geschmacksmanipulation entwickelt, der selbst nach nichts schmeckt, aber den Eindruck von süß oder salzig verstärkt und auf dem Etikett nicht genannt werden muss. Firmen wie Nestlé, Coca-Cola und Campbell's-Suppen haben nach einem Bericht der »New York Times« mit Senomyx schon Verträge geschlossen, auch der weltgrößte Glutamat-Hersteller Ajinomoto ist mit dabei.

Oder auch der Trick mit dem Regionalen. Die Kunden wollen das, doch die Supermarktketten können das nicht. Das Ergebnis zeigte der »Öko-Test regionale Lebensmittel«. Überschrift: »Der große Schwindel«. Die Zeitschrift hatte herausgefunden: »Die Hersteller sind teilweise recht erfindungsreich, wenn sie normale Produkte in regionale umetikettieren.« So verkaufte der Billigkonzern

Lidl unter seiner Regionalmarke »Ein gutes Stück Heimat« in Mecklenburg-Vorpommern einen Direktsaft aus Birnen und Johannisbeeren, der in dem rund 800 Kilometer entfernten Lindau hergestellt wurde.

Bisher waren sie immer sehr erfolgreich mit den Produkten aus der globalisierten Nahrungsproduktion. Doch jetzt sind sie zum Opfer ihrer Erfolgsprinzipien geworden. Sie haben die Natur überwunden. Und jetzt sind sie in Sachen Natur und Gesundheit unter Druck. Auch die neuen Gesundheitsprodukte rufen nicht immer die gewünschte Begeisterung hervor, jedenfalls in der Fachwelt. Zum Beispiel, wenn es um die neuen Herzschutzprodukte aus dem Supermarkt geht. Danone hat auch so ein Produkt entworfen, »Danacol« heißt es, ein Joghurt-Drink, der auch als Blockbuster gedacht ist.

Danone hatte eingeladen zu einem Workshop nach Hamburg, ins Hotel Sofitel, ein schönes Hotel, direkt am Wasser, einem Alsterfleet. Der Workshop fand im Saal im ersten Obergeschoss statt.

Eigentlich war alles gut vorbereitet von den Danone-Leuten, fast 50 Wissenschaftler aus der ganzen Republik waren gekommen, Professoren von den angesehensten Universitäten, Kliniken und Forschungseinrichtungen, aus Berlin, München, Hannover, Kiel, auch vom staatlichen Max-Rubner-Institut, Ernährungswissenschaftler, Klinikdirektoren, darunter auch ausgewiesene Befürworter von Vitaminen und Nahrungszusätzen. Eine erstklassig besetzte Runde. Danone hatte sogar einen Journalisten bestellt, der für eine Medizinerzeitschrift darüber schreiben sollte. Professor Eberhard Windler war Chairman, Internist und Experte für Stoffwechselerkrankungen am Hamburger Universitätskrankenhaus Eppendorf.

Der neue Danone-Herzschutz-Drink enthält auch Pflanzensterine, wie das Konkurrenzprodukt »Becel pro.activ«, die Margarine von Unilever. Die Pflanzensterine, das sind ja diese Stoffe, vor denen das Bundesinstitut für Risikobewertung eigentlich warnt. Die Problematik kam in dem Workshop auch zur Sprache. Der junge Herzspezialist Oliver Weingärtner hatte über seine Studien berichtet und die Ablagerungen im Herzen durch diese Zusätze. Am Schluss dann stand Professor Heiner Greten auf, ein angesehener älterer Mediziner, Vorsitzender des Hanseatischen Herzzentrums in Hamburg, »Chairman« an der Asklepios Klinik St. Georg in Hamburg.

Professor Greten stellte die Frage: »Wer von den hier Anwesenden würde die Pflanzensterine selbst nehmen oder empfehlen?«

Und dann folgte der tragische Moment. Stille. Es rührte sich keine Hand. Niemand aus der erstklassig besetzten Runde würde sich für so etwas einsetzen. Ein Reinfall. Danone hängte es natürlich auch nicht an die große Glocke, der eigens angeheuerte Journalist durfte für das Medizinerjournal nichts schreiben. Die angebliche Gesundheitsnahrung aus den Konzernlabors scheint die Fachwelt nicht wirklich zu überzeugen. Es ist ja auch nicht erwiesen, ob sie das Leben verlängert. Oft genug scheint das Gegenteil der Fall zu sein.

Die Menschen, die wirklich steinalt werden, verließen sich auch eher auf die bewährten Rezepte. »Man gräbt sich sein Grab mit den Zähnen«, sagen die Franzosen. Die Franzosen sind Alterseuropameister. Überall auf der

Welt gibt es Zentren der Langlebigkeit. Das Eiland Okinawa in Japans Süden. Oder das Hunzatal in Pakistan, auch der Kaukasus und Vilcabamba, das »heilige Gebiet« der Inkas in Peru. Es sind Gegenden, in denen sie viel arbeiten, aber gemächlich, Früchte essen ohne Chemikalien, Bananen und Avocados, Mandarinen, Mais, Bohnen, Kürbis, und sie nehmen Kräuter, gegen Husten, für Herz und Nieren.

Die chinesische Insel Hainan, das »Hawaii Chinas«, gilt auch als eine Hochburg der Hundertjährigen. Die Mutter von Herrn Wang ist eine von ihnen. Sie lebt in einer 500 000-Einwohner-Stadt namens Jinjiang Zhen, 40 Kilometer vom Meer. Sie wohnt in einer kleinen Nebenstraße mit zweistöckigen Häusern. Kinder spielen draußen, Mopeds knattern vorbei.

Herr Wang öffnet das verzinkte Gartentor. Es ist ein sauberes kleines Häuschen mit blitzblank poliertem Fliesenboden. Im Wohnzimmer steht ein großer Fernseher, ein Trinkwasserspender, Couch, Sessel, Couchtisch. In einem Zimmer weiter hinten liegt seine Mutter in einem kleinen Himmelbett, Qiu Yulian, 105 Jahre alt. Sie ist klein und zierlich, trägt eine gehäkelte Mütze, einen Pullover, eine Strickjacke und einen Baumwollschal, eine Hose und kleine blaue Plastiksandaletten. Sie lacht übers ganze runzlige Gesicht und zeigt ihre verbliebenen Zähne. Ihr Vater war auch schon über 90, als er starb. Gearbeitet hat sie viel, früher, auf dem Bauernhof, jeden Tag, bis sie 92 war. Um sechs ist sie oft aufgestanden, je nach Arbeitsanfall. Erst mit 88 ist sie in die Stadt gezogen.

Was sie isst? Reis, Karotten, Chinakohl. In der Vergangenheit waren sie sehr arm. Da gab es außer Reis und ein bisschen Gemüse nicht viel. Nur Reissuppe jeden Tag. Heute isst sie zum Frühstück Nudeln. Ein bisschen Gemüse, je nach Saison. Chinakohl oder so. Und Obst. Mandarinen, Papaya. Suppe erst zum Mittagessen so gegen 12 Uhr. Zum Abendessen wieder Reis und Gemüse. Chinesen essen dreimal täglich warm. Fleisch? Manchmal Huhn oder Schwein, ein- bis zweimal die Woche.

Vier Kinder hat sie, davon eine Tochter, das älteste ist jetzt 85. Der jüngste Sohn steht neben ihr, Zhe He Wang. Die Mama tätschelt die Hand des Sohns. Er legt den Arm um ihre Schulter. Herr Wang ist pensionierter Tierarzt und auch schon 75. Woran es liege, dass seine Mutter so alt geworden ist? »Ich weiß es auch nicht«, sagt Herr Wang. Vielleicht die Gene? War es das Essen? »Das weiß man nicht.« Die Chinesen legen viel Wert aufs Essen und wissen um die Bedeutung für die Gesundheit. Doch sie wissen auch, dass es noch anderes gibt im Leben.

Auch Nicky, der Inder vom Chiemsee, will das Essen nicht überbewerten. Es geht ja um das ganze Leben, und da gibt es viele Faktoren, die die Gesundheit beeinflussen. Seine Tochter hat er jetzt auch wieder gefunden. In Indien hatten sie nach ihr gesucht, mit all seinen Freunden. Als er sie traf, in Poona, musste er erst beweisen, dass er der Vater ist. Fotos von ihm und seiner Tochter hängen überall in der Küche. In einem Schaukasten am Eingang. Nicky ist stolz auf sie und ein bisschen auch auf seinen Erfolg. Immerhin gibt er jeden Monat Kurse in ayurvedischer Küche, und seine Fans sind begeistert. Immobilienmaklerin Tatjana kam auch, weil Nicky so einen tollen Ruf hat. »Ich beschäftige mich mit Yoga seit einem Jahr. Ich hatte schon viel Kontakt zu Ayurveda. Eine

Freundin war letztes Jahr hier. Und die hat so geschwärmt von hier, und dann hab ich's mir im Internet angeschaut und war total fasziniert. Ich beschäftige mich sehr mit der Ernährung und der Wirkung auf das Wohlbefinden der Menschen, und ich glaub einfach, dass man damit unglaublich viel beeinflussen kann.«

Und Nickys Regeln sind ja einleuchtend: »Essen, wenn ihr Hunger habt.« Immer wieder spricht er von den Prinzipien. Es geht nicht um die indischen Gewürze, sondern um das Denken, das dahintersteckt. Nicky sagt: »Nix denken Kreuzkümmel. In Prinzipien denken.« Zu den Prinzipien gehört die Natürlichkeit: »Nie mit Produkten kochen, die unnatürlich sind, keine klare Brühe, nix.« Und das Prinzip der Nähe: »Man sollte das essen, was in 50 Kilometer Umkreis wächst. Weil da sind die Schwingungen da.« Das spricht eher fürs Regionale und gegen die indischen Gewürze mit ihren indischen Schwingungen. Und Nicky sagt auch, dass es nicht aufs Essen allein ankomme. Ob einer lang lebt, gesund ist oder krank wird, das kann von vielem abhängen. Nicky zuckt mit den Schultern, hebt die Hände, er nennt das: »Karma. Du kannst alles im Gleichgewicht halten, und du wirst trotzdem krank. Naturkatastrophen. Erbgut. Unfall.« Interessanterweise passt das wiederum mit der neuesten Genforschung zusammen. Tatsächlich können die Gene nicht nur durch Nahrung an- und ausgeschaltet werden, sondern auch durch Schicksalsschläge, üble Erfahrungen oder viel Liebe im Leben.

So ähnlich sieht das auch Schwester Domitilla Veith. Sie war Äbtissin auf Frauenchiemsee zu jener Zeit, als Nicky auf die Insel kam. Der Computer auf ihrem Schreibtisch hat ein Foto von der Fraueninsel als Bildschirmschoner, den hat sie selbst installiert. Auch sie stellt die eigene Verantwortung, auch für die Ernährung, in einen größeren Zusammenhang. »Sie können sich das Bein brechen, auch wenn Sie bestens gegessen haben. Ich glaube aber, dass wir einen Einfluss haben auf unser Befinden. Wenn ich zu wenig schlafe, mich zu wenig bewege. Allerdings: Wir glauben an Gottes Führung im Dasein, dass wir behütet sind. Und behütet zu sein ist nicht eine Belohnung für gute Taten.« Das nimmt nun viel weg von jenem Druck, unter dem viele zu stehen glauben. Der Zwang zum gesunden Leben. Die Pflicht, das Richtige zu tun, um möglichst lang gesund zu leben. Ob Gene, Karma oder Gott: Der Mensch ist nicht für alles verantwortlich. Es gibt das Schicksal. Man kann es beeinflussen, möglicherweise auch durch Ernährung. Aber man weiß nicht genau, wie. Da sind sich die aktuelle Genforschung, das abendländische Christentum und die Weisen Asiens einig.

Die Verheißungen der westlichen Food-Propheten und der dazugehörigen Produkte haben sich bisher nicht erfüllt. Zumindest ist der Beweis nicht erbracht, dass sie das Leben verlängern, sie scheinen es mitunter eher zu verkürzen. Die Sachzwänge der industriellen Welt lassen bezweifeln, dass mit diesen Mitteln überhaupt die artgerechten Lebensmittel für die Spezies Mensch hergestellt werden können. Und die Vorgänge im Hintergrund lassen bezweifeln, dass die Obrigkeit die Risiken angemessen im Griff hat.

Wenn Industrie, Experten und Obrigkeit als Ratgeber und Leitbild ausfallen, bleibt nur die kulinarische Kultur,

Essen ist nicht alles

die sich als artgerecht bewährt hat. Angepasst an Individuum, Region, Klima. In Zeiten des Klimawandels muss die kulinarische Leitkultur nicht einmal die hiesige sein.

Die Globalisierung hat uns Asiens Weisheit näher gebracht, auch seine Töpfe. Den Wok zum Beispiel. Er ist ganz wunderbar geeignet, schnell wohlschmeckende Gerichte zu zaubern, die für ein leichtes Körpergefühl sorgen.

Man nehme beliebiges, aber farblich passendes Gemüse, zum Beispiel rote Paprika, grüne Bohnen, gelbe Kartoffeln (die der Chinese zum Gemüse zählt), dazu Fleisch oder auch nicht, schneide alles in gleich große Stücke, ein bis zwei Zentimeter groß, länglich oder quadratisch, brate eines nach dem anderen an, beginne mit dem Fleisch, das am längsten dauert, werfe dazu eine halbe Handvoll Ingwer und Knoblauch, ganz klein geschnitten, füge alles nach und nach zusammen und rühre es vielleicht zwei, drei Minuten. Fertig. Dazu Reis.

Ob das Gemüse aus dem Wok allerdings das Leben verlängert, ist ungewiss. Das Schicksal wird dadurch wohl kaum zu beeindrucken sein. Und ob wir durch Essen über die Zukunft entscheiden können, ist fraglich. Sicher ist, dass wir uns durch schlechtes Essen das Dasein verderben und durch gutes verschönern können. Wichtig ist die Gegenwart. Das Leben findet bekanntlich nicht erst irgendwann in der Zukunft statt. Wichtig ist, dass es heute schmeckt, dem Körper guttut, für Wohlbefinden sorgt. Im Hier und Jetzt.

13. Literatur

A. Monographien und Sammelwerke

Bächi, B.: Vitamin C für alle! Pharmazeutische Produktion, Vermarktung und Gesundheitspolitik 1933–1953. Zürich 2009
Fichtner, U.: Tellergericht: Die Deutschen und das Essen. München 2004
Frank, G.: Lizenz zum Essen. München 2008
Grimm, H.-U., Ubbenhorst, B.: Leinöl macht glücklich. Das blaue Ernährungswunder. München 2012
Grimm, H.-U.: Die Ernährungslüge: Wie uns die Lebensmittelindustrie um den Verstand bringt. München 2011
Grimm, H.-U.: Die Suppe lügt. Die schöne neue Welt des Essens. Stuttgart 2005
Grimm, H.-U.: Die Ernährungsfalle: Wie die Lebensmittelindustrie unser Essen manipuliert – Das Lexikon. München 2010
Grimm, H.-U.: Tödliche Hamburger: Wie die Globalisierung der Nahrung unsere Gesundheit bedroht. Stuttgart 2010
Grimm, H.-U.: Der Bio-Bluff. Der schöne Traum vom natürlichen Essen. Stuttgart 2010
Grimm, H.-U.: Die Kalorienlüge. Über die unheimlichen Dickmacher aus dem Supermarkt. Stuttgart 2009
Gröber, U., Kisters, K.: Vitamin D – Die Heilkraft des Sonnenvitamins. Stuttgart 2011
Huber, J., Klentze, M.: Die revolutionäre Snips-Methode: Genetisch bedingte Gesundheitsrisiken erkennen und aktiv gegensteuern. München 2005
Klotter, C.: Warum wir es schaffen, nicht gesund zu bleiben: Eine Streitschrift zur Gesundheitsförderung. München 2009
Ravenskov, U.: Mythos Cholesterin: Die zehn größten Irrtümer. Stuttgart 2010
Sabnis, N. S.: Das große Ayurveda-Kochbuch: 150 einfache, indisch inspirierte Rezepte. Aarau 2004

Spitz, J.: Vitamin D – Das Sonnenhormon für unsere Gesundheit und der Schlüssel zur Prävention. Schlangenbad 2008

Worm, N.: Syndrom X oder Ein Mammut auf den Teller! Mit Steinzeitdiät aus der Wohlstandsfalle. Dortmund 2004

Worm, N., Gonder U.: Mehr Fett! – Warum wir mehr Fett brauchen, um gesund und schlank zu sein. Dortmund 2010

B. Artikel und Aufsätze

Avlami, A., Kordossis, T., Vrizidis, N., Sipsas, N.V.: Lactobacillus rhamnosus endocarditis complicating colonoscopy. J. Infect. 2001 May; 42(4): 283–5

Baxter, G.J., Graham, A.B., Lawrence, J.R., Wiles, D., Paterson, J.R.: Salicylic acid in soups prepared from organically and non-organically grown vegetables. European Journal of Nutrition 2001 Dec; 40(6): 289–92

Bengmark, S., Ecoimmunonutrition: a challenge for the third millennium. Nutrition. 1998 Jul–Aug; 14(7–8): 563–72

Biesalski, K. (1996): Zur pränataltoxischen Wirkung hoher Vitamin-A-Zufuhren. Ernährungsumschau 43: 54–58

Bundesinstitut für Risikobewertung: Für die Anreicherung von Lebensmitteln mit Omega-3-Fettsäuren empfiehlt das BfR die Festsetzung von Höchstmengen. Stellungnahme Nr. 030 / 2009 vom 26. Mai 2009

Bundesinstitut für Risikobewertung: Menschen mit normalen Cholesterinwerten sollten auf den Verzehr von Lebensmitteln mit zugesetzten Pflanzensterinen verzichten. Stellungnahme Nr. 042 / 2008 vom 3. September 2008

Bundesinstitut für Risikobewertung: Weißenborn, A., Burger, M., Mensink, G.B.M., Klemm, C., Sichert-Hellert, W., Kersting, M., Przyrembel, H. (Hrsg.): Folsäureversorgung der deutschen Bevölkerung. Berlin 2005 (BfR-Wissenschaft 01 / 2005)

Dangour, A.D., Allen, E., Elbourne, D., Fasey, N., Fletcher, A.E., Hardy, P., Holder, G.E., Knight, R., Letley, L., Richards, M., Uauy, R.: Effect of 2-y n-3 long-chain polyunsaturated fatty acid supplementation on cognitive function in older people: a randomized, double-blind, controlled trial. American Journal of Clinical Nutrition. 2010

Domke, A., Großklaus, R., Niemann, B., Przyrembel, H., Richter, K., Schmidt, E., Weißenborn, A., Wörner, B., Ziegenhagen, R.: Für das Bundesinstitut für Risikobewertung. Verwendung von Vitaminen in Lebensmitteln: toxikologische und ernährungsphysiologische Aspekte, Band 1 und Band 2. Berlin, 2004 BfR-Wissenschaft 04 / 2004

European Federation of Health Product manufacturers (EHPM) and European Responsible Nutrition Alliance (ERNA) (Hrsg.): Vitamin and Mineral Supplements: a risk management model, in »Discussion Paper on the setting of maximum and minimum amounts for vitamins and minerals in foodstuffs«. European Communities, Directorate E – Safety of the food chain 2006 (ERNA-EHPM1, Nov 04, ISBN: 9080920614)

Europäische Kommission. Health & Consumer Protection Directorate – General Directorate E. (Hrsg.): Safety of the food chain: Orientation paper on the setting of maximum and minimum amounts for vitamins and minerals in foodstuffs. Brüssel 2007

Flynn, A., Hirvonen, T., Mensink, G. B., Ocké, M. C., Serra-Majem, L., Stos, K., Szponar, L., Tetens, I., Turrini, A., Fletcher, R., Wildemann, T.: Intake of selected nutrients from foods, from fortification and from supplements in various European countries. Food Nutr Res. 2009 Nov 12; 53

Flynn, A., Moreiras, O., Stehle, P., Fletcher, R. J., Müller, D. J. G., Rolland, V.: Vitamins and Minerals: A model for safe addition to foods. European Journal of Nutrition 2003; 42 (2): 118–130

Fraenk, W.: Functional Food – ein neues Risiko? Ernährung, Risikobeurteilung, Haftpflicht in: Versicherungsmedizin 2005; 57 (3): 141–145

Garcia, J., Datol-Barrett, E., Dizon, M.: Industry Experience in Promoting Weekly Iron-Folic Acid Supplementation in the Philippines. Nutrition Reviews, Vol. 63, No. 12. Article first published online: 28 JUN 2008. http://onlinelibrary.wiley.com / doi / 10.1111 / j.1753–4887.2 005.tb00 161.x / pdf (25. 10. 2011)

Großklaus, R., Hembeck, A., Niemann, B., Przyrembel, H., Richter, K., Schmidt, E., Weißenborn, A., Wörner, B., Ziegenhagen, R: Derivation of Maximum Levels of Vitamins and Minerals Added to Foods Based on Risk Assessment, in »Discussion Paper on the setting of maximum and minimum amounts for vitamins and minerals in foodstuffs«. European Communities, Directorate E – Safety of the food chain 2006

Jensen, T. K., Giwercman, A., Carlsen, E., Scheike, T., Skakkebaek, N. E.: Semen quality among members of organic food associations in Zealand, Denmark. Lancet. 1996 Jun 29; 347(9018): 1844

Kreuzer, J.: Phytosterols and phytostanols: is it time to rethink that supplemented margarine? Cardiovasc Res. 2011 Jun 1; 90(3): 397–8. Epub 2011 Apr 14

Mackay, A. D., Taylor, M. B., Kibbler, C. C., Hamilton-Miller, J. M.: Lactobacillus endocarditis caused by a probiotic organism. Clin Microbiol Infect. 1999 May; 5(5): 290–292

Naj, A. C., Jun, G., Beecham, G. W. et al.: Common variants at MS4A4/MS4A6E, CD2AP, CD33 and EPHA1 are associated with late-onset Alzheimer's disease. Nat Genet. 2011 May; 43(5): 436–41. Epub 2011 Apr 3

Niemann, B., Sommerfeld, C., Hembeck, A., Bergmann, C. (Hrsg.): Lebensmittel mit Pflanzensterinen: Umgang mit den Produkten und Wahrnehmung der Kennzeichnung durch Verbraucher. Eine Gemeinschaftsstudie der Verbraucherzentralen und des Bundesinstituts für Risikobewertung (BfR). Berlin 2005

Niemann, B., Sommerfeld, C., Hembeck, A., Bergmann, C. (Hrsg.): Lebensmittel mit Pflanzensterinzusatz in der Wahrnehmung der Verbraucher: Projektbericht über ein Gemeinschaftsprojekt der Verbraucherzentralen und des BfR (Bundesinstitut für Risikobewertung). Berlin 2007

Presterl, E., Kneifel, W., Mayer, H. K., Zehetgruber, M., Makristathis, A., Graninger, W.: Endocarditis by Lactobacillus rhamnosus due to yogurt ingestion? Scand J Infect Dis. 2001; 33(9): 710–4

Rautio, M., Jousimies-Somer, H., Kauma, H., Pietarinen, I., Saxelin, M., Tynkkynen, S., Koskela, M.: Liver abscess due to a Lactobacillus rhamnosus strain indistinguishable from L. rhamnosus strain GG. Clin Infect Dis. 1999 May; 28(5): 1159–60

Rothman, K. J., Moore, L. L., Singer, M. R., Nguyen, U. S., Mannino, S., Milunsky, A.: Teratogenicity of high vitamin A intake. N Engl J Med. 1995 Nov 23; 333(21): 1369–73

Rossi, F., Godani, F., Bertuzzi, T., Trevisan, M., Ferrari, F., Gatti, S.: Health-promoting substances and heavy metal content in tomatoes grown with different farming techniques. Eur J Nutr. 2008 Aug; 47(5): 266–72. Epub 2008 Jul 5

Sánchez-Villegas, A., Verberne, L., De Irala, J., Ruíz-Canela, M., Toledo, E., Serra-Majem, L., Martínez-González, M.A.: Dietary fat intake and the risk of depression: the SUN Project. PLoS One. 2011 Jan 26; 6(1): e16268

Schlingmann, K.P., Kaufmann, M., Weber, S., Irwin, A., Goos, C., John, U., Misselwitz, J., Klaus, G., Kuwertz-Bröking, E., Fehrenbach, H., Wingen, A.M., Güran, T., Hoenderop, J.G., Bindels, R.J., Prosser, D.E., Jones, G., Konrad, M.: Mutations in CYP24A1 and idiopathic infantile hypercalcemia. N Engl J Med. 2011 Aug 4; 365(5): 410–21. Epub 2011 Jun 15

Schubert, D.R.: The problem with nutritionally enhanced plants. J. Med Food. 2008 Dec; 11(4): 601–5

Teupser, D., Baber, R., Ceglarek, U., Scholz, M., Illig, T., Gieger, C., Holdt, L.M., Leichtle, A., Greiser, K.H., Huster, D., Linsel-Nitschke, P., Schäfer, A., Braund, P.S., Tiret, L., Stark, K., Raaz-Schrauder, D., Fiedler, G.M., Wilfert, W., Beutner, F., Gielen, S., Grosshennig, A., König, I.R., Lichtner, P., Heid, I.M., Kluttig, A., El Mokhtari, N.E., Rubin, D., Ekici, A.B., Reis, A., Garlichs, C.D., Hall, A.S., Matthes, G., Wittekind, C., Hengstenberg, C., Cambien, F., Schreiber, S., Werdan, K., Meitinger, T., Loeffler, M., Samani, N.J., Erdmann, J., Wichmann, H.E., Schunkert, H., Thiery, J.: Genetic regulation of serum phytosterol levels and risk of coronary artery disease. Circ Cardiovasc Genet. 2010 Aug; 3(4): 331–9. Epub 2010 Jun 7

Thow, A.M., Hawkes, C.: The implications of trade liberalization for diet and health: a case study from Central America. Globalization and Health 2009; 5:5

Vankerckhoven, V., Moreillon, P., Piu, S., Giddey, M., Huys, G., Vancanneyt, M., Goossens, H., Entenza, J.M.: Infectivity of Lactobacillus rhamnosus and Lactobacillus paracasei isolates in a rat model of experimental endocarditis. J Med Microbiol. 2007 Aug; 56(Pt 8): 1017–24

Weingärtner, O., Böhm, M., Laufs, U.: Controversial role of plant sterol esters in the management of hypercholesterolaemia. Eur Heart J. 2009 Feb; 30(4): 404–9. Epub 2009 Jan 21

Weingärtner, O., Lütjohann, D., Ji, S., Weisshoff, N., List, F., Sudhop, T., von Bergmann, K., Gertz, K., König, J., Schäfers, H.J., Endres, M., Böhm, M., Laufs, U.: Vascular effects of diet supplementation with plant sterols. J Am Coll Cardiol. 2008 Apr 22; 51(16): 1553–61

Weingärtner, O., Ulrich, C., Lütjohann, D., Ismail, K., Schirmer, S.H.,

Vanmierlo, T., Böhm, M., Laufs, U.: Differential effects on inhibition of cholesterol absorption by plant stanol and plant sterol esters in apoE2/2 mice. Cardiovasc Res. 2011 Jun 1; 90(3): 484–92. Epub 2011 Jan 20

Zé-Zé, L., Tenreiro, R., Duarte, A., Salgado, M.J., Melo-Cristino, J., Lito, L., Carmo, M.M., Felisberto, S., Carmo, G.: Case of aortic endocarditis caused by Lactobacillus casei. J Med Microbiol. 2004 May; 53(Pt 5): 451–3

C. Quellenhinweis

Verwendet wurden folgende Zeitschriften und Zeitungen:
»Frankfurter Allgemeine Zeitung«, »Frankfurter Rundschau«, »Tageszeitung«, »Neue Zürcher Zeitung«, »Süddeutsche Zeitung«, »New York Times«, »Stern«, »Der Spiegel«, »Die Zeit«, »New Scientist«

14. Register

23andME 249, 251

Abbott 16, 218
ABF Ingredients Company 124
Actimel 19 f., 98, 100, 126, 137, 141 ff., 153, 189, 277, 289
Advertising Standards Authority (ASA) 19
African Biosafety Network of Expertise 238
Agrarmarkt Austria Marketing (AMA) 143, 153
AHA 192
AID Infodienst Ernährung, Landwirtschaft, Verbraucherschutz 95 f.
Ajinomoto 42, 159 f., 166, 170, 296
Ake, Malakai 273
Alford, Brad 18
Algen 139
Alnatura 120, 122 f.
Aluminium 271 f.
Alzheimer, Alois 186
American Diet Association 190
Anti-Aging 35–55
Arbeitskreis Folsäure 217
Archer Daniels Midland 169
Armada, Massimo 42
Aspartam 42, 160, 165 f., 169 f., 180 f., 277
Aspirin 128 ff.
Assmann, Gerd 26

Augustinus 38
Axiva 140
Ayurveda 281 f., 293 ff., 300 f.

Bächi, Beat 71, 73
Baerlocher, Kurt 98
Bakterien 60 ff., 138 f.
Barlow, Susan 165
Barth, Norbert 150
BASF 26, 42 f., 70, 128, 134 ff., 146 f., 149 ff., 155, 159 f., 167 f., 248, 293
Bauer, Sarah 154
Bauman, Zygmunt 52
Bayer 129
Becel 15, 23–29, 32, 115, 126, 138, 147, 193, 194, 204, 276 f., 298
Beckers Bester 68
Belzen, Nico van 171 f.
Benedikt Klein Margarinewerke 196
Bengmark, Stig 285
Benítez, Vanesa 141
Berlin Cosmopolitan School 83, 99 ff., 105 ff.
Berufsverband der Kinder- und Jugendärzte 217
Betacarotin 17, 66 f., 139
Beyreuther, Konrad 271
Biesalski, Hans Konrad 67 ff., 97, 102, 145, 180

Bill-und-Melinda-Gates-Stiftung 238 f.
Billen, Gerd 289
Bio2com 255
Biolabor 65
Biomüll 140 f., 146 f.
Bionahrungsmittel 106–133, 137
Bircher-Benner, Maximilian Oskar 81
Boeing, Heiner 98
Böhm, Michael 24
Boscarino, Joseph A. 201
Botox 36
Bouis, Howarth 239
Brabeck, Peter 14, 134
Bratman, Steven 102
Brechelmacher, Steven 141
Brin, Sergej 249
Buderath, Klaus 148
Bula, Patrice 14
Bulcke, Paul 14 f.
Bülow, Claus von 131
Bülow, Sunny von 131
Bund für Lebensmittelrecht und Lebensmittelkunde (BLL) 21, 175
Bundesamt für Verbraucherschutz und Lebensmittelsicherheit 50
Bundesärztekammer 251
Bundesforschungsanstalt für Ernährung 113, 159, 175 f.
Bundesinstitut für gesundheitlichen Verbraucherschutz und Veterinärmedizin (BgVV) 112
Bundesinstitut für Risikobewertung (BfR) 17, 27 f., 30, 50, 64, 74, 79, 112 f., 215 f., 220, 225 ff., 298

Bundesministerium für Bildung und Forschung 140
Bundesministerium für Ernährung, Landwirtschaft und Verbraucherschutz 95, 123
Bundesverband Naturkost Naturwaren 123
Bundesvereinigung der Deutschen Ernährungsindustrie (BVE) 21
Büttner, Thomas 145

Campbell 296
Cantarell, Luis 14
Chaudhari, Ram 255
Cholesterin 23, 26 ff., 30, 147, 188 f., 191 ff., 197, 201 f., 245, 247
Christian Hansen 121, 138
CLA 128, 151 f., 155, 204, 285
Clean label 296
Clinton, Bill 235
Coca-Cola 30, 158, 162 f., 166, 170, 172 f., 175, 264, 296
Codex Alimentarius 173 ff., 180 f.
Cofag (Comité des fabricants d'acide glutamique de l'UE) 180
Cognis 136, 146 f., 150 ff., 168
Collins, Francis 252 f.
Commerzbank 150
Community Supported Agriculture (CSA) 290
Country Of Origin Labelling (Cool) 268
Cramm, Dagmar Freifrau von 97
Crebelli, Riccardo 166

Register

Daniel, Hannelore 248
Danisco 42, 166, 172
Danone 15, 18 ff., 26, 49, 64, 97 f., 102, 137, 141 ff., 153, 158, 170, 218 f., 221, 289, 297 f.
Department of Health and Human Services 78
Deutsche Aktuarvereinigung 75
Deutsche Gesellschaft für Ernährung (DGE) 69, 71, 89, 91, 96 ff., 101 f., 179, 216, 220
Deutsche Gesellschaft für Ernährungsmedizin (DGEM) 69 f., 197, 217
Deutsche Gesellschaft für Humangenetik 251
Deutsche Gesellschaft für Innere Medizin 64
Deutsches Institut für Ernährungsforschung 233
Diätverband 175
dm 65
Dole 68
Dosenköche, Die 97
Dr. Oetker 55, 122
Drostby, Paolo 79
DSM 70, 168
Du darfst 189, 194, 198
DuPont 218
Düwell, Marcus 40

Eberhard im Bart, Herzog 92
Ehec 127
Eiberger, Inna 70
Eidgenössische Ernährungskommission 217

Eisen 78, 103, 141, 212, 218, 220, 224, 292
Eisenbrand, Gerhard 172
ELC 168
Epigenetik 48, 244, 248
Erbersdobler, Helmut 98
Ernährung, personalisierte 248, 255 f., 281 f., 288, 294
– Rolle im Leben 280–303
Ernährungs- und Vitamin-Information 70, 96
Ernährungsberater 81–108, 246, 248
Ernährungsführerschein 95 f.
Ernährungswissenschaft 87, 91, 283 ff.
Esteller, Manel 245
European Food Information Council (Eufic) 169 f., 179
European Food Safety Authority (Efsa) 20 f., 30, 50, 74, 145, 163 ff., 178
European Responsible Nutrition Alliance (Erna) 168 f., 217

Femina 218
Ferrero 97, 170, 289
Fett 104 f., 185–207, 245 ff.
–, gehärtetes (Transfett) 202 ff., 277
Fiack, Suzan 30
Fichtner, Ulrich 87, 284
Finn, Kate 102
Folsäure 212–218, 225, 245
Food and Drug Administration (FDA) 17 f., 74
Food Safety in Europe (FOSIE) 170

Foodwatch 122, 288
Forschungsinstitut für Biologischen Landbau (FiBL) 110, 125
Forschungsinstitut für Kinderernährung (FKE) 219 ff.
Forschungsring für Biologisch-Dynamische Wirtschaftsweise 116
Fortitech 256
Fraenk, Wolfgang 56 ff., 63, 74 f., 80
Fraley, Robb 239
Frank, Gunter 193
Frank, Johann Peter 45
Friedrich, Christa 11, 30 f.
Friedrich, Klaus 12 f., 22 ff., 26, 30 ff.
Fruchtzucker 104
Fruchtzwerge 221 f.
Functional Food 58, 80 (siehe auch Gesundheitsnahrung)

Gaissmayer, Dieter 135, 148, 154
Gallagher, Lou 241
Galle, Jan 89
Garin, Maurice 88
Gentechnik 164, 231–258, 301
Gentest 249–253
Geschmacksverstärker 122 ff.
Gesellschaft für angewandte Vitaminforschung 70, 217 f.
Gesellschaft für Konsumforschung (GfK) 141, 213
Gesellschaft für Prävention und Anti-Aging-Medizin (GSAAM) 36
Gesundheit 292 f.
Gesundheitsbeichte 44 f.
Gesundheitsnahrung 11–34, 59, 80
Gesundheitspolizei 43 ff.
GlaxoSmithKline Consumer Healthcare 66, 168, 218
Glutamat 97, 122 ff., 160, 179 f., 272 f., 296
Gluud, Christian 67
Göke, Burkhard 60
Goldener Reis 238 ff.
Goldfarb, Stanley 89
Goldman Sachs 151
Goldstein, David 237
Google 249 ff.
Graninger, Wolfgang 61
Green, Eric 237
Green, Hilary 256, 268
Greenpeace 238 ff.
Greten, Heiner 298
Grinten, Lodewijk van 196
Gu, Yian 286
Gustav III., König von Schweden 90

Haandrikman, Alfred 152
Haber, Bernd 70
Halldorsson, Thorhallur 165
Haltbarkeit 114 f., 202, 262–266
Harvest Plus 239
Hauer, Dr. 143 f., 153
Hauner, Hans 98, 102
Hefeextrakt 122 ff.
Heiligenbronner Biokost-Studie 116 ff.
Heinzer, Bruno 240
Hendrie, Hugh 272
Henkel 151
Henn, Wolfram 251 f.

Hensel, Andreas 220
Herbalife 60, 169
Herkunftsangaben 268
Heseker, Helmut 98
Hildegard von Bingen 91 f., 94
Hoechst 140
Hoffmann-La Roche 70 ff., 97, 218
Hofmann, Thomas 91
Hohenheimer Konsensusgespräche 69, 180
Holick, Michael F. 77
Hope-Studien 66, 70
Horst, Matthias 21
Horwitt, Max 65
Huber, Johannes 37, 46 ff., 53 f., 256
Hübner, Gerald 220

Ibn Butlan 92
Ikea 122, 204
Innēov 50, 168
Institut für Immunologie und Genetik 251
Institut für Qualität und Wirtschaftlichkeit im Gesundheitswesen (IQWiG) 192
International Glutamate Technical Committee (IGTC) 179 f.
International Life Sciences Institute (Ilsi) 21, 159 f., 163 ff., 169–175, 177 f., 183, 217 f.
International Maize and Wheat Improvement Center (CIMMYT) 239
International Union of Nutritional Sciences (IUNS) 197

Jacobs, David 285
Jager, Martin 155
Jany, Klaus-Dieter 178
Joghurt 142 ff., 153
Joint FAO/WHO Expert Committee on Food Additives (Jecfa) 181

Kaffee 89 ff.
Kalzium 17, 64, 209 ff., 222, 225
Kapussi, Paki 266
Kapussi, Sia 266
Kasper, Heinrich 98
Kellogg 19 f., 78 f., 98, 158, 211
Kersting, Mathilde 220 f.
Kettner, Matthias 40
Kippe, Stephan 150
Kirchhof, Paul 252
Klein, Benedikt 196
Kleine-Gunk, Bernd 36 f., 39, 49, 51
Koestler, Arthur 274
Koletzko, Berthold 98, 217
Kollath, Werner 85 f.
König, Franz 54
Konrad, Martin 209 f., 223, 227
Konservierungsstoffe 114 f., 265, 274, 277
Kraft 170, 173
Krumminga, Jenna 289
Kunz, Benno 140

L'Oréal 49, 168
Larsen, John Christian 165
Laufs, Ulrich 24
Leblanc, Jean-Charles 165
Ledochowski, Maximilian 52, 104

Lehren, fernöstliche 282 ff., 287, 293 ff., 303
Leibniz, Gottfried Wilhelm 44 f.
Leonhäuser, Ingrid-Ute 99
Leriche, René 292
Lidl 297
Liebig, Justus von 295
Lipid Nutrition 152
Lobby Control 167
Lobbyismus 21, 157–184
Luna Vollwert Catering 107
Lüscher, Gottlieb 72
Lutein 139
Lütjohann, Dieter 24

Maggi 120 ff., 204
Maio, Giovanni 51
Manfred von Sizilien 92
Marantz, Paul 105
Margarine 23–29, 195 f., 202 ff., 276 f., 298
Margarine-Institut 203
Marmite Food Company 124
Mars 170, 172, 177
Max-Planck-Institut 243
Max-Rubner-Institut 113, 159, 176 f., 297
McCarthy, Laena 290
McDonald's 98, 159, 163, 170, 204, 264
Mège-Mouriès, Hippolyte 195
Meigel, Eva-Maria 49
Meile, Leo 63
Merck 70, 175, 218, 237
Methylierung 245
Meyer, Alfred Hagen 145
Miller, Edgar 66
Milupa 175, 219 f.

Molero, Anabel 245
Molero, Gemma 245
Monsanto 159, 238 f., 241 ff.
Monsterbacke 145 f.
Morgan, Gareth 130
Mozaffarian, Dariush 191

Nahrungsergänzungsmittel 60, 67, 76 f., 168 f., 224, 248
Napoleon III. 195
National Health Federation (NHF) 181
National Human Genome Research Institute 237
National Research Council 241
Nationale Verzehrsstudie 182
Natur-Compagnie 120
Negoianu, Dan 89
Nestlé 14 f., 17 f., 49, 96 ff., 23, 138, 141, 147, 158, 167 f., 170, 234, 256, 264, 268, 296
Nestlé Health Science 14
Nielsen, Karin 255
Niemann, Birgit 28
Niggli, Urs 110 f., 125 ff., 131 f.
Novartis 168
Novatian 93
Nutraingredients 152
Nutrire Milano 291
Nutrition Transition 267, 270

Océ 196
Oetker, Arend 55
Oetker, August 55
Ohly 124
Ökotrophologie 87, 91
Oliver, Jamie 83

Register

Omega-3-Fette 54, 64, 139, 199 f., 205, 207, 211, 239, 286 f.
Orskov, Bob 243
Orthomol 69 f., 224 f., 277
Oudenhove, Lukas Van 204

Parent-Massin, Dominique 166
Paro, Renato 244
Paterson, John 129, 131
PepsiCola 170
Permira 151
Peters, Andreas 121
Petrini, Carlo 291
Pfeiffer, Andreas 233 f., 245 f., 254 f.
Pfizer 70, 218
Phytat 103
Phytosterine/-sterole 25 ff., 42, 50, 137, 146 f., 298
Pietrzik, Klaus 218
Pollmer, Udo 94
Potrykus, Ingo 238, 240
Probiotika 60 ff., 138, 141
PROCAM-Studie 27
Pudel, Volker 71, 96
Pusztai, Arpad 242 f.

Qin Shihuangdi 93 f.

Ramazzini-Institut 165
Rapunzel 122 f., 125
Rechkemmer, Gerhard 159, 163, 171, 175 ff., 182 ff.
Red Bull 158
Reichstein, Tadeus 72 f.
Reid, Ian 64 f.
Reimers, Kristin J. 90
Resveratrol 285

Rezepte
– Avocadosuppe 132 f.
– Erdbeerkuchen 156
– Hühnersuppe 33 f.
– Kartoffelbrei 278
– Mayonnaise im Aioli-Stil 206
– Müsli 81
– Risotto 257 f.
– Spaghetti bolognese 183
– Spätzle 107
– Wiener Schnitzel 54 f.
– Wok 303
Rietjens, Ivonne 165
Robert-Koch-Institut 217
Roberts, Richard 235
Roche siehe Hoffmann-La Roche
Rockenhäuser, Jörg 151
Rogers, David 104
Rosen, Joseph 112
Rothman, Kenneth J. 69
Rouwenhorst, Robert 124
Rowett Research Institute 243

Sabnis, Nicky Sitaram 281, 293 ff., 300 f.
Salat 94
Salicylsäure 128 ff., 136, 275
Salk Institute 240
Sawicki, Peter 192
Schäfer, Sabine 287
Schäfers, Hans-Joachim 24
Schettler, Thomas 70
Schiffer, Eckhard 105
Schlingmann, Karl Peter 223
Schneider, Reto 63
Schneiders, Thora 70
Schöbel, Gunter 260 f., 269
Schönheit 35–55

Schubert, Dave 240 f.
Schweigert, Florian J. 70
Selen 17, 77, 224, 286
Senomyx 296
Séralini, Gilles-Éric 241
Severus, Emanuel 185 ff., 198, 200, 205 f.
Slow Food 290 f.
Smithells, Richard 218
Snyder, Kent 296
Spitzer, Volker 70
Städter werden Bauern 290
Statens Serum Institut 165
Statine 192
Stehle, Peter 97, 216
Steinhart, Hans 98, 197 f., 203 f.
Steinzeiternährung 259–279
Stiftung Warentest 114 ff., 196, 204
Stoll, Andrew 198 ff.
Strange, Jennifer 104
Südzucker 172, 175
Sulfit 274 f.
Sulphoraphan 286
Surov, Alexej V. 242
Süßstoff 164 ff.
SV Life Sciences 151
Svensson, Kettil 166
Swiss Re 57, 63, 73 ff.
Symrise 42

Taubers, Gary 191
Teratology Society 218
Terra Madre 291
Testbiotech 164
Teupser, Daniel 27
Then, Christoph 164

Tiersch, Petra 70
Tour de France 88
Transfett 202 ff., 239, 277
Trichopoulou, Antonia 288
Troisi, Jordan 288

Übergewicht 62 f., 151 f.
Unilever 26, 30, 32, 49, 97, 115, 124, 141, 147, 158, 167, 170, 173, 189, 193–198, 203, 264, 276, 298
United Laboratories 218

Veith, Domitilla 301
Venter, Craig 235, 237
Verband der Oecotrophologen (VDOE) 97
Vereinte Nationen 173
Versicherungen 56–81
Vitamine 65–80, 86, 97, 139, 160, 208–230, 287
– A 17, 67, 69, 79 f., 219, 239 f.
– B_6 66, 78
– C 17, 65, 71 ff., 78
– D 76 ff., 210, 212, 222–227
– E 17, 66 f., 70, 146 f.
Vollkorn 103

Walter, Peter 259, 269, 275
Wang, Qui Yulian 299
Wang, Zhe He 299 f.
Warburton, David 102
Wasser 88 f., 104
Watzl, Bernhard 113
Weight Watchers 189
Wein 93
Weingärtner, Oliver 23 ff., 31, 33, 298

Welternährungsorganisation (FAO) 181
Weltgesundheitsorganisation (WHO) 181, 273 f., 292
Wende, Yvonne 83 f., 99 ff.
Werbung, irreführende 17 ff., 288 f.
WestLB 150
Whitehall-Much 70
Wienerwald 204
Wiesenhof 121
Willett, Walter 105, 190 f., 202 f.
Windler, Eberhard 297

Wojcicki, Anne 249
Wolfram, Günther 98
World Shipping Council 168
Worm, Nicolai 261

Yakult 15

ZDF 45
Zhang, Jian 204
Zimmet, Paul 274
Zitronensäure 271 f., 276
Zschau, Dominique 247
Zwillinge 231 ff., 245 f., 253 f., 270 f.